W0256954

Pneumonologie – Pneumonology

Begründet 1903 unter dem Titel „Beiträge zur Klinik der Tuberkulose", herausgegeben von *L. Brauer*. Ab Band 7 (1907) „Beiträge zur Klinik der Tuberkulose und spezifischen Tuberkulose-Forschung". Band 130—141 (1965—1970) „Beiträge zur Klinik und Erforschung der Tuberkulose und der Lungenkrankheiten". Ab Band 107 herausgegeben von *E. Gaubatz, H. W. Knipping, F. Redeker* und *H. Wurm*. Ab Band 126, Heft 4, herausgegeben von *E. Gaubatz, E. Haefliger, H. W. Knipping, E. Uehlinger, H. Wurm*, ab Band 133 mit *W. T. Ulmer*. — *Verlag:* Band 1—6 (1906) Würzburg, A. Stuber. Band 7—44 (1907—1920) Würzburg, Curt Kabitzsch. Ab Band 45 (1920) Berlin, Springer.

Organ der Deutschen Gesellschaft für Tuberkulose und Lungenkrankheiten sowie der Gesellschaft für Lungen- und Atmungsforschung.

Pneumonologie — Pneumonology bringt Originalarbeiten aus allen Bereichen der Bronchial- und Lungenkrankheiten und benachbarter Gebiete. Der Schwerpunkt dieser Arbeiten liegt in Klinik, Pathophysiologie und Epidemiologie. Bei besonderem Interesse werden kasuistische Mitteilungen und auf Anforderungen der Redaktion Review-Artikel entgegengenommen.

Die Zeitschrift erscheint, um eine rasche Publikation zu ermöglichen, in einzelnen Heften, die zu Bänden vereinigt werden. Ein Band besteht im allgemeinen aus 4 Heften. Bandpreis DM 108,—.

Die Mitarbeiter erhalten von ihrer Arbeit zusammen 40 Sonderdrucke unentgeltlich Weitere Exemplare können gegen angemessene Berechnung bestellt werden.

Manuskriptsendungen nehmen entgegen:

Professor Dr. E. Gaubatz
Thorax-Chirurgische Spezialklinik
Krankenhaus Rohrbach
D-6900 Heidelberg-Rohrbach

Marvin Kuschner, M. D.
Professor and Chairman
Department of Pathology
State University of New York
at Stony Brook
Stony Brook, N. Y. 11790, USA

Professor Dr. F. Trendelenburg
Pneumonologie
(Robert Koch-Klinik)
Universitätskliniken
D-6650 Homburg (Saar)

Professor Dr. W. T. Ulmer
Medizinische Abteilung des Silikose-
Forschungsinstitutes der Bergbau-
Berufsgenossenschaft
D-4630 Bochum, Hunscheidtstraße 12

Springer-Verlag

D-6900 Heidelberg 1	D-1000 Berlin 33	Springer-Verlag
Postfach 1780	Heidelberger Platz 3	New York Inc.
Telefon (06221) 49101	Telefon (0311) 822001	175 Fifth Avenue
Telex 04—61723	Telex 01—83319	New York, N.Y. 10010

Neue Wege der Tuberkulosetherapie

*Eine Konferenz über den
gegenwärtigen Stand der Chemotherapie der Tuberkulose
unter spezieller Berücksichtigung von Rifampicin
am 18. April 1970 in Wien*

Herausgegeben von F. Mlczoch

Springer-Verlag Berlin Heidelberg GmbH

1970

Die Konferenz wurde mit Unterstützung der Firma
Lepetit, Mailand
durchgeführt

ISBN 978-3-662-23183-8   ISBN 978-3-662-25175-1 (eBook)
DOI 10.1007/978-3-662-25175-1

Vorwort

Die Situation der Tuberkulosetherapie ließ sich bis vor kurzem für die zentral-
europäischen Länder mit wenigen Worten umschreiben: die Chemotherapie hat in den
ersten Jahren einen großen Fortschritt gebracht, einen entscheidenden Rückgang der
Mortalität, einen wesentlichen Rückgang der Morbidität, eine bemerkenswerte Verschiebung der Erstinfektion und der Durchseuchung. — In den sechziger Jahren kam
es dann zu einem Stillstand, zu einem Einspielen auf einem Niveau, auf das man mit
Stolz hinwies, das aber noch genug unerfreulich war. Dieser Stillstand äußerte sich
etwa in den Schlagzeilen der großen Übersichtsreferate: „Stagnation der Tuberkulosebekämpfung" (Göttsching), „Halbzeit in der Tuberkulosebekämpfung" (Haefliger).

Hier hat sich nun etwas geändert: Die Entdeckung von neuen, höchst wirksamen,
wenig toxischen, oral anwendbaren Heilmitteln, so Ethambutol und insbesondere
Rifampicin, hat offensichtlich eine neue Situation geschaffen. Mit diesen Mitteln
scheint es zu gelingen, die Stagnation zu überwinden und die zweite Halbzeit des
Kampfes gegen die Tuberkulose mit Aussicht auf neue und bessere Erfolge zu beginnen. Mit besseren Aussichten, weil jetzt wirksamere Kombinationsmöglichkeiten die
Ersttuberkulose wesentlich sicherer zur Ausheilung bringen (siehe Freerksen im vorliegenden Tagungsbericht: „Die Einführung des Rifampicin hat die Tuberkulosetherapie auf eine neue Ebene gebracht. Sie wird, richtig angewandt, dazu führen,
daß wir in Zukunft praktisch keine Therapieversager mehr haben."). — Mit besseren
Aussichten, weil die neue Therapie auch neue Möglichkeiten bietet, chronische Fälle
zu sanieren. Und dies scheint auch für jene spezielle Gruppe von Doppelkranken zu
gelten, für die chronischen Alkoholiker mit Lungentuberkulose, die bisher den „Bestand" an offener Tuberkulose so gleichmäßig hoch gehalten haben.

Faszinierende Perspektiven, die den Traum von der „Eradikation" der Tuberkulose in unseren Ländern in greifbare Nähe rücken lassen.

Bei der im April 1970 in Wien abgehaltenen Konferenz wurden die wesentlichen
Gesichtspunkte dieser neuen Situation besprochen.

Die *Grundsatzreferate* zeigen die Tiefe der Probleme: über den Ansatzpunkt
der verschiedenen Mittel im Stoffwechsel des Tuberkelbacillus (Iwainsky), über
Stoffwechseluntersuchungen (Hanngren, Füresz). Die Referate über Toxicität (Trendelenburg), über neue Gesichtspunkte der Resistenzprüfung (Trnka), experimentelle
Grundlagen der intermittierenden Therapie (Verbist) leiten zum Mittelpunkt des
Themas über, zum Grundsatzreferat von Freerksen über Standard- und Individual-
therapie der Tuberkulose als Ergebnis einer Zusammenschau experimenteller und
klinischer Forschung. Eine eigenwillige, aber überzeugende Beurteilung der gegenwärtigen Situation der Therapie der Tuberkulose.

Im Mittelteil werden *Mitteilungen* über Rifampicin von vielen Autoren aus vielen Ländern gebracht, die von verschiedenen Gesichtspunkten her einheitlich bestätigen, daß die großen Hoffnungen auf die neue Therapie auch in der Klinik ihre Bestätigung finden.

Diese Erfahrungsberichte bilden dann die Grundlage für eine *freie Diskussion* über die derzeitige Therapie des akuten und des chronischen Falles sowie über Möglichkeiten und Schwierigkeiten der intermittierenden und ambulanten Therapie. Die Meinungen der Avantgardisten und der in den Schwierigkeiten des Alltags skeptisch gewordenen Praktiker gingen hierbei weit auseinander. Aber gerade diese Differenz zwischen theoretischer Möglichkeit und konkreter Wirklichkeit kennzeichnet ja weitgehend die heutige Tuberkulosesituation, nicht nur in unseren Ländern. — Trotz Mitigierung der Tonbandaufnahme bei der schriftlichen Fassung ist in dieser Diskussion noch etwas von der prickelnden Atmosphäre zu spüren, die sich bei der Konfrontierung gegensätzlicher Meinungen ergibt. Es sind aber auch die Fortschritte herauszulesen, die sich aus dem Anhören und zur Kenntnisnahme einer gegenteiligen Meinung ergeben.

Die Diskussion zeigt klar: Möglichkeiten und Grundlagen für eine bessere Therapie sind gegeben. — Es geht nun darum, diese neuen Wege der Tuberkulosebehandlung auch wirklich zu gehen. Und dies wird in der Wirklichkeit nicht so einfach sein wie in der Diskussion.

F. MLCZOCH

Inhalt

Contents

Der Ansatzpunkt der verschiedenen Therapeutica im Stoffwechsel des Tuberkelbacteriums

H. IWAINSKY

Forschungsinstitut für Tuberkulose und Lungenkrankheiten Berlin-Buch
(Direktor: OMR Prof. Dr. med. habil. P. Steinbrück)

Auf Grund einer kritischen Auswertung der veröffentlichten experimentellen Untersuchungen hat Krüger-Thiemer [26, 27], zu dessen ehrendem Gedenken dieser Vortrag gehalten wird, eine Hypothese über den Wirkungsmechanismus des INH aufgestellt (Abb. 1). Sie hat im angelsächsischen Sprachbereich wenig Anklang gefunden. Sie ist aber heute noch die Hypothese, die die meisten Befunde berücksichtigt und erklärt [1, 2, 21, 26]. INH wirkt demnach als Antagonist von Nicotinsäure bzw. ihren biologisch aktiven Verbindungen. Dementsprechend ist nach INH-Gabe u. a. ein Abfall der NAD- und NADP-Konzentration nachzuweisen [19] (Abb. 2). Noch entscheidendere Ergebnisse bringen Untersuchungen an INH-resistenten Stämmen [34]; sie zeigen einen kompensatorisch erhöhten NAD-Gipfel (Abb. 3). Die Hauptstütze der Hypothese ist die Aufhebung der INH-Hemmung durch Nicotinsäurehydrazid, die aber von anderen Autoren als sich an der Zellmembran abspielender Verdrängungsmechanismus gedeutet wird. Für die beiden entsprechenden Säuren muß dann der gleiche Mechanismus existieren. Bei pH 5,5 ist der Ladungszustand der

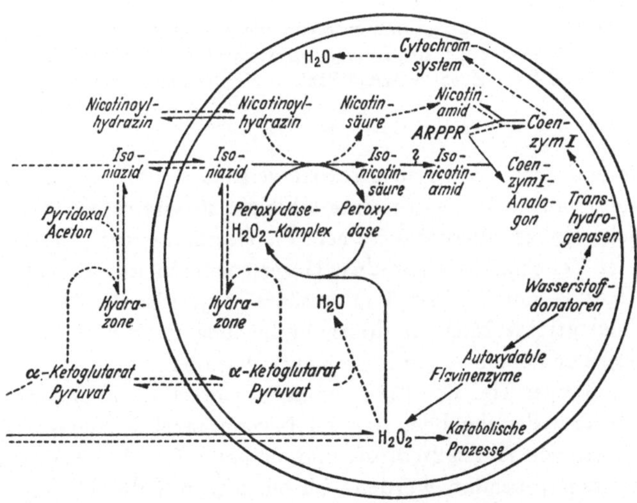

Abb 1. Wirkungsmechanismus des INH nach Krüger-Thiemer. ARPPR = Adenosin-diphosphorsäure-ribose; ———→ Reaktionen, die zur Schädigung der Bakterien durch Wasserstoffperoxyd beitragen; – – – → Reaktionen, die einer Schädigung der Bakterien durch Wasserstoffperoxyd entgegenwirken; ((= Schematische Darstellung der Zellmembran. [26]

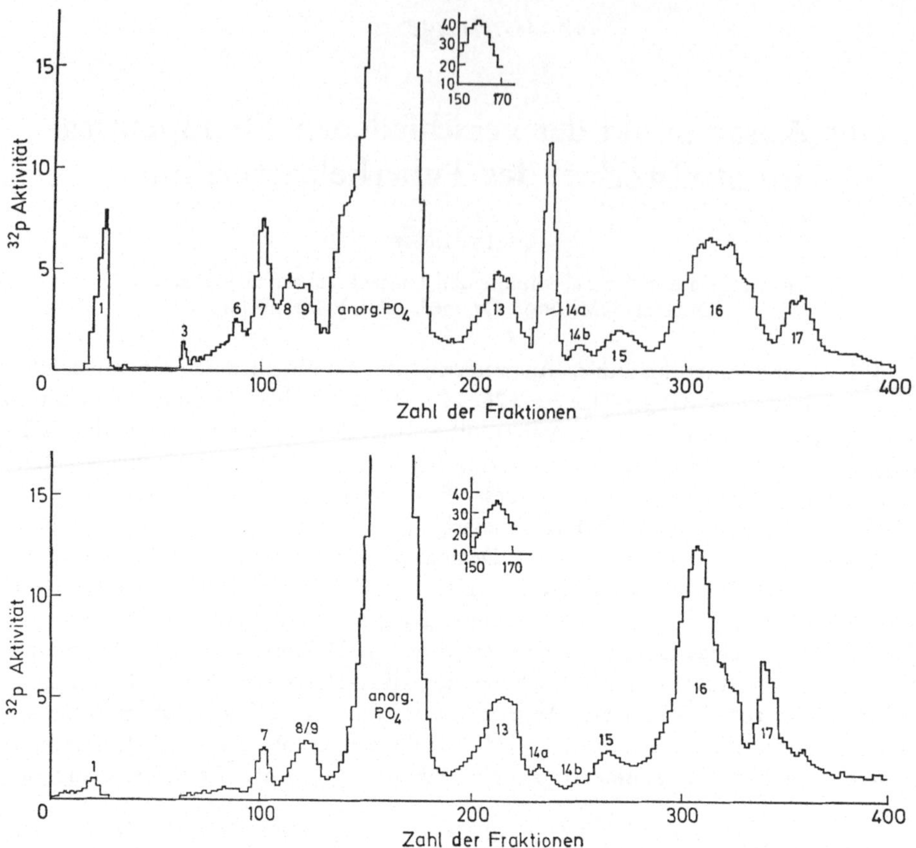

Abb. 2. Einfluß von INH auf die Zusammensetzung der säurelöslichen Fraktion von *M. tuberculosis*. Verlauf der ³²P-Aktivität im Ionenaustauschchromatogramm. Oben Kontrollansatz, unten INH-Zusatz. NAD Peak 6, NADP Peak 14 a. [19]

Isonicotinsäure und der Nicotinsäure soweit verändert, daß sie partiell in die Bakterien eindringen können. Isonicotinsäure inhibiert, so wie es die Hypothese fordert, die Stoffwechselvorgänge, Nicotinsäure hebt die Hemmung auf [18]. Gegen eine Verdrängung an der Zelloberfläche sprechen Untersuchungen mit anderen Nicotinsäureantimetaboliten, z. B. mit Pyridin-3-sulfonsäure [33]. Für die Hemmung INH-sensibler Keime sind geringe Mengen dieser Verbindung notwendig, für die Beeinflussung INH-resistenter Populationen hohe Konzentrationen.

1963 konnte Krüger-Thiemer [28] auf dem Symposium in Berlin-Buch keine Erklärung für die Tatsache abgeben, daß im Nicotinsäurebildungsvermögen so unterschiedliche Species, wie *M. tuberculosis* und *M. bovis* [4, 23, 25] durch die gleiche INH-Konzentration gehemmt werden. Chromatographische Untersuchungen lassen erkennen, daß bei *M. tuberculosis* nur geringe Anteile der nachweisbaren Nicotinsäuremetaboliten biologisch aktiv sind [37]. Das NAD-Analogon des INH wurde trotz intensiver Suche bisher bei Mycobakterien nicht nachgewiesen [3, 57, 60], auch nicht bei der säulenchromatographischen Trennung [19] (Abb. 2), dafür sind aber

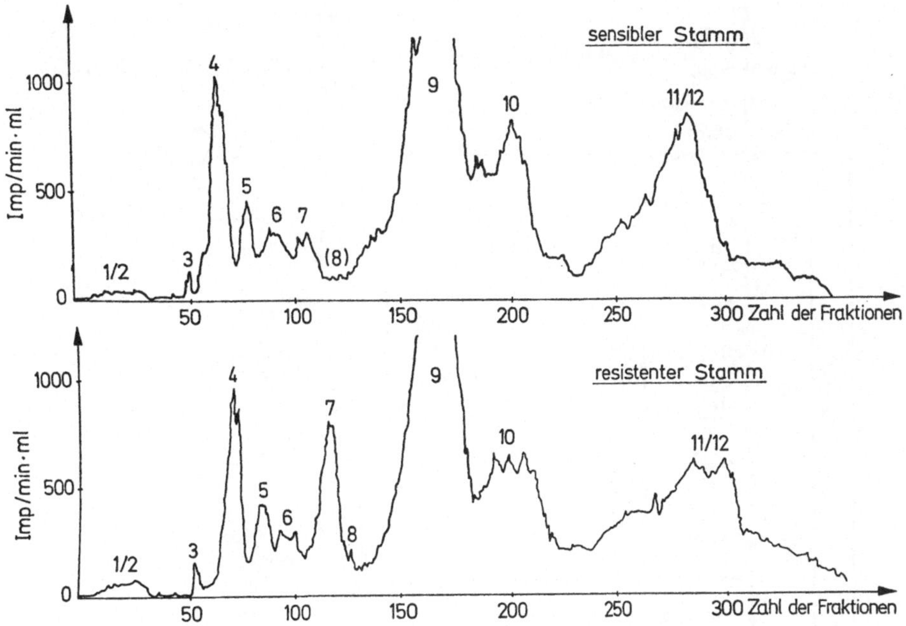

Abb. 3. Ionenaustauschchromatogramm der säurelöslichen Fraktion von INH-sensiblen und -resistenten Keimen von *M. tuberculosis*. Verlauf der ^{32}P-Aktivität, NAD Peak 7. [34]

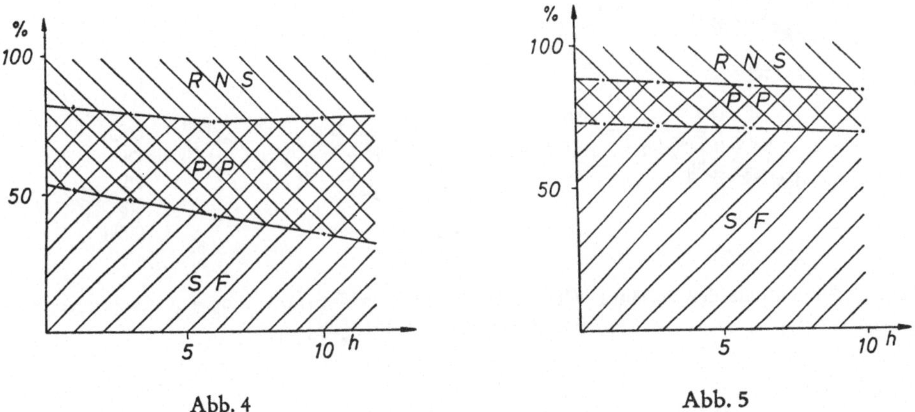

Abb. 4. Veränderungen der ^{32}P-Anteile der einzelnen Fraktionen von *M. smegmatis* in Abhängigkeit von der Inkubationsdauer. ⊿ SF = säurelösliche Fraktion; ⊠ PP = Polyphosphat-Fraktion; ◩ RNS = Ribonucleinsäure-Fraktion. [35]

Abb. 5. Einfluß von Ethionamid auf die Veränderungen der ^{32}P-Anteile der einzelnen Fraktionen von *M. smegmatis* in Abhängigkeit von der Inkubationsdauer. Zeichenerklärung wie Abb. 4. [35]

1*

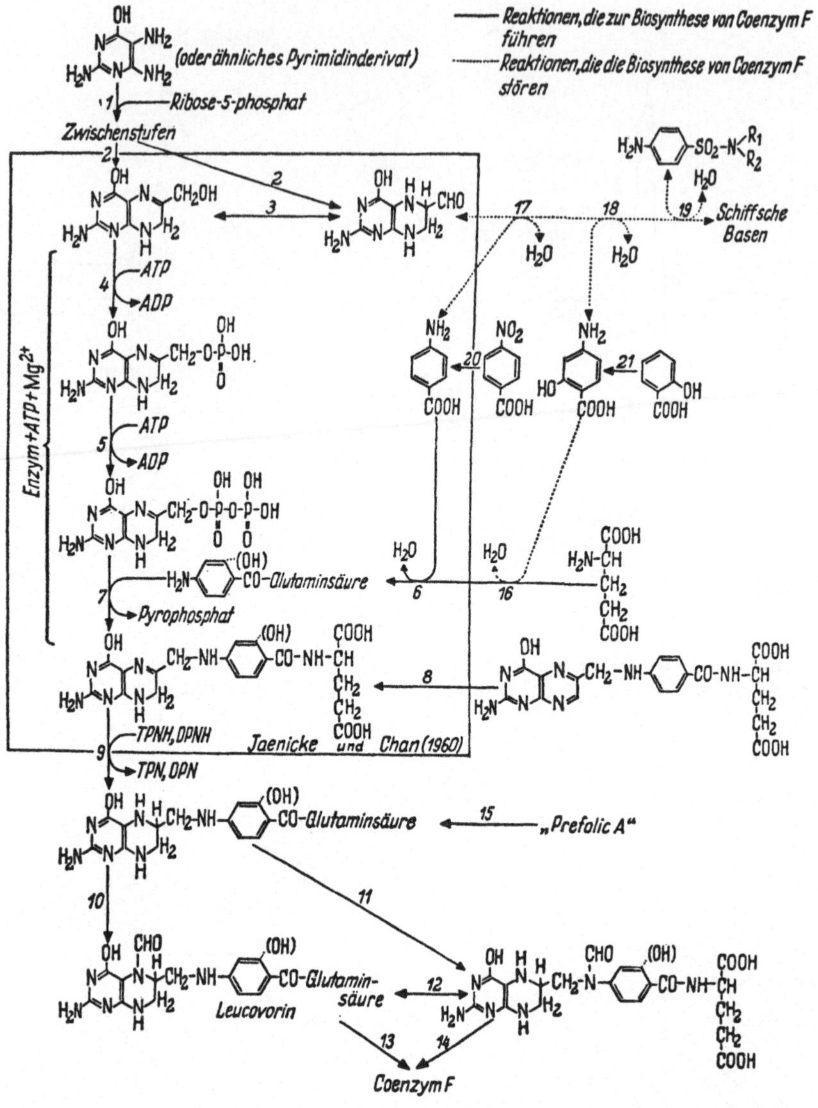

H. Iwainsky:

Abb. 6. Biosynthese der Folsäure (Coenzym F) und Angriffspunkte von 4-Aminobenzoesäure-Antagonisten (u. a. PAS). [28]

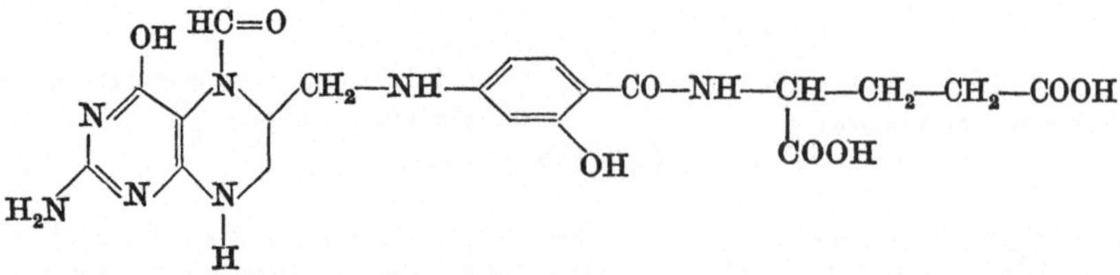

Abb. 7. Einbau von PAS anstelle von p-Aminobenzoesäure in die Folsäure. [26]

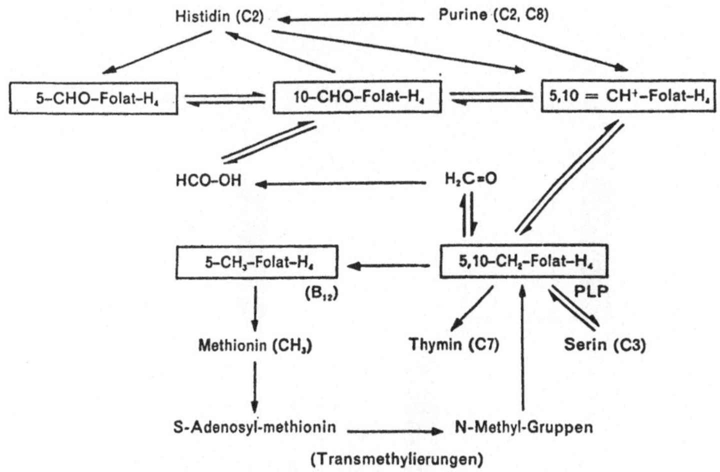

Abb. 8. Laufschema der Einkohlenstoffreaktionen. [20]

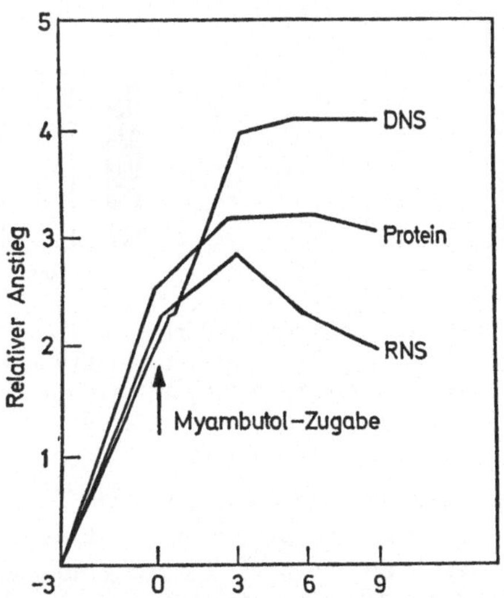

Abb. 9. Einfluß von Ethambutol auf die Protein-, DNS- u. RNS-Synthese bei *M. smegmatis*. [29]

Störungen anderer Phosphorylierungsvorgänge, speziell der Glucose, zu erkennen. Die von Winder und seinem Arbeitskreis [58, 59] bei kurzfristiger Exposition erbrachten Befunde werden damit mit anderer Methode bestätigt [19]. Durch die Untersuchungen konnten entscheidende Verbesserungen der Versuchsdurchführung erzielt werden; die geringen Kenntnisse über die im Intermediärstoffwechsel der löslichen Fraktion von Mycobakterien ablaufenden Reaktionen sind noch das Haupthindernis für präzisere Angaben [55—58, 60—64]. Thiosemicarbazone, Thiocarbanilide (Isoxyl) und Carbothionamide (Ethionamid) besitzen eine gemeinsame Gruppierung, die -CS-NH-Gruppe. Sie ist wahrscheinlich für die Kreuzresistenz und damit für

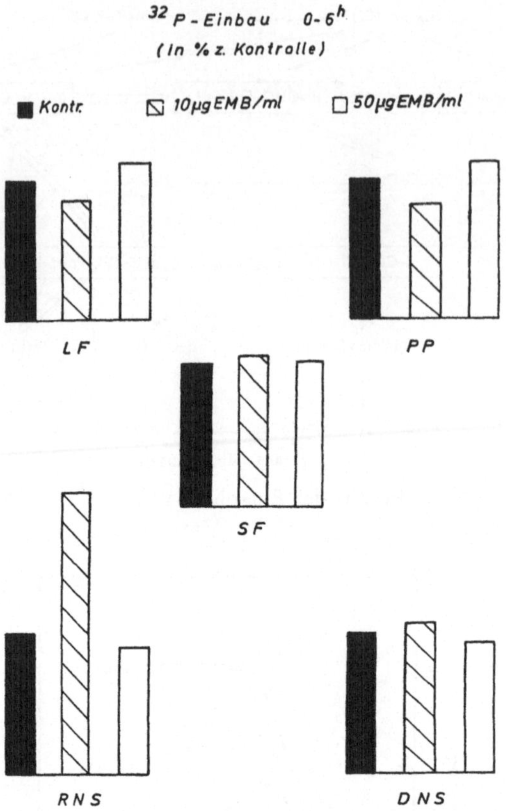

Abb. 10. Einfluß von Ethambutol auf den ^{32}P-Einbau in die einzelnen Fraktionen von *M. tuberculosis.* LF = Lipid-Fraktion; SF = säurelösliche Fraktion; PP = Polyphosphat-Fraktion; RNS = Ribonucleinsäure-Fraktion; DNS = Desoxyribonucleinsäure-Fraktion. [36]

einen gemeinsamen Wirkungsmechanismus verantwortlich [22, 38]. Der Angriffspunkt liegt in der säurelöslichen Fraktion [35]. Ethionamid hebt den mit zunehmender Inkubationszeit proportional ansteigenden Übergang des eingebauten ^{32}P in die Polyphosphatfraktion auf (Abb. 4 und 5). Säulenchromatographisch nachweisbare Veränderungen lassen jedoch vorerst nur Mutmaßungen über die Struktur der betroffenen Verbindungen und den Reaktionsablauf zu.

Enzymtheoretische Überlegungen führten zur Entdeckung der antituberkulösen Wirkung der PAS [31]. Die ursprünglichen Vorstellungen über den Angriffspunkt mußten später korrigiert werden [28]. Nach heutigen Kenntnissen hemmt die PAS die Synthese der Folsäure (Abb. 6). Anstelle der p-Aminobenzoesäure wird PAS in das Molekül eingebaut. Eine entsprechende Substanz ist von Wacker u. Weigand [49] isoliert worden (Abb. 7). Darüber hinaus kommt es zur Anhäufung zweier Verbindungen, die Folsäure für ihre weiteren Umsetzungen benötigen. Für viele Reaktionen des Intermediärstoffwechsels ist die Folsäure von entscheidender Bedeutung (Abb. 8) [20]. Bei Entlastung des Syntheseweges durch Zugabe von Folgeprodukten, z. B. Methionin, ist zumindest eine partielle Aufhebung der Hemmwirkung möglich

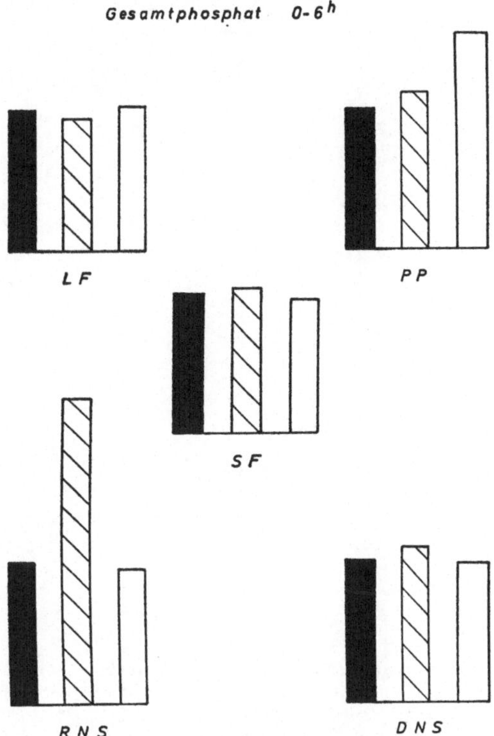

Abb. 11. Einfluß von Ethambutol auf den Phosphatgehalt der einzelnen Fraktionen von *M. tuberculosis*. Zeichenerklärung wie Abb. 10. [36]

[13—16]. PAS ist ein typisches Beispiel für eine konkurrierende Hemmung, d. h. die Wirkung ist immer abhängig von ihrer Konzentration und von der des Antagonisten, der p-Aminobenzoesäure.

Ethambutol inhibiert die DNS-, Protein- und RNS-Synthese [29, 46] (Abb. 9). Bei selektivem Vorgehen ist ein Eingriff in die RNS-Synthese (^{32}P-Auswertung, Abb. 10) und in die Polyphosphatfraktion (Gesamt-Phosphat, Abb. 11) festzustellen. Da dieses gleichzeitige Ansprechen nicht weiter zu trennen war, wurde eine Beeinträchtigung der Vorstufen vermutet. Entsprechende säulenchromatographische Untersuchungen bestätigen den Verdacht [36]. Die Phosphorylierung von Glycerinabkömmlingen und von Glucose wird durch Ethambutol inhibiert (Abb. 12).

Über den Angriffspunkt des Pyrazinamides herrscht noch Unklarheit. Konno [24] weist auf die Beziehungen zwischen Pyrazinamidempfindlichkeit und Pyrazinamidase-Aktivität hin. Als erster Schritt wird die Bildung der Pyrazincarbonsäure postuliert, die aber in vitro eine antituberkulöse Wirkung nicht erkennen läßt.

Der Aufbau der Zellwand wird durch D-Cycloserin gestört. Die im Elektronenmikroskop nach Entfernung der akzessorischen Lipoproteine und Polysaccharide erkennbaren Sacculi bestehen aus einem polymeren Netzmurein [54]. Als Baustein ist ein mit Acetylglucosamin und Acetylmuraminsäure verknüpftes Tetrapeptid nachzuweisen (Abb. 13). Bildung und Einbau des D-Alanins in dieses Tetrapeptid werden durch Cycloserin inhibiert. Die Racemase ist weniger empfindlich als die Synthetase.

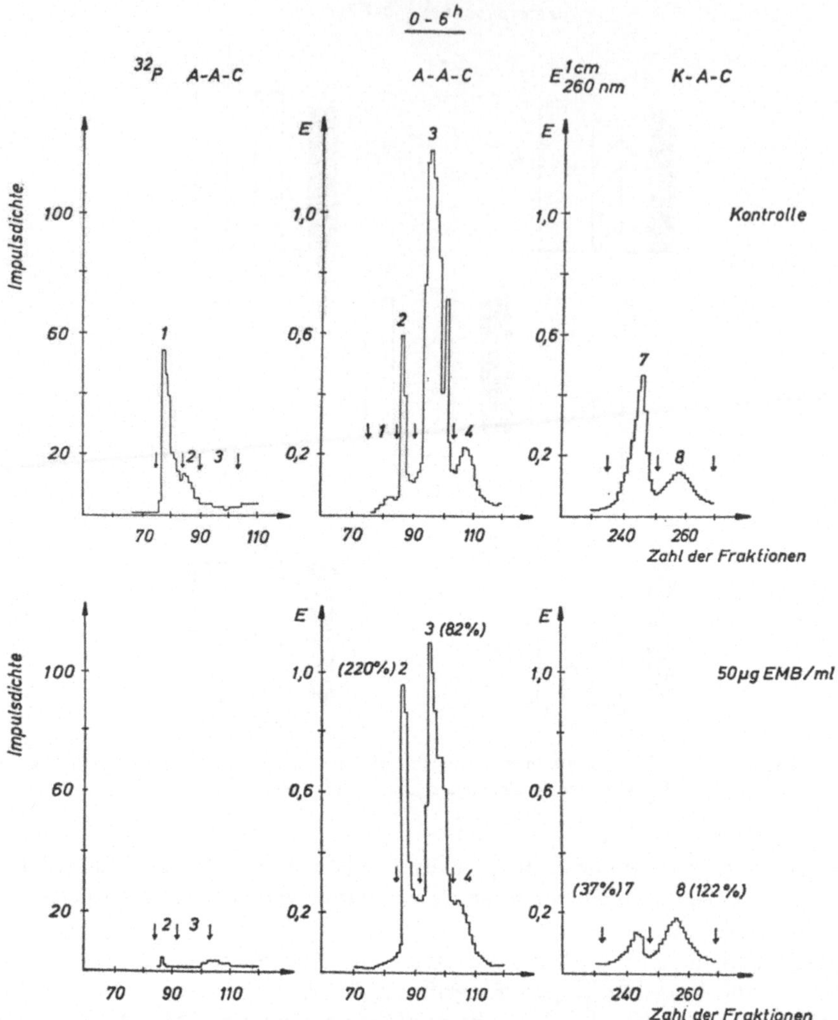

Abb. 12. Einfluß von Ethambutol auf den Verlauf der ^{32}P-Aktivität im Säulenchromatogramm der säurelöslichen Fraktion von *M. tuberculosis*. Ausgewählte Bereiche, A-A-C-Anionenaustauschchromatogramm, K-A-C-Kationenaustauschchromatogramm; die Prozentzahlen zeigen die bei den einzelnen Peaks im Vergleich zum Kontrollansatz eingetretenen Veränderungen an. [36]

Der Angriffspunkt vieler Antibiotica ist in der von den Nucleinsäuren gesteuerten Proteinsynthese zu suchen. Hierzu gehören die Vertreter der Aminoglykosidgruppe (Streptomycin, Neomycin und Kanamycin [47]) sowie der Polypeptidgruppe (Viomycin, Capreomycin) und schließlich Rifampicin [39, 44]. Als erster Schritt wird bei der Proteinsynthese der sich aus 4 unterschiedlichen Purin- bzw. Pyrimidinbasen aufbauende Code, der Schlüssel für die Aminosäuresequenz, von der DNS auf die m-RNS übertragen. Für den Einbau der komplementären Basen in die m-RNS ist eine DNS-abhängige Polymerase erforderlich. Der Start der Synthese wird durch Ein-

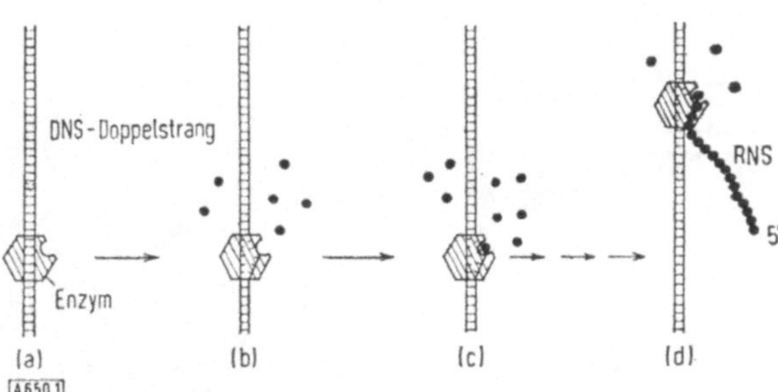

Abb. 13. Strukturformel eines Muropeptides *(E. coli* als Beispiel). AcGN = Acetylglucosamin; AcMA = Acetylmuraminsäure; L-Ala = L-Alanin; D-Ala = D-Alanin; D-Glu = D-Glutaminsäure; m-DAP = meso-2,6-Diaminopimelinsäure. [54]

Abb. 14 a—d. Synthese der DNS-gesteuerten RNS-Polymerase aus Ribonucleotiden (●) am DNS-Doppelstrang. a Anlagerung des Enzyms an die DNS. b „Schmelzen" der DNS. c DNS-Enzymkomplex. d Polykondensation zur RNS. Schritt a und b ist durch Rifampicin noch in gewissem Umfang hemmbar, Schritt c und d nicht mehr. [Hartmann G., Behr, W., Beissner, K.-A., Honikel, K., Sippel, A.: Antibiotica als Hemmstoffe der Nucleinsäure- und Proteinsynthese. Angew. Chem. 80, 710—718 (1968)]

wirkung des Rifampicins auf den freien Enzymkomplex gehemmt (Abb. 14) [12, 17, 40, 48, 50, 51, 53]. Im Experiment ist eine Inhibition des Einbaues markierter Basen festzustellen. Bei einzelnen Rifamicinderivaten sind graduelle Unterschiede erkennbar [52].

Zur Synthese der Polypeptidkette sind Ribosomen, eine m-RNS und die mit den jeweiligen Aminosäuren beladenen transfer-RNS notwendig (Abb. 15). Streptomycin, Kanamycin und Antibiotica mit ähnlicher Wirkungsgruppe stören den Ablesemechanismus [5, 7, 32, 41]. Es kommt zum Einbau anderer Aminosäuren als vorgesehen,

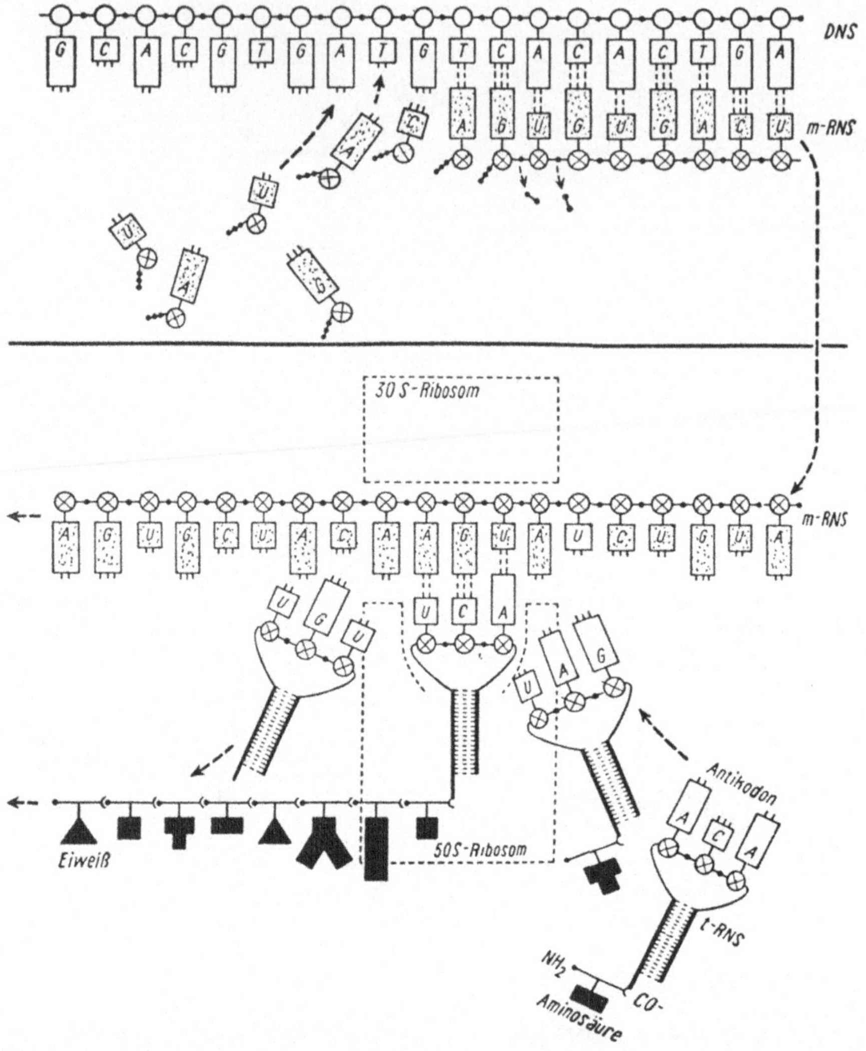

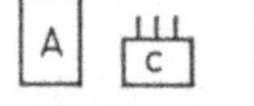
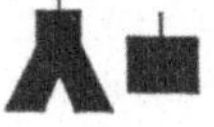

Abb. 15. Schematische Darstellung von Teilschritten der Proteinsynthese. Oben: Synthese der m-RNS am DNS-Strang; – – → Transport der m-RNS zu den Ribosomen; unten: Abgreifen des Code durch die mit den jeweiligen Aminosäuren beladenen Transfer-RNS (t-RNS). [9]

Symbole für Purin- und Pyrimidinbasen von DNS, m-RNS und t-RNS.

Symbole für an die t-RNS oder an die Polypeptidkette (Eiweiß) gebundenen Aminosäuren.

zur Synthese funktionsuntüchtiger Proteine oder zum Kettenabbruch. Für die Streptomycinwirkung sind die 30 S-Einheiten der Ribosomen, exakter ein 23 S-Ribonucleoproteid verantwortlich (Abb. 16). Durch Hybridisierung, d. h. durch Rekombination vorher getrennter 30 S- und 50 S-Einheiten Streptomycin-sensibler und -resistenter Stämme läßt sich zeigen, daß nur dann eine Hemmung eintritt, wenn die 30 S-Einheit

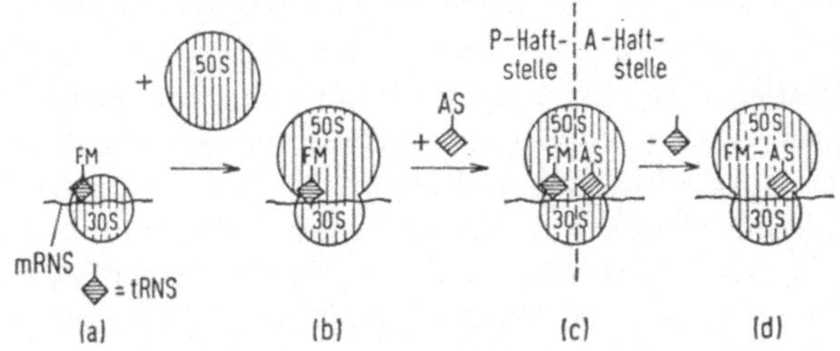

Abb. 16. Schematische Darstellung von Teilschritten der Proteinsynthese. a Anlagerung der N-Formylmethionyl-(FM)-t-RNS an den Komplex aus m-RNS und 30 S-Ribosomenuntereinheit. b Anlagerung der 50 S-Ribosomenuntereinheit. c Anlagerung einer zweiten Aminoacyl-(AS)-t-RNS an die A-Haftstelle. d Peptidtransfer von der an der P-Haftstelle gebundenen FM-t-RNS auf die angelagerte Aminoacyl-t-RNS. Abgabe der t-RNS. Nach Verschiebung der gebildeten Peptidyl-(FM-AS)-t-RNS auf die P-Haftstelle und der m-RNS können die Schritte c und d wiederholt werden. [Autoren wie Abb. 14]

von einem sensiblen Stamm herrührt [8]. Offenbar setzt die Wirkung bereits bei der Anlagerung der zweiten Aminosäure ein. Da die Synthese der in der Zellwand gelagerten akzessorischen Proteine ebenfalls inhibiert wird, erklärt sich die nach Streptomycinzusatz nachweisbare Permeabilitätsänderung auf plausible Weise. Die wiederholt beobachtete Störung der Enzyminduktion durch Streptomycin ist auf den gleichen Mechanismus zurückzuführen [7, 30].

Zusammenfassend läßt sich aussagen:

1. Unsere Kenntnisse über den Angriffspunkt von Antituberkulotica sind begrenzt, wenn sich die Vorgänge in der löslichen Fraktion abspielen (z. B. INH, PAS, Ethionamid, Ethambutol). Die Gründe liegen in der noch unbefriedigenden Kenntnis über die bei Mycobakterien in dieser Fraktion ablaufenden Stoffwechselvorgänge und ihrer Regulation.

2. Der Wirkungsmechanismus der in die Synthese der Zellwand und der Proteine eingreifenden Antibiotica ist weitgehend aufgeklärt (Streptomycin, Rifampicin und Cycloserin). Die dabei gewonnenen Ergebnisse haben unsere Kenntnisse über die verschiedenen Teilschritte der Proteinsynthese in entscheidender Weise erweitert.

3. Von Antituberkulotica mit kompetitiver Hemmwirkung, wie z. B. von der PAS, ist ein durchschlagender chemotherapeutischer Effekt nicht zu erwarten. Ihre Wirkung wird sowohl von der Konzentration des zu verdrängenden Stoffes als auch von der Inanspruchnahme des Syntheseweges beeinflußt.

4. Eine vorhandene Kreuzresistenz beruht wahrscheinlich auf einem gemeinsamen Angriffspunkt im Stoffwechsel der Mikroorganismen. Für die aminoglykosidischen Antibiotica Streptomycin, Neomycin und Kanamycin stellt Desoxystreptamin [32, 41] die aktive Gruppe dar.

5. Zwischen Wirkungsmechanismus und Nebenwirkungen sind Beziehungen nicht zu erkennen. Dosis und Pharmakokinetik sind die entscheidenden Ursachen für Nebenwirkungen. Auch Antituberkulotica mit einem spezifischen, nur bei Mikroorganismen möglichen Angriffspunkt, wie PAS und Cycloserin, können zu Intoxikationen führen.

6. Die Kenntnisse über den Stoffwechsel von Mycobakterien und die durch Antituberkulotica verursachten Störungen sind noch zu begrenzt, als daß auf Grund biochemischer Überlegungen bestimmte Kombinationen von Antituberkulotica gefordert oder abgelehnt werden können. Maßgebend für die Zusammenstellung können vorerst nur klinische Überlegungen und die Ergebnisse der Resistenzbestimmung sein. Das Beispiel der fehlenden Kreuzresistenz zwischen PAS und Sulfanilamiden zeigt ebenso eindringlich wie die selektive Inhibition einzelner Schritte der Proteinsynthese, daß auch auf eng umschriebenen Bezirken des Stoffwechselgeschehens unterschiedliche Angriffspunkte möglich sind.

Literatur

1. Barclay, W. R., Ebert, R. H., Koch-Weser, D.: Mode of action of isoniazid. Amer. Rev. Tuberc. **67**, 490—496 (1953).
2. — — — Mode of action of isoniazid. II. Part. Amer. Rev. Tuberc. **70**, 784—792 (1954).
3. Bartmann, K., Coper, H., Jutte, R.: Die NAD(P)-Glykohydrolase in Tuberkulosebakterien. Ein Beitrag zum Wirkungsmechanismus des INH. Naunyn-Schmiedebergs Arch. Pharmak. **257**, 8 (1967).
4. Bojalil, L. F., Bastarrachea, F.: Reliability of the niacin test as an aid in classifying human and bovine strains of tubercle bacilli in epidemiologic studies. Amer. Rev. resp. Dis. **84**, 272—275 (1961).
5. Cox, E. C., White, J. R., Flaks, J. G.: Streptomycin action and the ribosome. Proc. nat. Acad. Sci. (Wash.) **51**, 703—709 (1964).
6. David, H. L., Takayama, K., Goldman, D. S.: Susceptibility of myobacterial D-alanyl-D-alanine synthetase to D-cycloserine. Amer. Rev. resp. Dis. **100**, 579—581 (1969).
7. Davies, J., Gilbert, W., Gorini, L.: Streptomycin, suppression and the code. Proc. nat. Acad. Sci. (Wash.) **51**, 883—890 (1964).
8. Davies, J. E.: Studies on the ribosomes of streptomycin-sensitive and resistant strains of *Escherichia coli*. Proc. nat. Acad. Sci. (Wash.) **51**, 659—664 (1964).
9. Dubinin, U. P.: Molekulargenetik. Jena: VEB Gustav Fischer 1965.
10. Eda, T.: Studies on the action of isoniazid to tubercle bacilli and the mechanism of the isoniazid-resistance in mycobacteria. II. Kekkaku **38**, 107—110 (1963).
11. Gangadharam, P. R. J., Harold, F. M., Schaefer, W. B.: Selective inhibition of nucleic acid synthesis in *Mycobacterium tuberculosis* by isoniazid. Nature (Lond.) **198**, 712—714 (1963).
12. Hartmann, G., Honikel, K. O., Knüsel, F., Nüesch, J.: The specific inhibition of the DNA-directed RNA synthesis by rifamycin. Biochim. biophys. Acta (Amst.) **145**, 843—844 (1967).
13. Hedgecok, L. W.: Antagonism of the inhibitory action of aminosalicylic acid on *Mycobacterium tuberculosis* by methionine, biotin and certain fatty acids, amino acids, and purines. J. Bact. **72**, 839—846 (1956).
14. — Mechanism involved in the resistance of *Mycobacterium tuberculosis* to para-aminosalicylic acid. J. Bact. **75**, 345—350 (1958).
15. — Antagonism of methionine in aminosalicylate-inhibition of *Mycobacterium tuberculosis*. J. Bact. **75**, 417—421 (1958).
16. — Comparative study of the mode of action of para-aminosalicylic acid on *Mycobacterium kansasii* and *Mycobacterium tuberculosis*. Amer. Rev. resp. Dis. **91**, 719—727 (1965).
17. Honikel, K., Sippel, A., Hartmann, G.: Mode of action of antibiotics on DNA-directed polymerase reactions. Hoppe-Seylers Z. physiol. Chem. **349**, 957 (1968).
18. Iwainsky, H.: Vortrag auf dem IV. Bakteriologischen Seminar: „Aktuálne Otázky Bakteriológie Tuberkulózy" in Vysne Hagy, 4.—6. 10. 1962.
19. — Reutgen, H.: Untersuchungen zum endogenen Stoffwechsel von Mykobakterien. 3. Mitt. Über den Einfluß von Isonikotinsäurehydrazid auf den endogenen Stoffwechsel von Mykobakterien. Z. Naturforsch. **23 b**, 982—989 (1968).

20. Jaenicke, L.: Folsäurefermente und Einkohlenstoffeinheiten. In: B-Vitamine. Hrsg.: H. Frhr. von Kress u. K.-U. Blum. Stuttgart: F. K. Schattauer 1966, S. 35—64.
21. Kakimoto, S.: Antibakterielle Wirkung und chemische Struktur bei Isoniazidderivaten. Jber. Borstel V, 233—239 (1961).
22. — Seydel, J., Wempe, E.: Struktur und Wirkung bei Carbothionamiden. Jber. Borstel V, 240—281 (1961).
23. Konno, K.: The metabolism of nicotinic acid of acidfast bacilli. Sci. Rep. Res. Inst. Tohoku Univ., Ser. C 5, 295—306 (1953).
24. — Feldmann, F. M., Walch McDermott: Pyrazinamide susceptibility and amidase activity of tubercle bacilli. Amer. Rev. resp. Dis. 95, 461—469 (1967).
25. Krebs, A., Käppler, W.: Über die Brauchbarkeit des Niacintestes zur Differenzierung von Mykobakterien. Z. Tuberk. 121, 172—176 (1964).
26. Krüger-Thiemer, E.: Biochemie des Isoniazids. I. Isoniazidmetabolismus. Jber. Borstel IV, 299—509 (1956/57).
27. — Isonicotinic acid hypothesis of the antituberculous action of isoniazid. Amer. Rev. Tuberc. 77, 364—367 (1958).
28. — Wirkungsweise der Sufanilamide und der p-Aminosalicylsäure. Bericht über das II. Internationale Symposium „Bakteriologie und Biochemie der Mykobakterien" in Berlin-Buch, 20.—24. 10. 1963, S. 386—414.
29. Kuck, N. A., Peets, E. A., Forbes, M.: Mode of action of ethambutol on *Mycobacterium tuberculosis*, strain $H_{37}Rv$. Amer. Rev. resp. Dis. 87, 905—906 (1963).
30. Lederberg, E. M., Cavalli-Sforza, L., Lederberg, J.: Interaction of streptomycin and a suppressor for galactose fermentation in *E. coli* K-12. Proc. nat. Acad. Sci. (Wash.) 51, 678—682 (1964).
31. Lehmann, J.: Chem. und experimentelle Grundlagen der PAS-Therapie. Wiener Med. Wschr. 111/II, 803 ff. (1961).
32. Masukawa, H., Tanaka, N.: Miscoding activity of amino-sugars. J. Antibiot. (Tokyo) 21, 70—72 (1968).
33. Müller, G., Iwainsky, H., Täufel, K.: Über die Wirkung von Fermentinhibitoren auf INH-sensible und -resistente Zellen von *Mycobacterium phlei*. Z. Naturforsch. 15 b, 180 bis 189 (1960).
34. Reutgen, H., Iwainsky, H.: Quantitative Unterschiede im ^{32}P-Stoffwechsel INH-sensibler und -resistenter Mykobakterien *(M. smegmatis)*. Nucl.-Med. (Stuttg.) Suppl. 4, 17—26 (1967).
35. — — Untersuchungen zum endogenen Stoffwechsel von Mykobakterien. 4. Mitt. Über den Einfluß von Ethionamid auf den endogenen Stoffwechsel von *M. smegmatis*. Z. Naturforsch. 23 b, 976—982 (1968).
36. — Zum Wirkungsmechanismus des Ethambutols. Vortrag auf dem Tuberkulose-Kongreß in Dresden, 4.—7. 11. 1969.
37. — Gross, D., Zureck, A., Feige, A. Iwainsky, H., Schütte, H.-R.: Über die Beeinflussung des Nicotinsäurestoffwechsels von *Mycobacterium bovis* (BCG) durch den Phosphatgehalt des Nährmediums. Z. Erkr. Atm. 132, 53—63 (1970).
38. Seydel, J.: Struktur und Wirkung von Pyridincarbonsäurethioamiden und Pyridincarbonsäurehydraziden. Bericht über das II. Internationale Symposium „Bakteriologie und Biochemie der Mykobakterien" in Berlin-Buch, 20.—24. 10. 1963, S. 414—427.
39. Silvestri, L. G.: Le refamicine: un grimaldello per la récerca biologica. Sapere 1968, 42—45.
40. Sippel, A., Hartmann, G.: Mode of action of rifamycin on the RNA polymerase reaction. Biochim. biophys. Acta (Amst.) 157, 218—219 (1968).
41. Tanaka, N., Masukawa, H., Umezawa, H.: Structural basis of kanamycin for miscoding activity. Biochem. biophys. Res. Commun. 26, 544—549 (1967).
42. Tsukamura, M., Mizuno, S.: Mode of action of isoniazid viewed from isotope incorporation studies. Kekkaku 37, 29—35 (1962).
43. — Tsukamura, S.: Decrease in ability to synthesize lipid from acetate in isoniazid-resistant mycobacteria. Jap. J. Tuberc. 10, 81—85 (1962).
44. — Imazu, S., Tsukamura, S., Mizuno, S., Toyama, H., Termine, A., Rossi, P.: Studies on the mode of action of rifamycin SV. Chemotherapia 7, 478—481 (1963).

45. Tsukamura, M., Tsukamura, S., Nakano, E.: The uptake of isoniazid by mycobacteria and its relation to isoniazid susceptibility. Amer. Rev. resp. Dis. 87, 269—275 (1963).
46. — Mizuno, S.: Mode of action of ethambutol. Kekkaku 42, 437—442 (1967) (japanisch).
47. — Cross-resistance relationship between capreomycin, kanamycin, and viomycin resistances in tubercle bacilli from patients. Amer. Rev. resp. Dis. 99, 780—782 (1969).
48. Umezawa, H., Mizuno, S., Yamazaki, H., Nitta, K.: Inhibition of DNA-dependent RNA synthesis by rifamycins. J. Antibiot. (Tokyo) 21, 234—235 (1968).
49. Wacker, A., Grisebach, H., Trebst, A., Ebert, M., Weygand, F.: Über den Wirkungsmechanismus der p-Aminosalicylsäure. IX. Mitt. Stoffwechseluntersuchungen bei Mikroorganismen mit Hilfe radioaktiver Isotope. Angew. Chem. 66, 712—713 (1954).
50. Wehrli, W., Nüesch, J., Knüsel, F., Staehelin M.: Action of rifamycins on RNA polymerase. Biochim. biophys. Acta (Amst.) 157, 215—217 (1968).
51. — Knüsel, F., Schmid, K., Staehelin, M.: Interaction of rifamycin with bacterial RNA polymerase. Proc. nat. Acad. Sci. (Wash.) 61, 667—673 (1968).
52. — Staehelin, M.: The rifamycins — relation of chemical structure and action on RNA polymerase. Biochim. biophys. Acta (Amst.) 182, 24—29 (1969).
53. — — 6th International Congress of Chemotherapy, Tokyo, 10.—15. 8. 1969, Abstracts S. 392.
54. Weidel, W.: Ein neuer Typ von Makromolekülen. Angew. Chem. 76, 801—807 (1964).
55. Wimpenny, J. W. T.: Effect of isoniazid on biosynthesis in *Mycobacterium tuberculosis* var. bovis BCG. J. gen. Microbiol. 47, 379—388 (1967).
56. — The uptake and fate of isoniazid in *Mycobacterium tuberculosis* var. bovis BCG. J. gen. Microbiol. 47, 389—403 (1967).
57. Winder, F.: The antibacterial action of streptomycin, isoniazid and PAS. In: Chemotherapy of Tuberculosis. Ed.: V. C. Barry. London: Butterworth 1964.
58. — Early changes by isoniazid in the composition of *Mycobacterium tuberculosis*. Biochim. biophys. Acta (Amst.) 82, 210—212 (1964).
59. — Brennan, P.: The accumulation of free trehalose by mycobacteria exposed to isoniazid. Biochim. biophys. Acta (Amst.) 90, 442—444 (1964).
60. Winder, F. G., Collins, P.: The effect of isoniazid on nicotinamide nucleotide concentrations of tubercle bacilli. Amer. Rev. resp. Dis. 100, 101—103 (1969).
61. Youatt, J.: Changes in the phosphate content of mycobacteria produced by isoniazid and ethambutol. Aust. J. exp. Biol. med. Sci. 43, 304—314 (1965).
62. — Tham, S. H.: An enzyme system of *Mycobacterium tuberculosis* that reacts specifically with isoniazid. Amer. Rev. resp. Dis. 100, 25—30 (1969).
63. — — An enzyme system of *Mycobacterium tuberculosis* that reacts specifically with isoniazid. II. Correlation of this reaction with the binding and metabolism of isoniazid. Amer. Rev. resp. Dis. 100, 31—37 (1969).
64. — — Radioactive content of *Mycobacterium tuberculosis* after exposure to ^{14}C-isoniazid. Amer. Rev. resp. Dis. 100, 77—78 (1969).

Pharmakokinetische und genetische Gesichtspunkte über den Metabolismus von Isoniazid, p-Aminosalicylsäure und Rifampicin

GUNNAR BOMAN, OLOF BORGÅ, ÅKE HANNGREN, ANNA-STINA MALMBORG und FOLKE SJÖQVIST

Medizinische Thoraxklinik, Karolinska Sjukhuset, Stockholm, Schweden
(Vorstand: Dr. med. Å. Hanngren)

Während der letzten Jahre versuchten wir an unserer Klinik immer mehr, die Patienten vom chemotherapeutischen Gesichtspunkt aus individuell zu behandeln. Wir halten uns nicht an das von den pharmazeutischen Firmen empfohlene standardisierte Dosierungsschema, das sich im allgemeinen auf umfangreiche klinische Untersuchungen stützt, in denen der Patient aber als Durchschnitt „des untersuchten Krankengutes betrachtet wird". Der einzelne Patient verhält sich bezüglich Resorption, Verteilung, Metabolismus und Ausscheidung individuell.

In den letzten Jahren wurden zwei wichtige Faktoren des Arzneimittelstoffwechsels beim Menschen erkannt: die Rolle genetischer Faktoren und die Bedeutung anderer verwendeter Präparate. Diese Tatsache erfordert Vorsicht beim Extrapolieren klinisch pharmakologischer Daten von einem Lande zum anderen. Der Azetylierungspolymorphismus von Isoniazid ist vielleicht das bekannteste Beispiel genetischer Unterschiede, und als Hintergrund der Diskussion über Rifampicin wollen wir zunächst die Verteilung von Schnell- und Langsam-Inaktivierern von Isoniazid in der schwedischen Bevölkerung behandeln und die Wechselwirkung zwischen PAS und Isoniazid diskutieren.

Metabolismus von INH

Das Histogramm (Abb. 1) zeigt, daß sich das aus 130 reinblütigen Schweden bestehende Material in zwei Werte unterteilt: einen Schnell-Inaktivierungswert mit Halbwertzeiten von weniger als 2,1 Std und einen Langsam-Inaktivierungswert mit

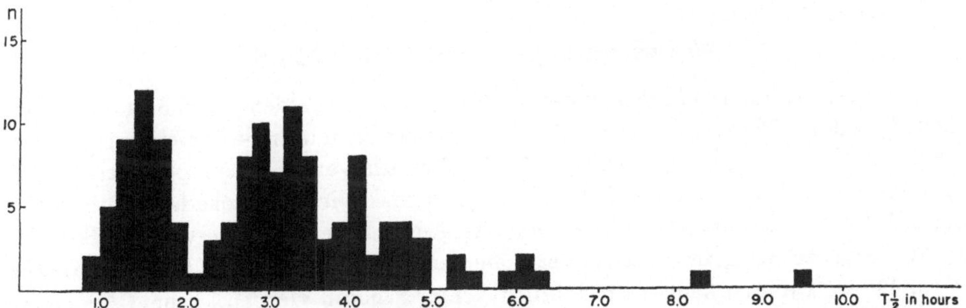

Abb. 1. Histogramm der Halbwertzeiten von INH bei 130 schwedischen Tuberkulosekranken: zweigipflige Verteilung mit einem Minimum bei 2,1 Std. [Aus Scand. J. resp. Dis. 51, 61—69 (1970)]

Tabelle 1. *Schnell-Inaktivierer von INH bei verschiedenen Völkern.*
[Aus Scand. J. resp. Dis. 51, 61—69 (1970)]

	Anzahl der untersuchten Personen	Schnell-Inaktivierer %	Autor
Eskimo	216	95	Armstrong u. Peart, 1960
Koreaner	65	89	Sunahara et al., 1961
Japaner	1808	88	Sunahara et al., 1961
Ainus	86	87	Sunahara et al., 1961
Riukiuaner	124	85	Sunahara et al., 1961
Sahme-Lappen	15	80	Tiitinen et al., 1967
Indianer	14	79	Mitchell et al., 1960
Thailänder	108	72	Sunahara et al., 1961
Südamerikaner	119	67	Mitchell et al., 1960
Burmesen	121	62	Smith u. Kyi, 1968
Skolt-Lappen	26	50	Tiitinen et al., 1967
Neger, USA	120	48	Mitchell et al., 1960
Weiße, USA, Kanada	784	45	Harris et al., 1958
			Mitchell et al., 1960
			Evans et al., 1960
Südinder	321	39	Gangadharam et al., 1961
Finnen	41	39	Tiitinen et al., 1967
Finnen	91	36	Mattila u. Tiitinen, 1967
Schweden	130	32	Die vorliegende Arbeit

Halbwertzeiten von mehr als 2,1 Std. Zwei Personen zeigten äußerst lange Halbwertzeiten für INH, und zwar 8,3 bzw. 9,7 Std. Sie hatten normale Leber- und Nierenfunktionen; die langen Halbwertzeiten mögen zu einem gewissen Grade genetisch bedingt sein.

Die meisten Schweden sind Langsam-Inaktivierer, und nur 32% der untersuchten Personen waren Schnell-Inaktivierer. Unter den bisher untersuchten ethnischen Gruppen haben die Schweden die geringste Anzahl an Schnell-Inaktivierern. Aus Tabelle 1 ist ersichtlich, daß die mongolischen Völker einen hohen Prozentsatz an Schnell-Inaktivierern aufweisen, wobei die Eskimos mit 95% an der Spitze stehen. Dieser Wert liegt dreimal so hoch wie beim schwedischen Volk am Ende der Tabelle.

Wechselwirkung zwischen INH und PAS

Ein weiterer zu berücksichtigender wichtiger Faktor für den Metabolismus ist der Einfluß anderer Präparate. Tabelle 2 zeigt, daß bei Schnell-Inaktivierern nach 4 und 6 Std signifikant höhere Plasmawerte für INH erzielt werden, wenn gleichzeitig PAS verabreicht wird. Das gleiche wird bei Langsam-Inaktivierern beobachtet (Tabelle 3), obgleich hier die Signifikanz nicht so hoch ist. Aus Tabelle 4 geht hervor, daß Schnell-Inaktivierer zu Langsam-Inaktivierern werden, wenn gleichzeitig PAS verabreicht wird. Diese Tatsache kann sehr deutlich veranschaulicht werden, wenn PAS intravenös während der metabolischen Phase von Isoniazid gegeben wird (Abb. 2 a). Bei einem Schnell-Inaktivierer mit einer Halbwertzeit von 1,15 Std wird die Kurve zu einer Halbwertzeit von 2,2 Std umgeformt. Wird die PAS-Gabe unterbrochen, so

Tabelle 2. *Wirkung von PAS auf die Plasmawerte von Isoniazid bei 13 Schnell-Inaktivierern*

Stunden nach oraler Verabreichung von INH oder INH + PAS	INH im Plasma (µg/ml) ohne PAS Mittelw. ± St. F.	INH im Plasma (µg/ml) mit PAS Mittelw. ± St. F.	Signifikanz
2	7,55 ± 1,00	6,95 ± 0,98	nicht sign.
4	3,48 ± 0,75	4,59 ± 0,77	$p < 0,001$
6	1,28 ± 0,38	2,74 ± 0,52	$p < 0,001$

Tabelle 3. *Wirkung von PAS auf die Plasmawerte von Isoniazid bei 16 Langsam-Inaktivierern*

Stunden nach oraler Verabreichung von INH + PAS	INH im Plasma (µg/ml) ohne PAS Mittelw. ± St. F.	INH im Plasma (µg/ml) mit PAS Mittelw. ± St. F.	Signifikanz
2	8,94 ± 0,53	8,84 ± 0,55	nicht sign.
4	5,62 ± 0,43	6,81 ± 0,51	$p < 0,05$
6	3,51 ± 0,28	4,89 ± 0,48	$p < 0,01$

Tabelle 4. *Die Wirkung gleichzeitiger oraler Verabreichung von PAS (0,2 g/kg) auf die Plasma-halbwertzeit von Isoniazid (10 mg/kg oral)*

	$T^{1}/_{2}$ ± St. F. ohne PAS	$T^{1}/_{2}$ ± St. F. mit PAS	Signifikanz
INH-Schnell-Inaktivierer			
INH-Langsam-Inaktivierer	1,32 ± 0,13	2,89 ± 0,25	$p < 0,001$
	3,05 ± 0,16	4,27 ± 0,37	$p < 0,01$

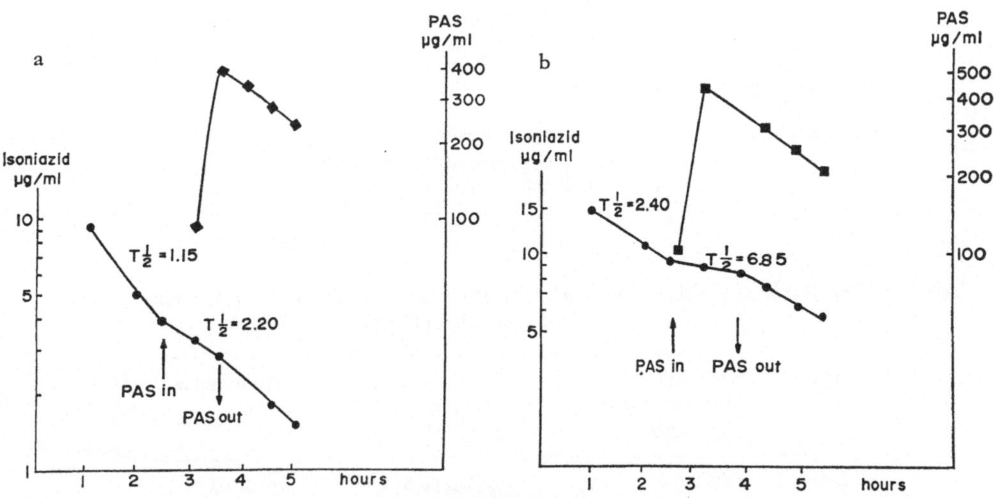

Abb. 2 a u. b. Wirkung von i. v. verabreichtem PAS (10 mg/kg) auf das Verschwinden von INH aus dem Plasma bei einem Schnell-Inaktivierer (a) und einem Langsam-Inaktivierer (b). [Aus Scand. J. resp. Dis. 51, 61—69 (1970)]

geht der Metabolismus mit der früheren Geschwindigkeit weiter. Das gleiche geschieht bei einem Langsam-Inaktivierer, der während der PAS-Infusion in seinem Metabolismus noch langsamer wird (Abb. 2 b).

Wechselwirkungen zwischen RMP und INH/PAS

Angesichts dieser Betrachtungen war es für uns ganz natürlich, das Verhalten von Rifampicin unter den gleichen experimentellen Bedingungen zu untersuchen. Die angewandten Methoden sind in Tabelle 5 wiedergegeben. PAS, Isoniazid und Rifampicin wurden einzeln in Standarddosen pro Kilogramm Körpergewicht gegeben und dann in Kombination Rifampicin + PAS und Rifampicin + INH. Nach 2, 4, 6 und 8 Std wurde Blut entnommen, und die entsprechenden Konzentrationen wurden spektrophotometrisch (PAS und Isoniazid) bzw. mikrobiologisch (Rifampicin) bestimmt.

Tabelle 6 zeigt die Serumkonzentrationen von Rifampicin 2, 4, 6 und 8 Std nach oraler Verabreichung ohne und mit gleichzeitiger PAS-Gabe.

Bei gleichzeitiger Verabreichung von PAS wird nur die Hälfte der Serumkonzentrationen von Rifampicin erzielt. Dieser Unterschied ist über die gesamte achtstündige Beobachtungszeit signifikant. Wird PAS 12 Std vor Rifampicin gegeben, so beobachtet man diese Wechselwirkung nicht; bei Kombinationstherapie sollten die beiden Medikamente daher zu verschiedenen Tageszeiten verabreicht werden.

Tabelle 5

Material	32 Patienten 8 ♀ 24 ♂
Methoden	1. PAS 0,2 g/kg Körpergewicht 2. INH 10 mg/kg Körpergewicht 3. RMP 10 mg/kg Körpergewicht 4. RMP 10 mg + PAS 0,2 g/kg Körpergewicht 5. RMP 10 mg + INH 10 mg/kg Körpergewicht
Blutentnahme nach 2, 4, 6, 8 Std	
Bestimmungsmethoden	a) PAS spektrophotometrisch b) INH spektrophotometrisch c) RMP mikrobiologisch

Tabelle 6. *Die Wirkung gleichzeitiger oraler Verabreichung von PAS (0,2 g/kg) auf die Serumkonzentration von RMP (10 mg/kg)*

Zeit	RMP µg/ml Mittelw. ± St. F. ohne PAS	RMP µg/ml Mittelw. ± St. F. mit PAS	Signifikanz
2 Std	6,06 ± 0,62	2,91 ± 0,33	$p < 0,001$
4 Std	5,64 ± 0,41	2,96 ± 0,25	$p < 0,001$
6 Std	4,36 ± 0,39	2,45 ± 0,20	$p < 0,001$
8 Std	2,98 ± 0,33	1,77 ± 0,23	$p < 0,01$

Tabelle 7. *Die Wirkung gleichzeitiger oraler Verabreichung von RMP (10 mg/kg) auf die Serumkonzentration von PAS (0,2 g/kg)*

Zeit	PAS mg-% Mittelw. ± St. F. ohne RMP	PAS mg-% Mittelw. ± St. F. mit RMP	Signifikanz
2 Std	6,49 ± 0,74	8,21 ± 0,78	$p < 0,05$
4 Std	8,15 ± 0,99	7,86 ± 0,72	n. s.
6 Std	8,50 ± 0,96	6,54 ± 0,75	$p < 0,05$
8 Std	5,68 ± 0,84	4,56 ± 0,35	n. s.

Tabelle 8. *Die Wirkung gleichzeitiger oraler Verabreichung von Isoniazid (INH) (10 mg/kg) auf die Serumkonzentration von RMP (10 mg/kg)*

Zeit	RMP µg/ml Mittelw. ± St. F. ohne INH	RMP µg/ml Mittelw. ± St. F. mit INH	Signifikanz
2 Std	6,06 ± 0,62	7,13 ± 0,45	n. s. ($p < 0,10$)
4 Std	5,64 ± 0,41	5,86 ± 0,42	n. s.
6 Std	4,36 ± 0,39	4,17 ± 0,44	n. s.
8 Std	2,98 ± 0,33	2,83 ± 0,38	n. s.

Tabelle 9. *Die Wirkung gleichzeitiger oraler Verabreichung von RMP (10 mg/kg) auf die Plasmakonzentration von INH (10 mg/kg)*

Zeit	INH µg/ml Mittelw. ± St. F. ohne RMP	INH µg/ml Mittelw. ± St. F. mit RMP	Signifikanz
2 Std	7,62 ± 0,22	7,88 ± 0,49	n. s.
4 Std	4,73 ± 0,48	4,40 ± 0,19	n. s.
6 Std	2,73 ± 0,35	2,57 ± 0,33	n. s.
8 Std	1,68 ± 0,32	1,55 ± 0,25	n. s.

Tabelle 10. *Die Wirkung gleichzeitiger oraler Verabreichung von Isoniazid (INH) (10 mg/kg) auf die Serumhalbwertzeit von RMP (10 mg/kg)*

	$T^{1}/_{2}$ ± St. F. ohne INH	$T^{1}/_{2}$ ± St. F. mit INH	Signifikanz
Alle	4,17 ± 0,45	3,66 ± 0,44	n. s.
INH-Langsam-Inaktivierer ($n = 16$)	4,56 ± 0,62	3,56 ± 0,64	n. s.
INH-Schnell-Inaktivierer ($n = 11$)	3,61 ± 0,64	3,80 ± 0,58	n. s.

Die Serumkonzentrationen von PAS verhalten sich ebenfalls anders, wenn gleichzeitig Rifampicin verabreicht wird (s. Tabelle 7). Nach zwei Stunden ist die PAS-Konzentration bei gleichzeitiger Gabe von Rifampicin signifikant höher, nach 6 Std ist sie bedeutend niedriger. Dies kann dadurch erklärt werden, daß die Resorption von PAS bei gleichzeitiger Verabreichung von Rifampicin schneller erfolgt.

Wird Rifampicin zusammen mit Isoniazid verabreicht, so bleibt die Serumkonzentration unbeeinflußt (Tabellen 8 und 9). Isoniazid beeinflußt jedoch den Metabolismus von Rifampicin. Tabelle 10 gibt die Halbwertzeiten von Rifampicin mit und ohne Isoniazid wieder. Man kann sehen, daß Isoniazid bei gleichzeitiger Gabe eine signifikante Abnahme der Halbwertzeit von Rifampicin verursacht. Werden die Personen nach ihrer Fähigkeit, Isoniazid zu inaktivieren, in Schnell- und Langsam-Inaktivierer unterteilt, so beobachtet man, daß nur bei den Langsam-Inaktivierern die Halbwertzeit von Rifampicin beeinflußt wird. Eine Erklärung könnte in dem verschiedenen Metabolismus — Azetylierung bzw. Desazetylierung — liegen.

Biologische Eigenschaften von Desacetylrifampicin, einem Metaboliten von Rifampicin*

L. T. Tenconi, R. Pallanza, E. Beretta und S. T. Furesz

Forschungslaboratorien von Gruppo Lepetit, Mailand

Nach Verabreichung von Rifampicin wurde in der Galle und im Harn vom Menschen und von anderen Säugetieren (Maus, Ratte, Meerschweinchen, Kaninchen und Hund) Desacetylrifampicin (DA-RMP) nachgewiesen. DA-RMP ist das Hauptstoffwechselprodukt bei Mensch und Meerschweinchen, während bei den anderen Tierarten noch weitere Metaboliten vorliegen.

Resorptionsversuche zeigten, daß oral verabreichtes DA-RMP beim Hund wenig und beim Menschen und bei der Ratte äußerst schlecht resorbiert wird. Bei der Ratte diffundiert das Antibioticum nach intravenöser Gabe sofort in alle untersuchten Organe, mit Ausnahme des Gehirns, und kumuliert wegen der hohen Geschwindigkeit seiner biliären Ausscheidung rasch im Darmkanal.

DA-RMP ist, ebenso wie Rifampicin, aus dem es durch metabolische Umwandlung hervorgeht, *gegen grampositive und gramnegative Keime sowie gegen Mycobacterium tuberculosis wirksam.*

---

* Erscheint ausführlich im Kongreßbericht des VII. Internationalen Kongresses für Chemotherapie in Tokio.

Nebenwirkungen und ihre Kontrollen
bei antituberkulöser Chemotherapie

F. Trendelenburg

Medizinische Universitätsklinik Homburg/Saar. Abt. für Pneumonologie (Robert-Koch-Klinik)
(Vorstand: Prof. Dr. med. F. Trendelenburg)

Aufklärungspflicht. Wie bei jeder ärztlichen Handlung muß auch das individuelle Risiko einer Chemotherapie der Tuberkulose in jedem Einzelfall gegen das individuelle Risiko der Krankheit abgewogen werden. Hinsichtlich der Risikogrenzen durch Nebenwirkungen kann es daher nur einen Rahmen, nicht aber eine allgemein verbindliche Richtlinie geben. In der Bundesrepublik Deutschland und wohl auch in den benachbarten Ländern erstreckt sich die Verpflichtung des Arztes, den Patienten über die mit seiner Behandlung verbundenen Gefahren aufzuklären und sich seines Einverständnisses zu versichern, auf jede Behandlung, die zu einer körperlichen Schädigung des Patienten führen kann. Die Aufklärungspflicht leitet sich sowohl aus dem Behandlungsvertrag, als auch aus der allgemeinen Rechts- und Standespflicht des Arztes, und schließlich aus Artikel 2 des Grundgesetzes her. Sie umreißt alle Umstände, die für die Willensbildung des Einwilligenden Bedeutung gewinnen, also nicht nur die Belehrung über Befund, Art, Umfang, Schwere, Dauer und Kosten der Behandlung sowie *Gefahren,* Grund dieser Gefahren, typische Folgen und Risiken, sondern natürlich auch den Hinweis auf die Folgen eines *unterlassenen* Heileingriffes im Rahmen einer sinnvollen Einwirkung auf den Patienten und sogar die Aufklärung über die Folgen einer bereits mißlungenen Behandlung. Es kommt dabei nicht auf die *Häufigkeit* eintretender Schädigungen bei dem konkreten Fall an, sondern wie groß die Gefahr des Eintrittes einer Behandlungsschädigung ist und wie schwer sie nach ihrer Art und dem Grad der Wahrscheinlichkeit ihres Eintrittes im *Verhältnis* zu dem Schaden wiegt, der eintreten würde, wenn die Heilbehandlung *unterbliebe.* Besonders genau ist daher die Aufklärungspflicht des Arztes bei solchen Behandlungsformen zu nehmen, die nur der Besserung des jeweiligen Zustandes des Patienten dienen.

Am sichersten ist natürlich das *schriftliche* Einverständnis des Patienten zu der vorgesehenen Behandlung nach ausreichender Unterrichtung über die möglichen Schäden. Oft aber erschwert die Aufforderung zu einer schriftlichen Erklärung das Einverständnis des Patienten, insbesondere auf Behandlungsstationen. Besonders bei Behandlungen, von denen der Patient jederzeit zurücktreten kann, genügt es daher auch juristisch, den Patienten mündlich in der oben angegebenen Form in Anwesenheit einer Schwester oder Sprechstundenhilfe kurz über die Risiken der Behandlung bzw. ihrer Unterlassung zu informieren und darüber eine Eintragung in die Krankenakte vorzunehmen. Dann sind wir aber auch durchaus berechtigt, gewisse Schädigungsrisiken durch die Behandlung einzugehen, wenn demgegenüber das Krankheitsrisiko noch wesentlich höher anzusetzen ist. Bei dieser Gegenüberstellung beider Risikomöglichkeiten wird der Patient nur selten seine Zustimmung zu der Behandlung verweigern. *Summarische* Einverständniserklärungen durch Vordrucke, wie sie oft bei

Beginn von Krankenhausbehandlungen verlangt werden, sind meist ungenügend. Sie besäßen nur dann ausreichende Gültigkeit, wenn jede mögliche Behandlung (bzw. Medikament) mit den möglichen Schäden einzeln aufgeführt wird. Außerdem müßte dann der Patient jeweils informiert werden, wenn er eines der pauschal unterschriebenen Medikamente aktuell erhält.

Im Rahmen dieser Aufklärung ist auch Gelegenheit, den Patienten auf die während der Chemotherapie *verminderte Alkoholtoleranz* insbesondere im Hinblick auf die *Verkehrstüchtigkeit* hinzuweisen, soweit diese nicht schon allein durch Medikamente wie Cycloserin als eingeschränkt betrachtet werden muß. Auf die Gefahren des Alkoholgenusses bei gleichzeitiger antituberkulöser Chemotherapie sollte jeder Patient auch im Hinblick auf mögliche Organschädigungen, insbesondere der Leber und des Verdauungstraktes, oft aber auch des Zentralnervensystems, aufmerksam gemacht werden. Direkte Unverträglichkeiten werden am ehesten mit Cycloserin, Ethionamid und Pyrazinamid, teilweise auch mit Isoniazid und Thiosemicarbazonen gesehen. Zusätzliche Risiken entstehen durch notwendige Gaben von Hydantoinen bei Epileptikern, besonders wenn sie zu Alkoholabusus neigen. Antabus allein mit antituberkulöser Chemotherapie wird gut vertragen, durch zusätzliches Hydantoin kann jedoch das hämatopoetische System beeinträchtigt werden oder durch Alkoholgenuß und vielleicht auch noch Gabe von Barbituraten insbesondere die Leber exponiert werden.

Kontrollen der Nebenwirkungen

Intensität und Frequenz der Kontrollen orientieren sich nicht nur am ärztlichen Wissen und Gewissen, sondern sind, auch im Hinblick auf Haftpflichtansprüche, ebenso vor dem Hintergrund der Bekanntgaben der Arzneimittelkommission der Deutschen Ärzteschaft und der Empfehlungen des Deutschen Zentralkomitees zur Bekämpfung der Tuberkulose bzw. entsprechender Empfehlungen anderer Länder als Koordinaten der Jurisdiktion zu betrachten. Die im folgenden aufgeführten Kontrollen der Nebenwirkungen sind *vor* und *alle 4 Wochen während* der Medikamentverabfolgung zu empfehlen:

Basiskontrollen jeder *antituberkulösen Chemotherapie*	Anamnese Direktuntersuchung Blutstatus Urinstatus (Nierenfunktion) SGPT
Zusätzliche Kontrollen einzelner *Medikamente*	Pyrazinamid: SGPT alle 14 Tage Streptomycin: Vestibularis, Acusticus Dihydro-Streptomycin: Acusticus, Vestibularis Capreomycin: Vestibularis, Acusticus, Niere Kanamycin: Acusticus, Vestibularis, Niere Viomycin: (Acusticus), Niere Ethambutol: Visus Cycloserin: Zentralnervensystem, Psyche PAS: Allergie, besonders i.v.

Kommentar zur Übersicht auf S. 22

Organkontrollen vor Beginn der Behandlung sollten unter allen Umständen stattfinden, da verschiedene Organe, z. B. Ohr, Auge, Leber, schon in einem hohen Prozentsatz vorbestehende Schädigungen, insbesondere bei älteren Patienten, erkennen lassen, die später der Therapie angelastet werden.

Anamnese. Zu achten ist besonders auf Magen-Darm-Krankheiten, Leberkrankheiten (Alkohol- und Fettoleranz!), Nierenkrankheiten, Krankheiten des Gesichtes und Auges, Ohrenkrankheiten (insbesondere Gehör- und Gleichgewichtsstörungen), Allergien, Neuralgien und psychische Krankheiten (besonders abnormes Reaktionsverhalten), Diabetes, Alkoholgenuß, Gravidität.

Direktuntersuchung. Je nach Anamnese; besonders Lunge, Leber, Niere und Psyche, Körpergewicht, Blutdruck.

Blutstatus. Hämoglobin, rotes und weißes Blutbild, BSG.

Urinstatus (Nierenfunktion). Eiweiß, Zucker, Urobilinogen (möglichst auch Urobilin und Bilirubin), Sediment, spezifisches Gewicht, Serum-Kreatinin.

SGPT. Kontrolle von Leberschäden mit Serum-Transaminasen, ggf. Serum-Bilirubin.

Vestibularis, Acusticus. Lagenystagmus, Blind- und Strichgang, Armtonus- und Abweichreaktion; genauer: kalorische Vestibularisprüfung. Flüstersprache; besser: Audiometrie zur Bestimmung der oberen Hörgrenze.

Visus. Ophthalmologische Kontrollen von Visus, Augenhintergrund, Gesichtsfeld, Farbsehen.

ZNS, Psyche. Euphorie, Depression, Paraesthesien, Muskelzuckungen, Konvulsionen, besonders bei Cerebralsklerosen.

Allergie. Vortestung bei Allergikern, besonders bei Infusionen. Kutantestung oft unsicher, besser kleine Vorgaben.

Im Interesse des Patienten und auch des Arztes sollten die Nebenwirkungskontrollen in der beschriebenen Weise durchgeführt werden, bis weitere wissenschaftliche und klinische Erfahrungen vielleicht hier und dort eine Auflockerung erlauben. Die bisherige Entwicklung ging allerdings immer nur in Richtung einer Intensivierung der Kontrollen. Keinesfalls sollte aber wegen mangelhafter Kontrollmöglichkeiten oder wegen des Risikos von Nebenwirkungen ein Medikament unterdosiert werden. Der heute verfügbare Bestand an Medikamenten erlaubt Substituierung durch ein anderes in Volldosis gegebenes Mittel.

Gravidität und Chemotherapie

Wie bei allen Medikamenten besteht auch bei den antituberkulösen Mitteln keine *völlige* Sicherheit über Unschädlichkeit während der ersten 12 Schwangerschaftswochen. Die langjährigen praktischen Erfahrungen mit den sog. klassischen Mitteln haben jedoch keinen Hinweis für Störungen erbracht, die eine Anwendung auch während der ersten Phase der Gravidität verbieten. Für die neueren Mittel wie Ethionamid, Capreomycin, Ethambutol und Rifampicin sollte mit dem Einsatz während der ersten 3 Monate besser noch abgewartet werden, bis ausreichende experimentelle

und statistische Erfahrungen über das Fehlen teratogener Wirkungen vorliegen. Falls
bei Frauen im gebärfähigen Alter die Verordnung neuerer Mittel dennoch nötig ist
(Resistenz gegen klassische Mittel), sollten die Patientinnen über die Zweckmäßigkeit
der Vermeidung einer Gravidität unterrichtet werden. Schwieriger wird die Entscheidung jedoch, wenn bei Therapiebeginn eine Schwangerschaft nicht sicher ausgeschlossen werden kann und wegen bestehender Resistenz nur noch die neueren Mittel
verfügbar sind. Hier ist im Einzelfall nach den oben dargelegten Grundsätzen der
Aufklärungspflicht zu verfahren, die sich aus der Gegenüberstellung des Risikos mangelhafter Tuberkulosetherapie für die Mutter und des Risikos einer Fruchtschädigung
ergeben. Im übrigen ist es etwas fragwürdig, wenn neuere Mittel durch offiziöse
Empfehlungen grundsätzlich von der Therapie bei Schwangeren ausgeschlossen werden, lediglich weil unter umfangreichen und extremen tierexperimentellen Versuchs-
bedingungen vereinzelt teratogene Wirkungen beobachtet wurden, während entsprechende Untersuchungen für die „klassischen" Mittel fehlen. Risikoraten von etwa
1 : 10 000 abwärts sind insbesondere bei der üblichen kombinierten Chemotherapie
der Tuberkulose mit noch so großen und langfristigen Patientenkollektiven kaum
mehr erfaßbar, so daß gerechterweise auch für die klassischen Medikamente diese
Problematik nicht als obsolet betrachtet werden darf. Ähnlich ist übrigens die Situation hinsichtlich der Cancerogenese des Isoniazid.

Streptomycesreihe und Nervus statoacusticus

Es ist immer wieder daran zu erinnern, daß alle Medikamente der Streptomyces-
reihe, besonders Kanamycin, Streptomycin, Dihydrostreptomycin und Capreomycin,
toxisch gegenüber Acusticus *und* Vestibularis wirken, wenn auch mit verschiedenen
Gewichten. Beim Streptomycin ist die Praxis weitgehend dahin entschieden, daß in
der Routine heute Dihydrostreptomycin fast nicht mehr verwendet wird. Durch zu-
nehmende Reinheit der Präparate ist die relative Toxizität sowohl für den Acusticus
als auch für den Vestibularis sicher stark zurückgegangen, wenn auch nicht ganz zu
vernachlässigen. Vor der Verabfolgung sollten aber die individuellen Gegebenheiten
des Patienten geprüft werden. Je nach Beruf oder anderer Beschäftigung ist entweder
ein Hörschaden (z. B. Musiker) oder eine, nicht immer sicher kompensierbare, Gleich-
gewichtsstörung von größerem Nachteil (z. B. Dachdecker). Sofern solche Hinweise
nicht bestehen, muß die kochleäre Toxizität ernster bewertet werden, besonders bei
vorbestehender Funktionseinschränkung des Gehörs (häufig bei älteren Patienten!),
des Gleichgewichtsorgans oder der Nieren.

Kontrollen des Visus, des Acusticus und des Vestibularis in der Praxis

Immer in der Klinik und wenn irgend möglich auch in der Praxis sollten diese
Kontrollen alle 4 Wochen in der oben beschriebenen Weise ausgeführt werden. Wie
aber hat sich der Therapeut zu verhalten, wenn diese Voraussetzungen nicht gegeben
sind? Das Deutsche Zentralkomitee zur Bekämpfung der Tuberkulose empfiehlt
„Audiometrie, Vestibularisuntersuchungen", die Problemkommission Tuberkulose und
Lungenkrankheiten der DDR verlangt „audiometrische Kontrollen", die Arzneimittelkommission der Deutschen Ärzteschaft fordert „audiometrische Untersuchungen",

während die Österreichische Gesellschaft für Tuberkulose und Lungenkrankheiten die Art der Kontrollen nicht genauer definiert. Da diese offiziellen Empfehlungen auch als Ausgangspunkt von Haftpflichtansprüchen dienen können, empfiehlt es sich jedenfalls im Interesse des Patienten und des Arztes, nach diesen Richtlinien zu verfahren und nur dann davon abzuweichen, wenn vielleicht in einigen Jahren genügende wissenschaftliche Erfahrungsgrundlagen auch zur Abwehr von Haftpflichtansprüchen ausreichen. Falls die Anwendung toxischer Mittel ohne ausreichende Organkontrollen indiziert ist, besteht allenfalls noch die Möglichkeit ausreichender Aufklärung und Zustimmung des Patienten. Für Ethambutol fehlen offizielle Hinweise auf Kontrollen, doch tendiert die internationale Auffassung noch auf die oben angegebenen Kontrollen in Abständen von 4—6 Wochen. Es muß der Ausbildung des einzelnen Arztes vorbehalten bleiben, ob er diese Kontrollen selbst vornehmen kann oder einem Ophthalmologen überlassen muß. Wegen der besonderen Bedeutung des Gesichtssinnes kann eine Auflockerung dieser Kontrollen nur empfohlen werden, wenn vielleicht in einigen Jahren ausreichende wissenschaftliche Begründungen dafür vorliegen.

Transaminasen bei Tuberkulose und spezifischer Chemotherapie

Bei einem Kollektiv von 770 Patienten mit aktiver Lungentuberkulose fanden wir vor Beginn der Chemotherapie Erhöhungen der SGPT nur in 2,2% (Normalwert = $\leq$ 16 I.U.), während unter multi-kombinierter Chemotherapie 3,9% erhöhte Werte für SGPT zeigten. Alle diese Prozentzahlen liegen unter der angenommenen Grenze von etwa 4% für „gesunde" Kollektive. Ein Einfluß der aktiven Tuberkulose auf die SGPT konnte daher nicht gezeigt werden. Im allgemeinen hat auch eine intensive kombinierte Chemotherapie nur einen relativ geringen Einfluß in Richtung SGPT-Erhöhungen. Die Gründe für diese verhältnismäßig günstigen Ergebnisse sind zu sehen:

1. Die *Tuberkulose* ist heute im allgemeinen *weniger toxisch* und verliert ihre Aktivität durch wirksame Behandlung rascher als in früheren Jahren. *Begleitkrankheiten* wie Diabetes, Virushepatitis usw. werden heute *eher entdeckt* und *konsequenter* behandelt.

2. Unter unseren stationären Patienten befinden sich, verglichen mit anderen Institutionen, nur relativ *wenige Alkoholiker*.

3. Viele *antituberkulöse Medikamente* enthalten in den ersten Monaten und Jahren nach ihrer Entdeckung meist mehr Allergene und *Verunreinigungen* als später, so etwa Streptomycin, PAS usw. Viele Fälle von PAS-Allergie oder -Toxizität werden nicht durch PAS selbst verursacht, sondern durch seine vielfachen Adjuvantien, vor allem aber auch durch nicht ganz frische Infusionslösungen (m-Aminophenol!, Pyrogene, „Stabilisatoren").

4. Interferierende *Virushepatitis* ereignet sich heute in unseren Krankenhäusern wesentlich seltener bei chronischen Patienten als Folge geeigneter Sterilisationsmaßnahmen.

5. *Häufige Routineuntersuchungen* der Transaminasen bei allen tuberkulösen Patienten haben sich bei der Entdeckung früher, oft latenter toxischer oder allergischer Reaktionen als nützlich erwiesen, so daß manifeste oder schwerere Leberschädigungen durch Wechsel der Chemotherapie oder, in seltenen Fällen, durch Absetzen *verhütet* werden können.

6. Die *obere Normgrenze* der SGPT wurde früher oft schon mit 12 oder 14 I.U.
angesetzt, so daß allein daraus höhere pathologische Fallzahlen resultieren. Bei der
großen Streubreite auch in „normalen" Kollektiven halten wir einen oberen Norm-
wert von mindestens 16 für sinnvoller, um interpretierbare Beziehungen zu patho-
genen Einwirkungen (Tuberkulose, Chemotherapie usw.) herstellen zu können.

Literatur beim Verfasser.

Probleme der Resistenz

L. Trnka

Forschungsinstitut für Tuberkulose u. Lungenkrankheiten, Prag, Tschechoslowakei

Sie werden alle verstehen, daß es 1970 nicht einfach ist, Ihnen einen *kurzen*
Überblick über aktuelle Probleme der Resistenz zu geben, selbst dann, wenn hier
viele erfahrene Fachleute sitzen. Die verschiedensten Aspekte der Chemoresistenz
wurden bereits in einem umfangreichen, fast unübersehbaren Schrifttum ausführlich
erörtert. Bereits in den letzten 4—5 Jahren wird die rationelle Auswertung der
Chemoresistenz durchgeführt. Sie ist heute noch von ebenso großer Bedeutung wie
in der Zeitperiode vor 10 oder 15 Jahren, als wir uns mit diesem Problemenkreis
zu beschäftigen begannen.

Ich möchte deswegen mit Ihnen in diesem Referat vor allem einige der revidierten
Aspekte der Chemoresistenz erörtern.

Erlauben Sie mir gleich die *erste Frage* anzuschneiden: Wie lautet heute überhaupt
die Definition der Chemoresistenz? Ohne Zweifel ist dabei der Standpunkt der zu
erwartenden Behandlungsergebnisse von ausschlaggebender Bedeutung. Eine genaue
klinische Definition der Resistenz muß erst gefunden werden. Daher muß die bakteriologische Terminologie auch weiterhin verwendet werden. Der Fachausschuß der
Weltgesundheitsorganisation benützte auf seiner Sitzung 1969 folgende Definition
der Chemoresistenz: „Die Chemoresistenz bedeutet eine solche Sensibilitätsminderung
des getesteten Tuberkelbakterienstammes, die ihn von den Tuberkelbakterien unterscheidet, die keinem tuberkulostatischen Mittel exponiert worden sind" (Mitchison,
1962).

Die *zweite Frage* zielt in die Zukunft: Können wir überhaupt damit rechnen, daß
es in den nächsten 5—10 Jahren Kranke mit resistenten Tuberkelbakterien geben
wird? Um eine richtige Antwort darauf zu finden, müssen wir kurz die epidemiologische Lage betrachten. Die Proportion der primären (initiellen) und sekundären (er-
worbenen) Resistenz bei Koch-positiven Kranken geht aus den Untersuchungen von
Trefny aus einem Stadtviertel in Prag hervor. Wie aus Abb. 1 ersichtlich ist,
betrug die Primärresistenz 3% bei frisch entdeckten Koch-positiven Kranken, dagegen die Sekundärresistenz durchschnittlich 45% der übrigen Koch-positiven Kranken. Diese Proportion hat sich in den letzten Jahren kaum geändert. Einige Chroniker sind gestorben, die anderen (ungefähr ein Drittel) negativisiert. Jedoch trotz

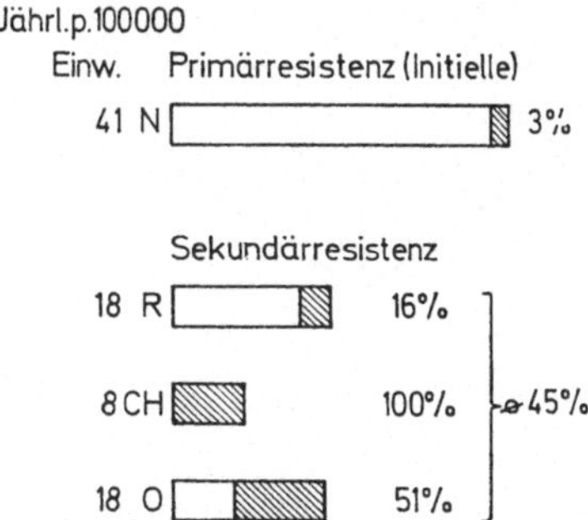

Abb. 1. Empfindliche (☐), resistente (▨) Tuberkelbakterien (gegen INH, SM, PAS). Prag 3, ⌀ 1965—1966

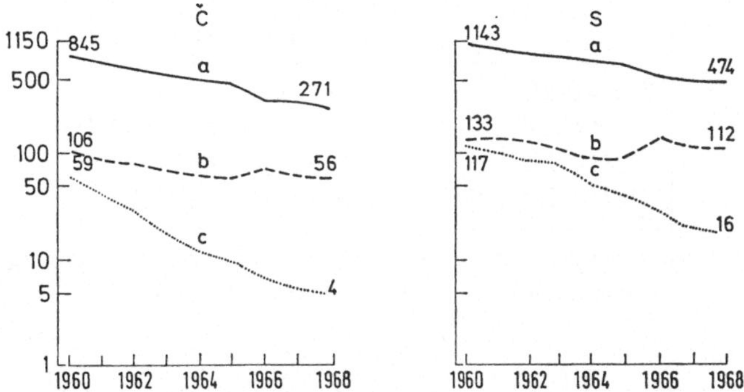

Abb. 2. Der Bestand der aktiven Tuberkulose (*a*), Koch-positiven Lungen-Tuberkulose (*b*) und „Tuberkulose-Chroniker" (*c*) per 100 000 Einwohner

intensiver Chemotherapie entwickelte sich bei einigen neuen Patienten sekundäre Resistenz.

Auf Abb. 2 ersehen Sie den Gesamtbestand aller Formen aktiver Tuberkulosen, Koch-positiver Lungenkranker und Tbc-Chroniker in der Tschechoslowakei in den Jahren 1960—1968. Obwohl die Prävalenz der Koch-positiven von 106 auf 56/100 000 Einwohner gesunken ist, kann aus diesem Trend berechnet werden, daß wahrscheinlich 1975 in Böhmen und Mähren ungefähr 25 und 1980 noch 10 Koch-positive Patienten auf 100 000 Einwohner gezählt werden.

Es heißt Eulen nach Athen tragen, wenn wir uns mit dem Problem der klinischen Bedeutung der Resistenzentstehung befassen und in diesem Sinne die *dritte Frage* stellen. Das „fall and rise"-Phänomen ist Ihnen wohl bekannt. Seine Darstellung auf Abb. 3 stammt aus unseren Mäuseversuchen und stellt den Verlauf der Lungenkeimzahl als Funktion der INH-Behandlung vor. Dieses Phänomen kann auch im Sputum der mit einer Monotherapie behandelten Kranken beobachtet werden, wenn eine quantitative Keimzahlmethode verwendet wird. Der durch den steigenden Anteil der resistenten Tuberkelbakterien verursachte Anstieg der Kurve kann, wie all-

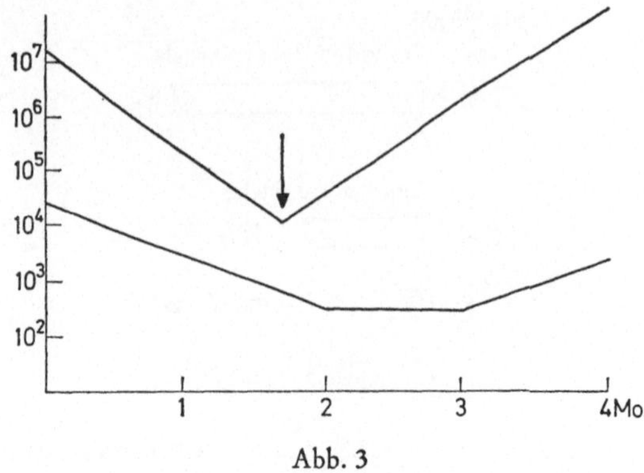

Abb. 3

	3 MO	6 MO
	W K	W K
SM + PAS	27 → 24	26 → 25
INH + PAS	61 ← 63	86 → 68
INH + SM	44 ← 76	88 → 77
INH + SM + PAS	66 ← 69	96 → 74

Abb. 4. Vergleich von wirklichen (W) und aus Monotherapien kalkulierten (K) Negativisierungsraten nach 3- und 6monatiger Behandlung

gemein bekannt, durch die Kombinationsbehandlung mit verschiedenen tuberkulostatischen Substanzen vermieden werden. Ein klarer Beweis dafür sind unter anderem die Ergebnisse unserer letzten Studien, die wir erst unlängst mit Tousek fertiggestellt haben. Sie sind in einer äußerst vereinfachten Form aus Abb. 4 zu entnehmen.

Eine ausführliche Analyse aller in der Weltliteratur veröffentlichten klinischen Kontrollversuche wurde dabei vorgenommen. Die theoretischen Behandlungsergebnisse verschiedener Kombinationstherapien (ohne der Auswirkung von Resistenzverzögerung) wurden aus entsprechenden Monotherapien berechnet. Diese kalkulierten Ergebnisse wurden dann mit den tatsächlichen, in klinischen Versuchen festgestellten Negativierungsraten, bei denen sich die Resistenzverzögerung völlig auswirkte, verglichen. Zwei Zeitabstände wurden dann gewählt: 3 und 6 Monate der ununterbrochenen Verabreichung dieser Substanzen bei Kranken mit einer frischen Koch-positiven Lungentuberkulose.

Aus der Analyse geht hervor, daß nach 3 Monaten Behandlung die Resistenzverzögerung nicht klar zum Ausdruck kommt. Nach 6 Monaten Behandlung sind jedoch die tatsächlichen Behandlungserfolge eindeutig besser als die theoretisch kalkulierten, bei allen getesteten Kombinationen kam die Resistenzverzögerung zum Ausdruck.

Eine *wichtige Frage* ist die Verwendung der Resistenzteste in der Klinik. Es ist allgemein bekannt, daß auch bei den Kranken mit einer Primärresistenz eine Verminderung der Koch-Positivität oder sogar eine Negativierung erreicht werden kann, obwohl diese Kranken auch mit den Mitteln behandelt werden, gegen die ihre Tuberkelbakterien primär resistent sind. In einer klinischen Studie der Union konnte festgestellt werden, daß die INH + SM + PAS-Kombination auch bei Kranken wirksam ist, die gegen ein oder zwei der verabreichten Mittel primär resistent sind.

Dagegen sind keine befriedigenden Ergebnisse bei solchen Kranken zu erwarten, bei denen es im Therapieverlauf zur Entwicklung sekundärer Chemoresistenzen kommt. Eine Therapieänderung, nämlich die Anwendung von tuberkulostatischen Substanzen, gegen die keine Resistenz besteht, ist bei diesen Kranken notwendig.

Aber auch während einer erfolgreichen tuberkulostatischen Behandlung können Stämme isoliert werden, die resistent sind. Das geschieht bei Kranken entweder kurz vor oder nach der Sputumkonversion. Solche isolierten Stämme enthalten fast immer nur eine geringe Anzahl von Tuberkelbakterien. Canetti bezeichnet dieses Phänomen als die *„Übergangsresistenz"*. Sie wird durch Isolierung von Tuberkelbakterien mit einer verminderten Vermehrungsfähigkeit verursacht und gibt keinen Anlaß zur Therapieänderung.

A) Direkte

B) Indirekte

    1. Absolute Konzentrationen

    2. Proportionsmethoden
       a) Vereinfachte Modif.
       b) Standard. Modif.

    3. Resistenzraten-Methode (R. R.)

Nährboden: Löwenstein-Jensen
       semisynth. mit Agar
       flüssige
       (Vertikaldiffusionsteste)

Abb. 5. Methoden der Laborresistenzteste

Für die Praxis könnte das bedeuten, daß bei einem *günstigen Verlauf der Chemotherapie,* also bei Kranken mit ständigem Rückgang der Anzahl der Tuberkelbakterien im Sputum, die Resistenzteste ihre wesentliche Bedeutung verlieren könnten.

Ähnlich sind auch die Resistenzteste bei *frischen Fällen* zu beurteilen. Hier bei uns, wo das Vorkommen der Primärresistenz, wie eben gezeigt wurde, relativ selten ist und wo jeder frisch entdeckte Koch-positive Kranke mit INH + SM + PAS von Anfang an behandelt werden kann, könnte die Durchführung der Resistenzbestimmungen am Beginn der Behandlung vermißt werden.

Wann sollen wir die Resistenzbestimmungen unbedingt anordnen? Bei jedem klinischen Mißerfolg, also bei Patienten, die trotz chemotherapeutischer Behandlung noch nach 4—6 Monaten Tuberkelbakterien ausscheiden. Bei diesen Patienten sind genaue Informationen über Resistenzverhältnisse für unsere therapeutischen Erwägungen von größter Bedeutung. Sie müssen jedoch rechtzeitig kommen, und richtige Methode und technische Durchführung muß dabei gewährleistet sein.

Daraus ergibt sich die letzte Frage. Welcher Fortschritt wurde zur Ermittlung der Chemoresistenz entwickelt? Eine Übersicht über die zur Zeit gängigen Methoden der Resistenzteste zeigt Abb. 5. Die direkten Methoden, die nur bei Koch-reichen Stämmen anwendbar sind, bringen, wie wohl bekannt, Ergebnisse in kürzerer Zeit als indirekte Methoden. Mit Proportionsmethoden, auch in vereinfachter Modifikation, können wir prozentual den Anteil der resistenten Tuberkelbakterien in der getesteten Population errechnen.

Die von dem oben erwähnten Fachausschuß akzeptierten kritischen Konzentrationen, oberhalb welchen die Population als resistent und unterhalb welchen sie als

	Konzentration (μg/ml)	Kritische Proportion für Resistenz (%)
Isoniazid	0,1	1
	0,2	1
	1,0	0,1
Streptomycin	4	10
	8	0,1
PAS	0,25	10
	0,5	1
	1	0,1
Ethionamid	10	50
	20	10
	40	1
Kanamycin	10	50
	20	10
	30	1
Cycloserin	20	50
	30	10
	40	1
Viomycin	20	50
	30	10
	40	1
Capreomycin	20	10
	40	1
Pyrazinamid	50	50
	100	
	400	1
Ethambutol	1	50
	2	10
	3	1
Rifampicin	20	10
	40	1

Abb. 6. Kriterien der Resistenz für die vereinfachte und standardisierte Variante der Proportionsmethode. Nach G. CANETTI et al.: Advances in techniques of testing mycobacterial drug sensitivity, and the use of sensitivity tests in tuberculosis control programmes. Bull. Wld Hlth Org. 41, 21—43 (1969)

empfindlich betrachtet wird, sind für einzelne tuberkulostatische Mittel in Abb. 6 angegeben.

Auf dem Gebiete der Entwicklung der Resistenzteste sind zwei Richtungen zu erkennen. Die *eine* versucht einfache, aber trotzdem genaue und zeitsparende Methoden zu entwickeln. Einige Fortschritte wurden in der Vereinfachung der direkten Teste vor allem für INH und SM erzielt. Zukunftsweisend ist auch die Methodik der mikroskopischen Beurteilung am Objektträger. Die Ergebnisse sind schon nach 7tägiger Züchtung vorhanden.

Die *andere* Richtung arbeitet mit Standardisierungsversuchen. Methodisch tadellose, hochempfindliche Teste sollten vergleichbar werden. Sie könnten dann nicht nur zur Bewertung der Resistenzentwicklung bei einzelnen Patienten herangezogen werden, sondern auch als Spiegel der allgemeinen epidemiologischen Situation eine wichtige Rolle bei unseren rechtzeitigen therapeutischen Erwägungen spielen.

Abschließend erlauben Sie mir folgende Zusammenfassung zu geben. Es ist zu erwarten, daß das Problem der Resistenz auch in der Zukunft bestehen wird. Die Ermittlung der Resistenz wird ihre Bedeutung vor allem bei Kranken mit klinischen Mißerfolgen und mit dem Verdacht auf Sekundärresistenz beibehalten. Bei dem übrigen Krankengut wird ihre Bedeutung geringer sein. Da die Ergebnisse der Resistenzteste entscheidende Kriterien für eine Therapieänderung mit allen praktischen Konsequenzen bilden, müssen alle Bestrebungen nach methodisch und technisch einwandfreien, hoch standardisierten Verfahren nicht nur von Mikrobiologen, sondern auch von der Klinik gefordert werden. Dann werden die Resistenzteste zu unabdingbaren Hilfsmitteln unseres medizinischen Denkens gehören.

Anmerkung. Der Autor dankt herzlich Herrn Dr. N. Nödl, Facharzt für Lungenerkrankungen in Wien, für seine sprachliche Korrekturarbeit.

Experimentelle Grundlagen
der intermittierenden Behandlung

L. Verbist

Academisch Ziekenhuis Pellenberg, Kath. Universität Leuven
(Vorstand: Professor Dr. A. Gyselen)
Bakteriologisches Laboratorium, Leiter: Dr. L. Verbist

Einführung

Unter den bekannten Tuberkulosemitteln besitzt Rifampicin verschiedene Eigenschaften, die es für eine intermittierende Therapie sehr geeignet erscheinen lassen: hohe bactericide Wirkung, längerdauernde bakteriostatische Nachwirkung, gute Verträglichkeit und sehr geringe Toxizität. Die vorliegende Arbeit berichtet über eine Reihe von Tierversuchen intermittierender Behandlung mit RMP, entweder allein oder in Kombination mit anderen Antituberkulotica.

Material und Methoden

Alle Versuche wurden an Mäuseinzuchtstämmen, und zwar Gif-TB, durch intravenöse
Inoculation von *Mycobacterium tuberculosis typus humanus* durchgeführt. Die Therapie war
in allen Fällen kurativ und begann 8—11 Tage nach der Infektion. Die Auswertung erfolgte
entweder durch Vergleich der mittleren Überlebenszeit oder durch Vergleich der mittleren
Anzahl lebensfähiger Bakterien in Lunge und Milz von Mäusen, die zu verschiedenen Zeitpunkten im Laufe einer Langzeittherapie getötet wurden.

Ergebnisse und Diskussion

Versuch 1

Im ersten Versuch der intermittierenden Therapie mit RMP und INH wurde
eine sehr junge Bakterienkultur für die Inoculation verwendet, um eine schwere Infektion hervorzurufen. Die Therapie begann erst 11 Tage nach der Infektion: Über
einen Zeitraum von 20 Wochen wurde pro Woche eine Dosis von 50 mg/kg RMP
oder 25 mg/kg INH entweder in einer einmaligen Gabe oder über 2 oder 5 Tage verteilt verabreicht. Zum gleichen Versuch gehörten auch zwei Gruppen mit einer Kombinationstherapie, die eine wöchentliche Dosis von 50 mg/kg RMP + 25 mg/kg INH
entweder einmal wöchentlich oder in 5 Tagesdosen aufgeteilt erhielten.

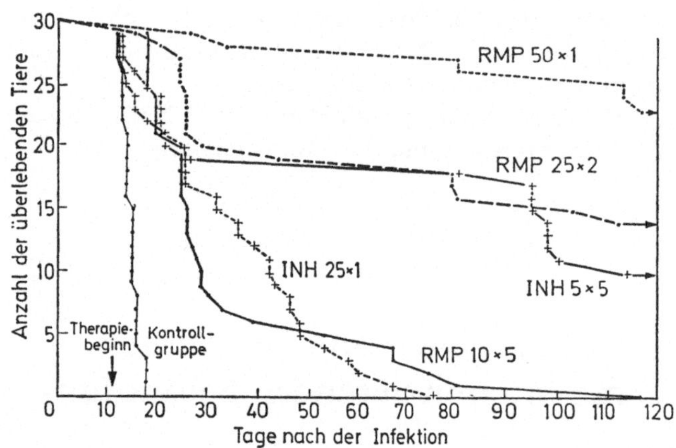

Abb. 1. RMP und INH bei intermittierender Therapie von bestehender Tbc der Maus

Abb. 1 zeigt die Überlebenskurven in den verschiedenen Gruppen mit Monotherapie. Es ist ersichtlich, daß alle mit physiologischer Kochsalzlösung behandelten
Tiere 13—18 Tage nach der Infektion starben. Bei den mit RMP behandelten Gruppen zeigt es sich, daß eine hohe Dosis von 50 mg/kg in einer einmaligen Gabe pro
Woche der gleichen wöchentlichen, über 2 oder 5 Tage verteilten Dosis, überlegen ist.
Im Gegensatz hierzu scheint die unterteilte Dosis von INH wirksamer zu sein als
die gleiche wöchentliche auf einmal verabreichte Dosis.

Die in den Gruppen mit Kombinationstherapie erhaltenen Ergebnisse sind in
Abb. 2 wiedergegeben. Da in diesen Gruppen während der Behandlungsdauer kein
Tier starb, war es möglich, zu verschiedenen Zeitpunkten Zählungen der lebensfähi-

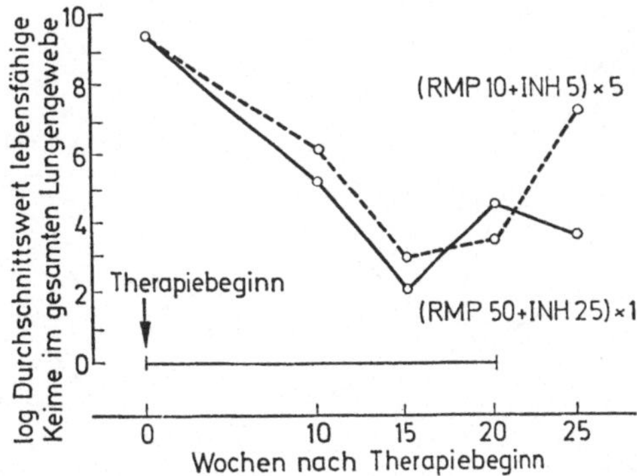

Abb. 2. Lebensfähige Keime in den Lungen von Mäusen. Kombinierte Rifampicin-Isoniazid-Langzeitbehandlung bei bestehender Tbc der Maus. Einmal wöchentlich gegenüber fünfmal wöchentlich

gen Bakterien in Lunge und Milz vorzunehmen. Es kann festgestellt werden, daß das intermittierende Behandlungsregime mindestens ebenso gut war wie die tägliche Behandlung, wenn nicht sogar besser.

Versuch 2

Nach diesen vielversprechenden vorläufigen Ergebnissen wurde ein weiterer Versuch mit intermittierender Therapie bei einer weniger schweren Infektion vorgenommen. Die Therapie begann 8 Tage nach der Infektion und umfaßte folgende Behandlungsregime: drei Dosen von RMP in Monotherapie (25, 50 und 100 mg/kg einmal wöchentlich), um den Effekt der Dosierung bei intermittierender Behandlung zu untersuchen; weiterhin zwei Regime mit einer vergleichbaren in 5 Tagesgaben unterteilten Wochendosis (10 und 20 mg/kg RMP 5mal wöchentlich) und eine Gruppe mit zweiwöchentlicher Behandlung (100 mg/kg RMP alle zwei Wochen), um die Wirksamkeit der Dosierung zu untersuchen; endlich 3 Regime mit 50 mg/kg RMP in intermittierender Therapie, davon zwei kombiniert mit einer hohen oder niedrigen, einmal wöchentlich verabreichten Dosis Isoniazid (25 und 5 mg/kg) und ein Regime mit einer täglichen Isoniazid-Gabe von 5 mg/kg.

Abb. 3 zeigt, daß auch bei intermittierender Therapie eine höhere Dosis eine beträchtlichere Abnahme der Anzahl lebensfähiger Bakterien in den Lungen bewirkt. Eine Dosis von 100 mg/kg RMP alle zwei Wochen war allerdings auf die Dauer nicht so günstig wie die entsprechende Dosis von 50 mg/kg einmal wöchentlich.

In Abb. 4 werden die intermittierenden Behandlungsregime (ausgezogene Linien) mit den Regimen täglicher Behandlung (punktierte Linien) verglichen. Die Abnahme der Anzahl lebensfähiger Bakterien ist wesentlich ausgeprägter, wenn die gleiche Wochendosis einmal wöchentlich und nicht über 5 Tage verteilt verabreicht wird: z. B. 100 mg/kg einmal wöchentlich gegenüber 20 mg/kg 5mal wöchentlich. Selbst eine Dosis von 100 mg/kg alle zwei Wochen ist wirksamer als 10 mg/kg 5mal pro Woche.

Die intermittierende Kombinationstherapie des gleichen Versuches ist in Abb. 5 wiedergegeben. Nach 12 Behandlungswochen führten alle Regime zum vollständigen Verschwinden kultivierbarer Bakterien aus den Lungen. Dieser Befund bestand, so

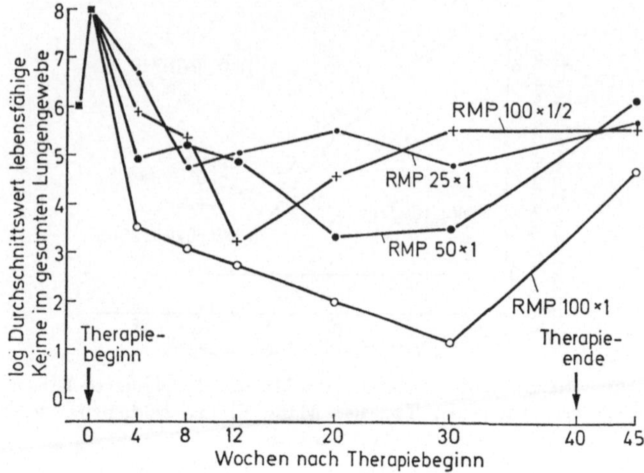

Abb. 3. Intermittierende Rifampicin-Therapie. Dosisabhängigkeit

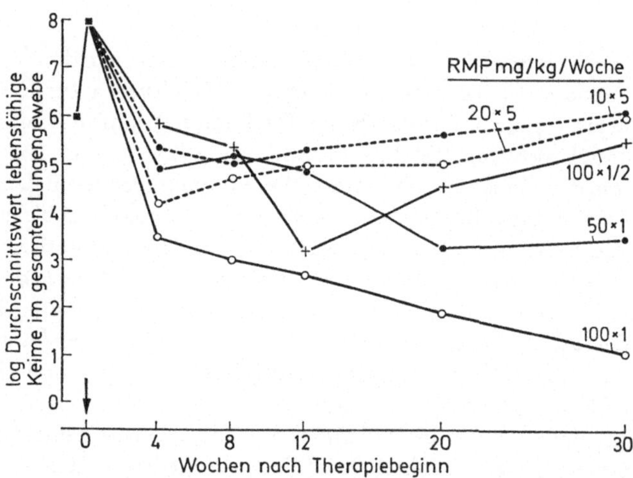

Abb. 4. Intermittierende Rifampicin-Therapie gegenüber täglicher Rifampicin-Therapie

lange die Behandlung durchgeführt wurde, mit Ausnahme eines leichten „rebound" (2 von 5 Mäusen waren positiv) nach 20 Wochen in der Gruppe der niedrigen Dosierung von INH (5 mg/kg) als intermittierender Kombinationspartner. Obgleich die Kombination mit INH die Wirkung der intermittierenden RMP-Therapie sehr verstärkte, schien die Art der Verabreichung des Kombinationspartners weniger wichtig zu sein. 5 Wochen nach Absetzen der Therapie (45. Woche) blieben die Lungen- und Milzkulturen von 3, 4 bzw. 3 von 5 getöteten überlebenden Mäusen negativ.

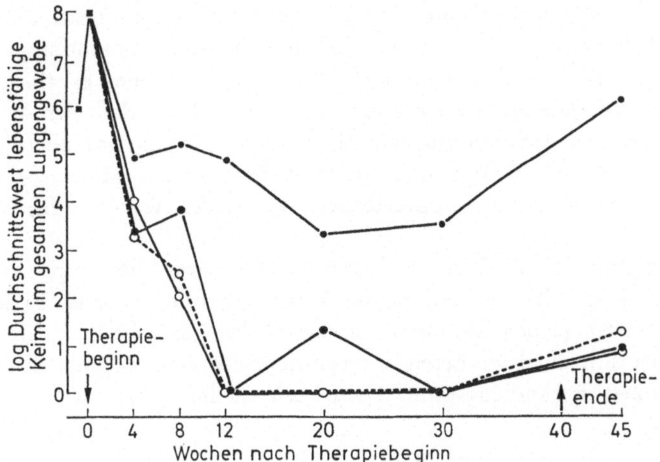

Abb. 5. Intermittierende Rifampicin-Therapie kombiniert mit Isoniazid. Substanzen in mg/kg/ Woche: •———• RMP 50×1; o———o (RMP 50+INH 25)×1; ●———● (RMP 50+ INH 5)×1; o - - - - - o (RMP 50×1)+(INH 5×5)

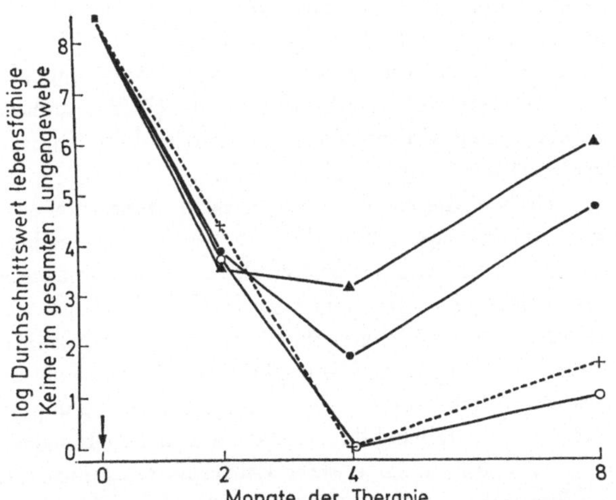

Abb. 6. Intermittierende Kombinationstherapie mit Rifampicin. Substanzen in mg/kg/Woche: ▲———▲ (RMP 50+EMB 300)×1; ●———● (RMP 50+INH 25)×1; o———o (RMP 25 +INH 12,5)×2; + - - - - - + (RMP 10+INH 5)×5 zwei Monaten (RMP 50+INH 25)×1 anschließend

Versuch 3

Bei diesem Versuch war die Infektion virulenter. Die Behandlung begann erst nach 10 Tagen. Das Ziel der Untersuchung war der Vergleich der Spätergebnisse einer Kombinationstherapie mit RMP und INH in einer wöchentlichen Dosierung von 50 bzw. 25 mg/kg im Hinblick auf die Verabreichungsart. Eine Gruppe erhielt diese Dosis einmal wöchentlich, eine zweite Gruppe erhielt sie auf zwei Tage der Woche verteilt, und die dritte Gruppe erhielt die Dosis in den ersten beiden Monaten auf 5 Tage der

Woche verteilt und anschließend einmal wöchentlich. Eine vierte, ebenfalls einmal wöchentlich behandelte Gruppe, erhielt Ethambutol als Kombinationspartner.

Der Versuch läuft noch, die bis zum 8. Behandlungsmonat erhaltenen Ergebnisse sind in Abb. 6 dargestellt. Es ist zunächst zu bemerken, daß sich Ethambutol als Kombinationspartner nicht so gut wie INH verhielt. EMB war allerdings, im Hinblick auf die geringere Wirksamkeit dieses Präparates bei Mäusen, mit 300 mg/kg bei intermittierender Therapie unterdosiert; 600 mg/kg wären sicherlich wirksamer gewesen.

Bei diesem Versuch mit einer virulenten Infektion war die Gruppe mit den besten Resultaten diejenige, die zweimal in der Woche behandelt wurde. Tägliche Behandlung in den ersten beiden Monaten verbesserte beträchtlich die Spätergebnisse der einmal wöchentlich durchgeführten intermittierenden Behandlung, obgleich die Ergebnisse nach zwei Behandlungsmonaten anscheinend nicht besser waren.

Versuch 4

Ein letzter Versuch wurde hauptsächlich angesetzt, um festzustellen, über welche Zeitabstände eine intermittierende Kombinationstherapie verteilt werden kann, ohne daß sie ihre Wirksamkeit verliert. Die Therapie wurde 10 Tage nach einer virulenten Infektion begonnen mit einer wöchentlichen Standarddosis von 100 mg/kg RMP, die entweder in 2 oder 5 Gaben pro Woche aufgeteilt war, oder einmal wöchentlich, alle 2 Wochen oder alle 4 Wochen verabreicht wurde. Die INH-Standarddosis betrug 25 mg/kg pro Woche; wegen der akuten Toxizität wurde diese Dosis in den zwei- oder vierwöchentlich behandelten Gruppen nicht erhöht.

Abb. 7 zeigt die Ergebnisse dieses Versuches nach 6 Behandlungsmonaten. Mit einer hohen RMP-Standarddosis von 100 mg/kg pro Woche, ist das intermittierende Kombinationsregime einmal wöchentlich trotz virulenter Infektion erneut am wirksamsten. Sogar die Verabreichung dieser hohen Dosis alle 2 Wochen war mindestens ebenso gut wie die entsprechende in 5 Tagesgaben aufgeteilte wöchentliche Dosis. Nur die vierwöchentliche Verabreichung von 400 mg/kg RMP und 25 mg/kg INH war, obgleich noch von gewisser Wirksamkeit, der täglichen Behandlung unterlegen in bezug auf die Abnahme der Zahl lebensfähiger Bakterien in den Lungen. Der wesentliche Grund für diese Unterlegenheit ist unseres Erachtens nach nicht die relativ geringere Dosierung von Isoniazid in diesem Regime, sondern vielmehr die Tatsache, daß ein vierwöchentliches Intervall die äußerste Grenze für die Wirksamkeit einer maximalen Dosis RMP darstellt.

Mit allen bei diesen Versuchen isolierten Stämmen wurden Resistenzteste durchgeführt. Bei den verschiedenen Monotherapieregimen zeigten 29—40% der positiven Kulturen aus Lunge und Milz eine gewisse Resistenz gegenüber RMP, vor allem nach mehreren Behandlungsmonaten. Eine niedrige Resistenz gegenüber 5 mcg/ml RMP wurde bei 10—24% der positiven Kulturen, und eine hohe Resistenz gegenüber 20 mcg/ml RMP bei 9—24% der positiven Kulturen gefunden. Bei Behandlungsregimen mit einer gleichwertigen wöchentlichen RMP-Dosierung wurde bei intermittierender Therapie ein geringerer Prozentsatz RMP-resistenter Stämme als bei täglicher Behandlung festgestellt, obgleich der Unterschied statistisch nicht signifikant war.

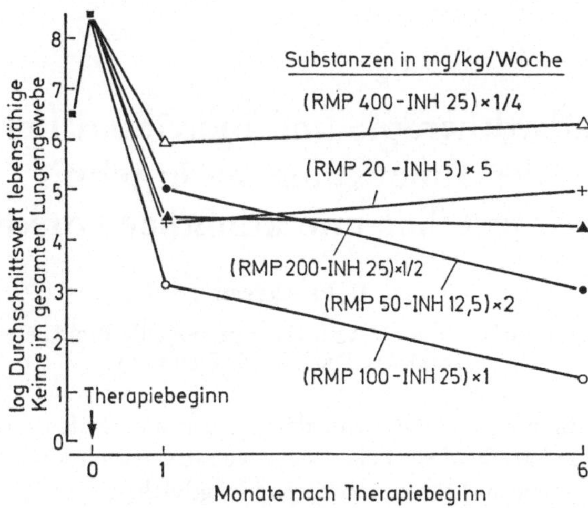

Abb. 7. Rifampicin und Isoniazid bei intermittierender Therapie. Wirksamkeit bei verschiedenen Behandlungsschemen

Schlußfolgerungen

Aus den Ergebnissen dieser Versuche bei intermittierender Behandlung mit RMP können folgende Schlußfolgerungen gezogen werden:

1. Die bactericide Wirkung von RMP bei intermittierender Therapie steigt mit Erhöhung der Dosis.

2. Eine einmalige hohe Dosis von RMP pro Woche ist wirksamer als die gleiche über mehrere Tage verteilte Dosis, während das Auftreten resistenter Stämme bei intermittierender Therapie etwas geringer ist.

3. Die Kombination von RMP und INH ist äußerst wirksam bei intermittierender Therapie und im allgemeinen aktiver als eine gleichwertige tägliche Dosis.

4. Bei einmal oder zweimal wöchentlicher Verabreichung von RMP werden mit intermittierender Therapie die besten Ergebnisse erzielt, je nach der anfänglichen Zahl lebensfähiger Mikroorganismen und der gesamten Wochendosis.

Die Folgerungen aus diesen an einer bestimmten Tierart durchgeführten Versuchen können nicht ohne weiteres auf den Menschen übertragen werden. Sorgfältige Untersuchungen sind erforderlich, um festzustellen, ob intermittierende oder tägliche RMP-Therapie beim Menschen wirksamer ist. Die ersten Ergebnisse einer Untersuchung in der Demokratischen Republik Kongo mit intermittierender Therapie einmal in der Woche bei frischen und wiederbehandelten Fällen mit fortgeschrittener Lungentuberkulose zeigen jedoch, daß die intermittierende Behandlung zumindest eine gleichwertige Alternative darstellt, wenn eine tägliche Behandlung nicht möglich ist.

Standardtherapie und Individualtherapie der Tuberkulose als Ergebnis experimenteller und klinischer Forschung

E. FREERKSEN

Forschungsinstitut Borstel — Institut für experimentelle Biologie und Medizin
(Direktor: Prof. Dr. E. Freerksen)

Wenn man sich mit der Wertermittlung neuer tuberkulostatischer Stoffe rund 20 Jahre beschäftigt hat, dann sind eine Masse von chemischen Verbindungen an einem vorbeigezogen, von denen die meisten aber nicht geblieben sind. In diesem Fluß gibt es drei Höhepunkte:

Der erste war die Auffindung des Contebens, der PAS und des Streptomycins in den vierziger Jahren. Damit wurde erstmalig überhaupt eine Chemotherapie der Tuberkulose möglich.

Der zweite Höhepunkt war die Einführung des Isoniazids Anfang der fünfziger Jahre.

Ich stehe nicht an, als dritten Höhepunkt die Einführung des Rifampicins, Ende der sechziger Jahre, zu bezeichnen. Diese Meinung ist nur zu vertreten, wenn man die Möglichkeit hat, aber auch sich die Mühe macht, in vitro erhobene Befunde mit in vivo-Befunden (d. h. Tierversuchen) und klinischen Befunden *innerhalb einer* Forschungseinheit zu integrieren. Dieser Vorgang soll an einigen Stichpunkten demonstriert werden:

Tabelle 1 zeigt als ein Beispiel aus zahlreichen in vitro-Versuchen die Leistung des Rifampicins gegenüber einigen aus Patienten isolierten Mycobakterienstämmen in abgestuften Konzentrationen im Vergleich zur Hemmung des Teststammes H 37 Rv auf bzw. in zwei verschiedenen Nährböden. Die antimycobakterielle Aktivität,

Tabelle 1

Stamm	Sensibilitätsbestimmung für Rifampicin in Lockemann Nährlösung mit 4 % Serum										Sensibilitätsbestimmung für Rifampicin auf Löwenstein-Jensen Eiernährboden							
	4	2	1	0,5	0,25	0,125	0,06	0,03	0,015	0,008	32	16	8	4	2	1	0,5	WK
Eb.	−	−	−	−	−	+++	+++	++	++	+++	−	−	−	2K	++	+++	+++	++
Grü.	−	−	−	−	−	−	++	+++	++	+++	−	−	−	−	−	−	+	++
Hö.	−	−	−	−	−	+	+++	++	+++	+++	−	−	−	−	−	+	++	++
Bö.	−	−	−	++	+++	+++	+++	++	+++	+++	−	−	−	−	(+)	+	+	++
Ko.	−	−	−	−	−	++	++	+++	++	+++	−	−	−	−	−	+	++	++
v. d. S.	−	−	−	−	(+)	++	++	+++	++	+++	−	−		−	+	++	+++	+++
Leo.	−	−	−	−	−	+	++	+++	+++	++	−	−	−	1K	+	++	++	+++
H 37 Rv	−	−	−	−	++	+++	+++	+++	+++	+++	−	−	−	++	++	++	+++	++
15 Tage											4 Wochen							

Beimpfung: 10^{-4} mg

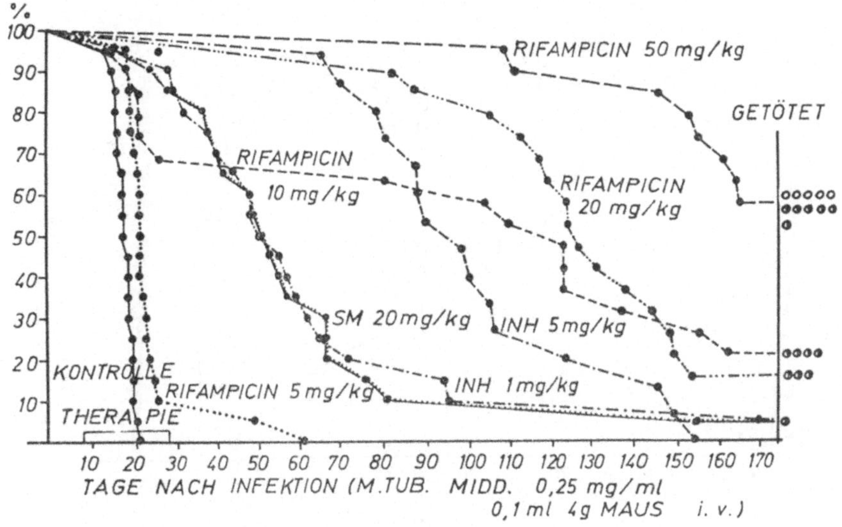

Abb. 1

also das, was man unter bestimmten Standardbedingungen als minimale Hemmkonzentration (MIC) bezeichnet, ist kein absoluter Wert. Er ist abhängig von der verwendeten Bestimmungsmethode und auch keineswegs für alle Mycobakterienstämme gleich.

Die minimale Hemmkonzentration ist für die Praxis von Bedeutung, weil sie die Dosierung wesentlich mitbestimmt.

Mit in vitro-Versuchen gehen Tierversuche parallel. Wir verwenden grundsätzlich Mäuse, Meerschweinchen und Kaninchen simultan. Aus der großen Zahl von Tierversuchen seien nur einige herausgegriffen: Abb. 1 zeigt einen Versuchsansatz zur Monotherapie mit Rifampicin nach Infektion mit dem vollsensiblen Tuberkulosebakterienstamm Middelburg,

Abb. 2 gibt einen Versuchsansatz mit Rifampicin-Monotherapie nach Infektion mit dem INH-SM-resistenten Stamm Schacht wieder.

Abb. 3 zeigt den Effekt einiger Kombinationen mit Rifampicin.

Aus diesen Versuchen ergeben sich einige wichtige Tatsachen:

1. Die Bestätigung der großen in vitro-Leistung des Rifampicins in vivo,

2. die Dosisabhängigkeit der Leistung,

3. die Überlegenheit des Rifampicins gegenüber den übrigen Tuberkulostatica (mit Ausnahme des Isoniazids).

Alle Erörterungen darüber, ob Rifampicin wirksamer sei als Isoniazid oder umgekehrt, sind unergiebig. Daß das Rifampicin seiner Leistung nach in der Größenordnung des Isoniazids liegt, ist außer jedem Zweifel.

4. Rifampicin hat auch bei Infektionen mit resistenten Stämmen, z. B. auch mit hoch-doppelresistenten Stämmen gegen Isoniazid und Streptomycin, eine außerordentlich gute Leistung. Die resistenten Stämme, jedenfalls die gegen Isoniazid und Streptomycin resistenten, sind gegen Rifampicin häufig empfindlicher als die sensiblen.

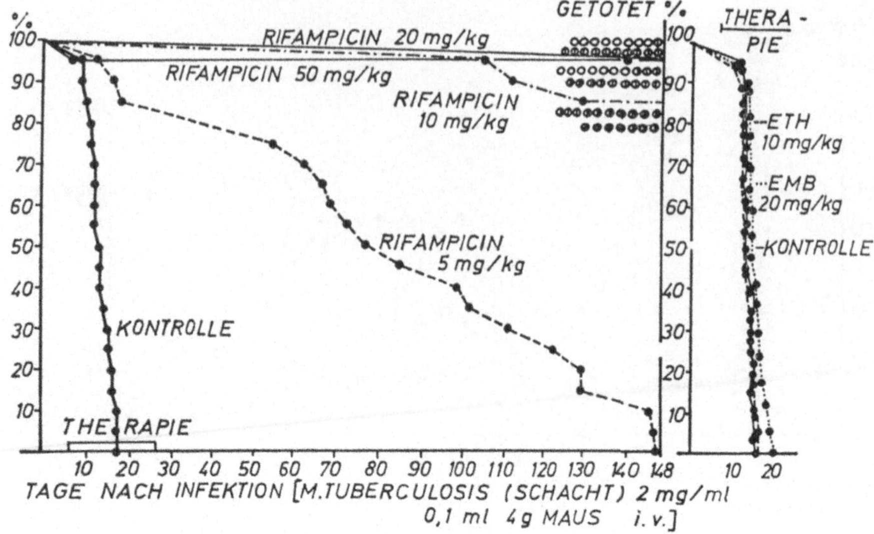

Abb. 2

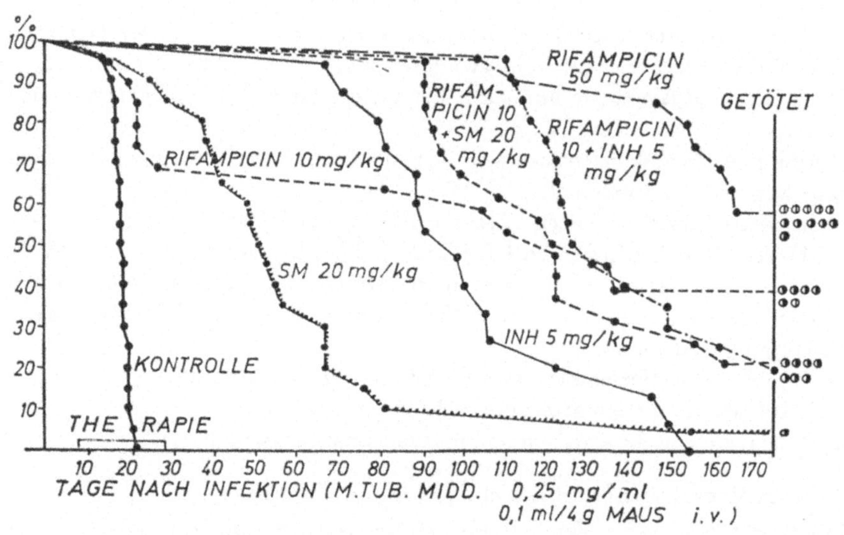

Abb. 3

5. Man kann die Rifampicinleistung aufstocken durch Zugabe von weiteren Stof-fen, also durch Kombination. Nicht alle Kombinationen sind gut. Gegen die unter-suchten Stämme des *M. tuberculosis* erwies sich die Kombination von Rifampicin + Isoniazid + Ethambutol als hochwirksam. Nicht *jede* Dreierkombination ist gut oder besser als *jede* Zweierkombination. Der Effekt ist davon abhängig, *welche* Stoffe man kombiniert. Wie schon früher ausgeführt, kann man bei Sensibilität gegen Rifampicin und Ethambutol Isoniazid auch dann in die Kombination geben, wenn die Sensibilität gegen diesen Stoff gemindert ist.

Tabelle 2

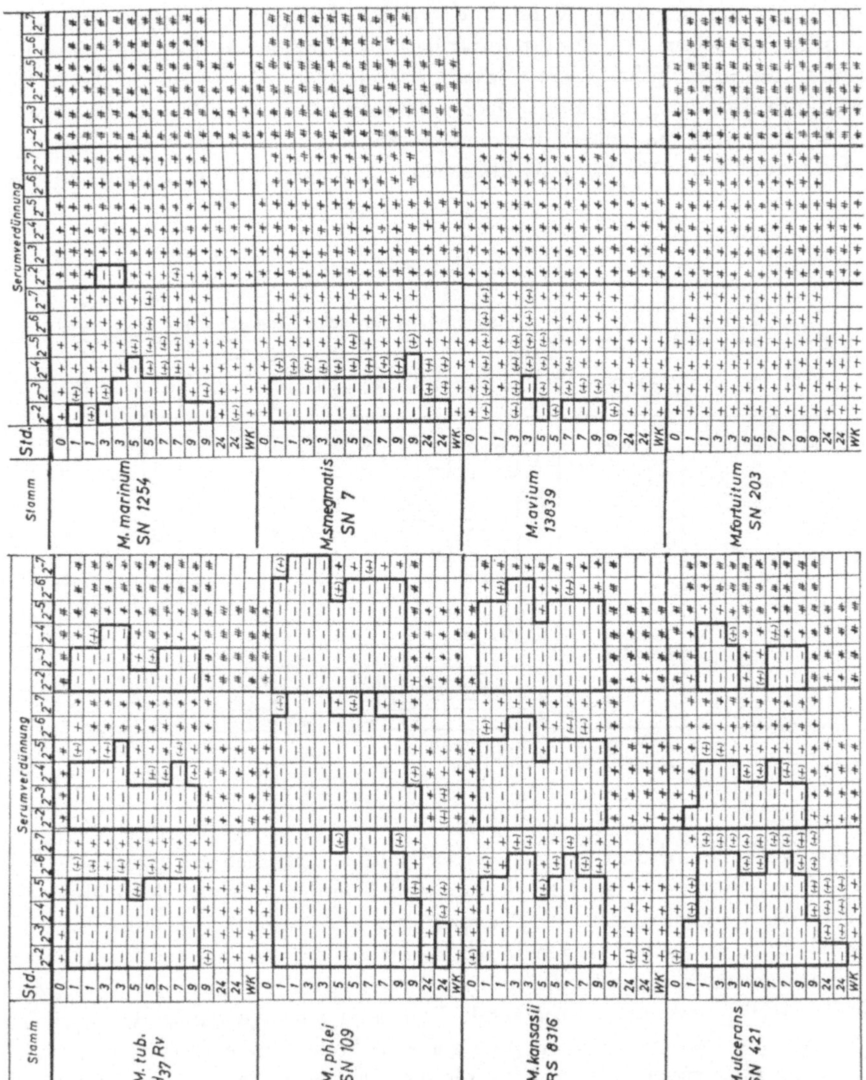

6. Wie Tabelle 2 zeigt, hat Rifampicin auch gegen viele sog. „atypische" Mycobakterienstämme eine gute Leistung. Das ist von Bedeutung für die Behandlung der Lepra, denn sie ist eine atypische Mycobakteriose. Wir sind zur Zeit dabei, eine neue Therapieform für die Lepra mit Hilfe des Rifampicins und in Kombination mit weiteren Stoffen, ähnlich wie für die Tuberkulose, zu erarbeiten.

Aus dem Gesamt der in vitro-Ergebnisse und Tierversuche ergibt sich die Erwartung, daß die beim Menschen erforderliche Dosis zwischen 5 und 20 mg/kg Körpergewicht liegen wird.

Wenn alle Versuche am Meerschweinchen, am Kaninchen und an der Maus, auch alle toxikologischen und pharmakologischen Untersuchungen, auf die ich heute nicht eingehe, gemacht worden sind, stehen wir an einem kritischen Punkt, nämlich dem

42 E. Freerksen:

Übergang zum Menschen. Wann sind wir berechtigt, eine Substanz erstmalig dem Menschen zu geben? Die Ansichten darüber sind verschieden. Vielfach wurden ausgewählten Kranken, insbesondere solchen, deren Lage sonst aussichtslos scheint, für eine bestimmte Zeit unter sorgfältiger Kontrolle solche Stoffe gegeben. Es findet sich auch die Ansicht, daß die Tuberkulosetherapie ohnehin eine langdauernde sei und man deshalb auch einige Wochen möglicherweise vergeblicher Therapie rechtfertigen könne

Tabelle 3

Versuchsperson: R. — Serumaktivität nach Einnahme von Rifampicin

Serumverdünnung; Ablesung a, b, c (je Gruppe: 2^{-2}, 2^{-3}, 2^{-4}, 2^{-5}, 2^{-6})

Stamm	Dosis	Entn. nach Std.	a: 2^{-2}	2^{-3}	2^{-4}	2^{-5}	2^{-6}	b: 2^{-2}	2^{-3}	2^{-4}	2^{-5}	2^{-6}	c: 2^{-2}	2^{-3}	2^{-4}	2^{-5}	2^{-6}
M.tub.H 37 Rv	10 mg/kg	0	+	+	+	+	+	++	++	++	++	++	+++	+++	+++	+++	+++
		1	−	−	−	−	−	−	−	−	−	−	−	−	−	−	−
		2	−	−	−	−	−	−	−	−	−	−	−	−	−	−	−
		4	−	−	−	−	−	−	−	−	−	−	−	−	−	−	−
		9	−	−	−	−	−	−	−	−	−	−	−	−	−	−	−
	7,5 mg/kg	0	+	++	++	++	++	++	++	++	++	++	+++	+++	+++	+++	+++
		1	+	++	++	++	++	+	++	++	++	++	++	+++	+++	+++	+++
		2	−	−	−	(+)	(+)	−	−	−	+	+	−	−	(+)	+++	+++
		4	−	−	−	−	−	−	−	−	−	−	−	−	−	−	−
		9	−	−	−	−	(+)	−	−	−	−	(+)	−	−	−	−	(+)
	5 mg/kg	0	(+)	+	+	+		+	++	++	++		+++	+++	+++	+++	
		1	−	−	−	−	(+)	−	−	−	+	+	−	−	++	+++	+++
		2	−	−	−	−	(+)	−	−	(+)	+	+	−	(+)	+++	+++	+++
		4	−	−	(+)	(+)	(+)	−	(+)	+	+	+	+++	+++	+++	+++	+++
		9	+	+	+	+	+	++	++	++	++	++	+++	+++	+++	+++	+++

Nährmedium: Lockemann
Beimpfung: 6 x 10⁻⁴ mg

— das auch bei frischen Formen. Allen solchen Argumenten gegenüber ist heute Skepsis am Platz; für die Tuberkulose sind derartige Prüfverfahren überholt. Die wichtigsten Vorerfahrungen vor Anwendung zur Therapie können an gesunden Versuchspersonen erarbeitet werden durch Ermittlung der mit verschiedenen Dosen und Medikationsformen erreichbaren antimycobakteriellen Serumaktivität. Diese Methode gibt auf viele, praktisch entscheidende Fragen zuverlässige Antworten, weil Serumaktivität und Therapieeffekt miteinander korrelieren. Einen Versuch dazu zeigt die Tabelle 3. Eine gesunde Versuchsperson hat in verschiedenen zeitlichen Abständen (natürlich mit Karenzzeiten dazwischen) einmal 5 mg/kg, einmal 7,5 mg/kg, einmal 10 mg/kg Rifampicin, jeweils morgens, genommen. Eine Stunde, 2, 4, 9 Std nach der Einnahme wurde die Serumaktivität bestimmt.

Zu den Hinweisen, die aus solchen Versuchsanordnungen gewonnen werden können, gehören z. B. solche zur Dosierungsfrage. Wäre eine Tuberkulose bei der Versuchsperson R (Tabelle 4) durch den Mycobakterienstamm H 37 Rv verursacht worden, wäre eine Behandlung mit 5 mg/kg unzureichend, eine solche mit 10 mg/kg zureichend gewesen. Wäre die Tuberkulose durch den Stamm Fuhrmann zustandegekommen, hätten 5 mg/kg genügt, um den therapeutischen Effekt zu haben. Stoffe, die sich durch große Ungiftigkeit auszeichnen wie das Rifampicin, sollten daher in einer Dosis verabfolgt werden, die auch weniger sensible Stämme mitdeckt, zumal in der überwiegenden Zahl der Fälle die Sensibilität der Keime nicht bekannt ist.

Wenn man die Versuchsergebnisse an einer kleinen Zahl von Versuchspersonen reproduzieren kann, ist demnach die erforderliche Dosis am Menschen ermittelbar. 10 mg/kg sind eine wohl begründete Tagesdosis.

Für die Zukunft sollte auf globale Angaben über die Tagesdosis verzichtet werden. Sie sind einfach falsch. Wir müssen für die Tuberkulosetherapie dazu kommen, nicht nur Stoffe, bei denen wir es früher schon wegen der Toxicität getan haben,

Tabelle 4

Versuchsperson: R.   *Serumaktivität nach Einnahme von Rifampicin*

Stamm	Dosis	Std.	Ablesung: a						b						c					
			2^{-2}	2^{-3}	2^{-4}	2^{-5}	2^{-6}	2^{-7}	2^{-2}	2^{-3}	2^{-4}	2^{-5}	2^{-6}	2^{-7}	2^{-2}	2^{-3}	2^{-4}	2^{-5}	2^{-6}	2^{-7}
M. tub. Fuhrmann	10 mg/kg	0	+	+	+	+			++	++	++	++			+++	+++	+++	+++		
		1	−	−	−	−			−	−	−	−			−	−	−	−		
		4	−	−	−	−			−	−	−	−			−	−	−	−		
		6	−	−	−	−			−	−	−	−			−	−	−	−		
		9	−	−	−	−			−	−	−	−			−	−	−	−		
	450 mg (~5 mg/kg)	0	+	+	+	+			++	++	++	++			+++	+++	+++	+++		
		1	−	−	−	−	−	−	−	−	−	−	−	−	−	−	−	−	−	−
		2	−	−	−	−	−	−	−	−	−	−	−	−	−	−	−	−	−	−
		4	−	−	−	−	−	−	−	−	−	−	−	−	−	−	−	−	−	++
		9	−	−	−	−	(+)	(+)	−	−	−	−	+	+	−	−	−	−	+	++
M. tub. H 37 Rv	10 mg/kg	0	+	+	+	+			++	++	++	++			+++	+++	+++	+++		
		1	−	−	−	−			−	−	−	−			−	−	−	−		
		4	−	−	−	−			−	−	−	−			−	−	−	−		
		6	−	−	−	−			−	−	−	−			−	−	−	−		
		9	−	−	−	−			−	−	−	−			−	−	−	−		
	450 mg (~5 mg/kg)	0	(+)	+	+	+			+	++	++	++			+++	+++	+++	+++		
		1	−	−	−	−	(+)	(+)	−	−	−	+	+	+	−	−	++	+++	+++	+++
		2	−	−	−	−	(+)	(+)	−	−	(+)	+	+	+	−	(+)	++	+++	+++	+++
		4	−	−	(+)	(+)	(+)	(+)	−	(+)	+	+	+	+	+++	+++	++	+++	+++	+++
		9	(+)	(+)	(+)	(+)	(+)	(+)	++	++	++	++	++	++	+++	++	+++	+++	+++	+++

Nährmedium: Lockemann
Beimpfung: 6×10^{-4} mg
Serumverdünnung 2^{-6} und 2^{-7} mit Zusatz von 4% Serum

nach kg/Körpergewicht zu dosieren, sondern grundsätzlich jeden. Eine korrekte Dosierung ist sonst nicht möglich. Empfehlungen mit zu niedrigen Dosierungen schaden unseren Patienten, schaden den Bemühungen des Arztes und dem Ansehen des Stoffes, zu hohe Dosen gefährden ihn. Diese Dosis (10 mg/kg) gilt auch für Kinder. Es besteht kein Anlaß, bei ihnen höher zu dosieren, man sollte im Gegenteil gerade bei den Kindern mit der Dosishöhe so zurückhaltend wie möglich sein.

Häufig findet sich die Meinung, daß man Rifampicin nüchtern geben müsse. Warum, weiß ich nicht, denn es gibt keinen Befund, der das belegt. Trotzdem haben wir die Frage untersucht. Sowohl beim Kaninchen als auch beim Menschen sind wir zu dem Ergebnis gekommen, daß es vollkommen gleichgültig ist, ob die Substanz vor dem Frühstück, mit dem Frühstück oder nach dem Frühstück gegeben wird.

Aus den Versuchen zur Ermittlung geeigneter Medikationsformen ist die Versuchsanordnung in Tabelle 5 ausgewählt. Es wurden verglichen:

Medikation I: Isoniazid + Rifampicin + Ethambutol, alle zusammen morgens,

Medikation II: Isoniazid abends, Rifampicin morgens, Ethambutol mittags,

Medikation III: Die Hälfte der Gesamtkombination morgens, die andere Hälfte abends,

Medikation IV: Isoniazid morgens und abends die Hälfte, Rifampicin morgens, Ethambutol mittags.

Alle Medikationsformen sind getestet gegen mehrere Stämme, auch gegen resistente und „atypische". Es ergibt sich eindeutig, daß alle eine gute Leistung geben, aber III die beste ist. Deshalb der Vorschlag (der sowohl auf Tierversuchen als auch auf solchen beim Menschen beruht), die Gesamtdosis in zwei Hälften zu teilen und einmal morgens und einmal abends zu geben.

Auf Grund zahlreicher Überlegungen und Befunde, von denen hier nur einige wenige herausgehoben sind, wurde auch der Vorschlag gemacht, die alte Standardtherapie aus Isoniazid + Streptomycin + PAS zu ersetzen durch eine Standardtherapie, die beste ist. Deshalb der Vorschlag (der sowohl auf Tierversuchen als auch auf therapie hochwirksam ist, kann es keine Diskussion geben. Die „neue" hat aber den Vorteil größerer Praktikabilität, Sicherheit und Einfachheit in der Anwendung.

Tabelle 5

Nährmedium : Lockemann
Beimpfung: 6×10^{-4} mg   Serumverdünnung : 2^{-6} und 2^{-7} mit Zusatz von 4% Serum

Stamm / Serumverdünnung — Ablesetermin **a**:

Gruppe	Stamm	h	WK	2^{-2}	2^{-3}	2^{-4}	2^{-5}	2^{-6}	2^{-7}
I	M.tub. H 37 Rv	9.30	+	−	−	−	−	−	(+)
I		16.30	+	−	−	−		(+)	(+)
I		7.00	+	−	(+)	+	+		
I	M. kansasii RS 8316	9.30	++	−	−	−	−	−	(+)
I		16.30	++	−	−	(+)	+	+	+
I		7.00	++	++	++	++	++		
I	M.tub. Schacht	9.30	+	−	−	−	−	−	−
I		16.30	+	−	−	−	−	(+)	+
I		7.00	+	(+)	+	+	+		
II	M.tub. H 37 Rv	9.30	+	−	−	−	−	−	−
II		16.30	+	−	−	−	−	−	(+)
II		7.00	+	−	−	−	−		
II	M. kansasii RS 8316	9.30	++	−	−	−	−	−	−
II		16.30	++	−	−	−	−	−	+
II		7.00	++	++	++	++	++		
II	M.tub. Schacht	9.30	(+)	−	−	−	−	−	−
II		16.30	(+)	−	−	−	−	−	−
II		7.00	(+)	−	−	−	−		
III	M.tub. H 37 Rv	9.30	+	−	−	−	−	(+)	+
III		16.30	+	−	−	−	−	−	+
III		7.00	+	−	−	−	−	(+)	
III	M. kansasii RS 8316	9.30	+	−	+	+	+	+	+
III		16.30	+	−	−	−	+	+	+
III		7.00	+	−	−	+	+	+	
III	M.tub. Schacht	9.30	+	−	(+)	+	+	+	+
III		16.30	+	−	(+)	+	+	+	+
III		7.00	+	−	+	+	+	+	
IV	M.tub. H 37 Rv	9.30	+	−	−	−	−	−	−
IV		16.30	+	−	−	−	−	−	+
IV		7.00	+	−	−	+	+	+	+
IV	M. kansasii RS 8316	9.30	+	−	−	−	−	−	−
IV		16.30	+	−	−	−	(+)	+	+
IV		7.00	+	+	+	+	+	+	+
IV	M.tub. Schacht	9.30	+	−	−	−	−	−	−
IV		16.30	+	−	+	+	+	+	+
IV		7.00	+	+	+	+	+	+	

Serumverdünnung — Ablesetermin **b**:

Gruppe	Stamm	h	WK	2^{-2}	2^{-3}	2^{-4}	2^{-5}	2^{-6}	2^{-7}
I	M.tub. H 37 Rv	9.30	++	−	−	−	−	−	(+)
I		16.30	++	−	−	−		+	+
I		7.00	++	−	(+)	+	+		
I	M. kansasii RS 8316	9.30	+++	−	−	−	−	−	(+)
I		16.30	+++	−	−	+	++	++	++
I		7.00	+++	++	+++	++	+++		
I	M.tub. Schacht	9.30	++	−	−	−	−	−	(+)
I		16.30	++	−	−	−	−	(+)	+
I		7.00	++	+	++	++	++		
II	M.tub. H 37 Rv	9.30	++	−	−	−	−	−	−
II		16.30	++	−	−	−	−	−	(+)
II		7.00	++	−	−	−	−		
II	M. kansasii RS 8316	9.30	+++	−	−	−	−	−	−
II		16.30	+++	−	−	−	−	−	+
II		7.00	+++	++	+++	+++	+++		
II	M.tub. Schacht	9.30	++	−	−	−	−	−	−
II		16.30	++	−	−	−	−	−	−
II		7.00	++	++	++	++	++		
III	M.tub. H 37 Rv	9.30	++	−	−	−	−	+	++
III		16.30	++	−	−	−	−	−	+ – ++
III		7.00	++	−	−	−	−	+ – ++	
III	M. kansasii RS 8316	9.30	++	−	++	++	++	++	++
III		16.30	++	−	−	−	++	++	++
III		7.00	++	−	−	+	++	++	
III	M.tub. Schacht	9.30	++	−	+	++	++	++	++
III		16.30	++	−	++	++	++	++	
III		7.00	++	−	++	++	++		
IV	M.tub. H 37 Rv	9.30	+++	−	−	−	−	−	+
IV		16.30	+++	−	−	−	−	−	++
IV		7.00	++	−	−	++	++	++	++
IV	M. kansasii RS 8316	9.30	++	−	−	−	−	(+)	−
IV		16.30	++	−	−	−	+	++	++
IV		7.00	+++	++	+++	+++	+++		
IV	M.tub. Schacht	9.30	++	−	−	−	−	−	+
IV		16.30	++	−	−	++	++	++	++
IV		7.00	+++	++	++	++	++		

Serumverdünnung — Ablesetermin **c**:

Gruppe	Stamm	h	WK	2^{-2}	2^{-3}	2^{-4}	2^{-5}	2^{-6}	2^{-7}
I	M.tub. H 37 Rv	9.30	+++	−	−	−	−	+	+ – ++
I		16.30	+++	−	−	+		+++	+++
I		7.00	+++	−	++	++			
I	M. kansasii RS 8316	9.30	+++	−	−	−	−	−	+
I		16.30	++++	−	−	++	+++	+++	+++
I		7.00	++++	+++	+++	+++	+++		
I	M.tub. Schacht	9.30	+++	−	−	−	−	(+)	+ – ++
I		16.30	+++	−	−	+	+	++	+++
I		7.00	+++	+++	+++	+++	+++		
II	M.tub. H 37 Rv	9.30	+++	−	−	−	−	−	−
II		16.30	++	−	−	−	−	+	++
II		7.00	+++	−	−	−	(+)		
II	M. kansasii RS 8316	9.30	+++	−	−	−	−	−	−
II		16.30	++++	−	−	−	−	−	++
II		7.00	++++	+++	+++	+++	+++		
II	M.tub. Schacht	9.30	+++	−	−	−	−	−	−
II		16.30	+++	−	−	−	−	−	−
II		7.00	+++	+++	+++	+++	+++		
III	M.tub. H 37 Rv	9.30	++	−	−	−	−	+ – ++	++
III		16.30	++	−	−	−	−	−	++
III		7.00	++	−	−	−	−	+	
III	M. kansasii RS 8316	9.30	+++	−	+++	++	+++	+++	+++
III		16.30	+++	−	−	+	++	++	++
III		7.00	+++	−	−	++ – +++	++	+++	
III	M.tub. Schacht	9.30	++	−	+ – ++	++	++	++	++
III		16.30	++	−	++	++	++	++	++
III		7.00	++	−	++	++	++	+	
IV	M.tub. H 37 Rv	9.30	+++	−	−	−	−	−	+
IV		16.30	+++	−	−	−	−	−	+++
IV		7.00	++	−	(+)	+++	+++	+++	++
IV	M. kansasii RS 8316	9.30	++	−	−	−	−	−	(+)
IV		16.30	+++	−	−	−	+	+++	+++
IV		7.00	++++	+++	+++	+++	+++		
IV	M.tub. Schacht	9.30	+++	−	−	−	−	−	+
IV		16.30	+++	−	(+)	+	++	++	+
IV		7.00	++++	+++	++	++	++		

Medikation I:
INH 0,3g ⎤
RAMP 0,6g ⎥ morgens
EMB 2,0 g ⎦

Medikation II:
INH 0,3g abends
RAMP 0,6g morgens
EMB 1,2g mittags

Medikation III:
INH 0,3g ⎤ 1/2 morgens
RAMP 0,6g ⎦ 1/2 abends
EMB 2,0g

Medikation IV:
INH 0,3g ⎰ 1/2 morgens / 1/2 abends
RAMP 0,6g morgens
EMB 2,0g mittags

Zu fragen ist, ob kontinuierlich oder intermittierend therapiert werden soll. Um diese Frage zu beantworten, gibt es mehrere Wege, aber mit rein klinischen Mitteln ist sie nicht entscheidbar. Wir haben dazu Tierversuche durchgeführt, die eindeutig die Überlegenheit der kontinuierlichen Medikationsform ergeben. Das bedeutet nicht, daß intermittierende Therapie prinzipiell unwirksam wäre. Es gibt Gebiete und Situationen, wo man darauf angewiesen ist, weil sonst gar nichts geschehen könnte. Aber die kontinuierliche Medikation sollte man überall anwenden, wo sie möglich ist. Abb. 4 zeigt dazu einen Befund beim Kaninchen. Die Maus ist für solche Fragen als Versuchstier wenig geeignet, weil sie eine hohe antimycobakterielle „Eigenleistung" hat.

Zur klinischen Bewertung von Therapieformen noch eine kleine, wenn unser Herr Vorsitzender erlaubt, „philosophische" Überlegung. Nehmen wir an, man würde alle überhaupt zur Beobachtung kommenden Tuberkulosefälle (Abb. 5) aufreihen und je nach schlechterer Prognostik und unwahrscheinlicherer Heilung immer weiter nach oben rücken. Direkt proportional dazu steigt der Anspruch an die Leistung der Therapie. Im Groben könnte man die Gesamtheit dieser Fälle in vier Gruppen teilen.

I. Die große Gruppe derer, die ohnehin heilt, ohne unser Zutun. Wenn es diese Gruppe nicht gäbe, wäre früher jeder Tuberkulöse gestorben.

II. Die Gruppe, in der Spontanheilung möglich ist, aber nicht regelmäßig und nicht sicher eintritt. Hier wird der Einsatz einer antimycobakteriellen Therapie schon wünschenswert.

III. Für diese Fälle ist eine wirksame Therapie notwendig.

IV. Für diese muß die bestmögliche Therapieform gefordert werden.

Selbstverständlich gehen diese Gruppen stufenlos ineinander über. Es steigert sich also nach oben hin der Anspruch an die Notwendigkeit einer Therapie überhaupt und der Leistungsanspruch an sie. (In dieses Schema können wir nicht nur alle Tuberkulosefälle einbringen; sie fließen auch in alle Therapieversuche ein — auch bei einem Trial, das Befunde aus verschiedenen Häusern und Gebieten zusammenfaßt. Die Ergebnisse sind schon aus diesen Gründen mit Vorsicht zu betrachten.)

Die bestmögliche Therapie für alle zu fordern, auch dann, wenn sie für viele überdimensioniert ist, ist begründet, weil eine Prognose des Einzelfalles nicht sicher möglich ist und weil der Wert einer Therapieform nicht nur dadurch bestimmt ist, ob sie überhaupt zur Heilung führt, sondern auch dadurch, welche Zeit dafür benötigt wird. Sie ist vertretbar wegen der geringen Toxicität der in der Kombination vertretenen Stoffe.

Auf Grund der experimentellen Befunde auf den verschiedenen Ebenen wurde die klinische Anwendung eingeleitet (Tabelle 6). Unsere Erfahrungen bestätigten die Erwartung. Schon nach 4 Wochen waren die meisten Patienten negativ, nach 8 Wochen praktisch alle. Natürlich eilt die Negativierung dem Kavernenschluß voraus. Das kann auch gar nicht anders sein und ist eine alte Erfahrung. Der Kavernenschluß kann heute nicht mehr als regelmäßige, sichere Folge einer zuverlässig wirksamen Therapie angesehen werden. Frische und alte, auch vorbehandelte Tuberkulosen unterscheiden sich nicht prinzipiell in der Heilbarkeit (Tabelle 7), wohl aber können altersbedingt und im Gefolge von Mängeln vorgehender Therapiezeiten zusätzlich besondere Erfordernisse auftreten. Das betrifft aber nicht die antibakterielle Therapie. Es ist daher auch nicht mehr vertretbar, 6 Wochen Probetherapie mit einer neuen Substanz zu machen, um zu wissen, ob sie wirksam ist. In diesen 6 Wochen wäre ein

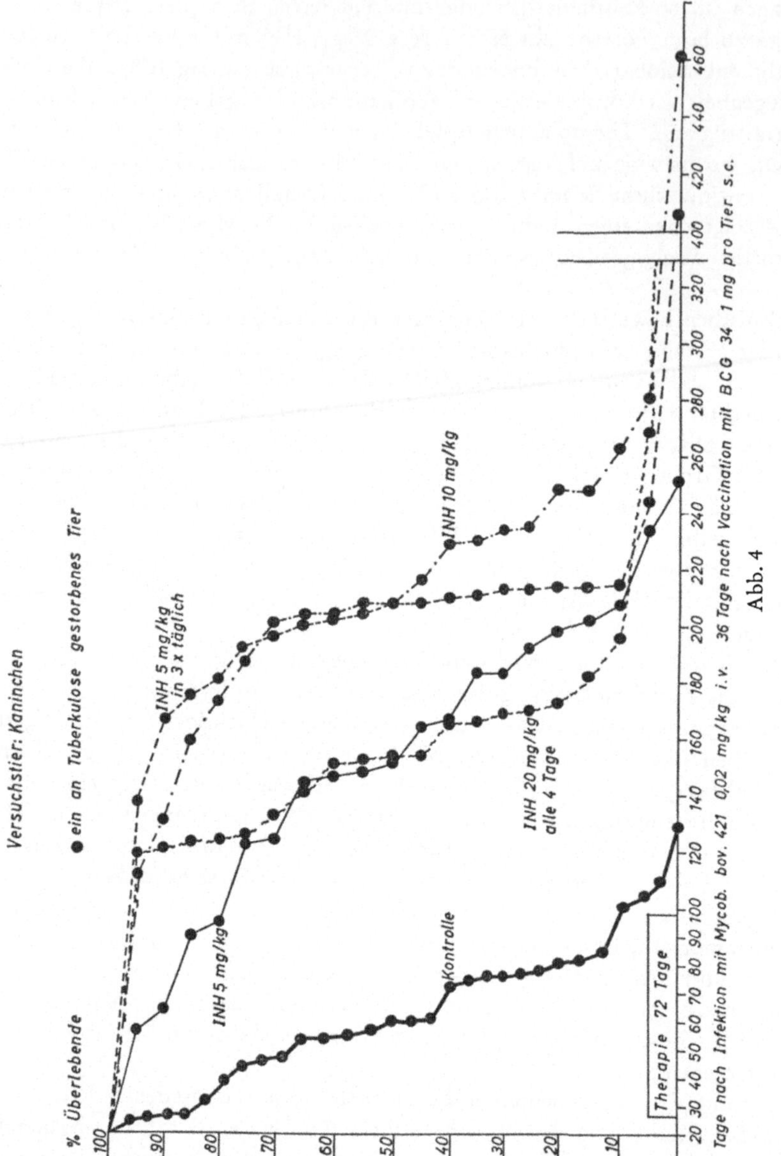

Abb. 4

offener Patient bei guter Therapie schon geschlossen. Das Rifampicin hat eine dramatische Wendung in den Aussichten der Tuberkulosetherapie herbeigeführt. Die überwiegende Zahl der Fälle ist geschlossen bevor wir eine zweite Resistenzbestimmung in Betracht ziehen können.

Auch die Kontrolle der Effizienz der Therapie kann durch Prüfung der Serumaktivität unter Therapie erfolgen, besonders wenn der Patientenstamm zur Verfügung steht, aber auch um zu prüfen, ob überhaupt eine ausreichende Medikamentenresorption erfolgt.

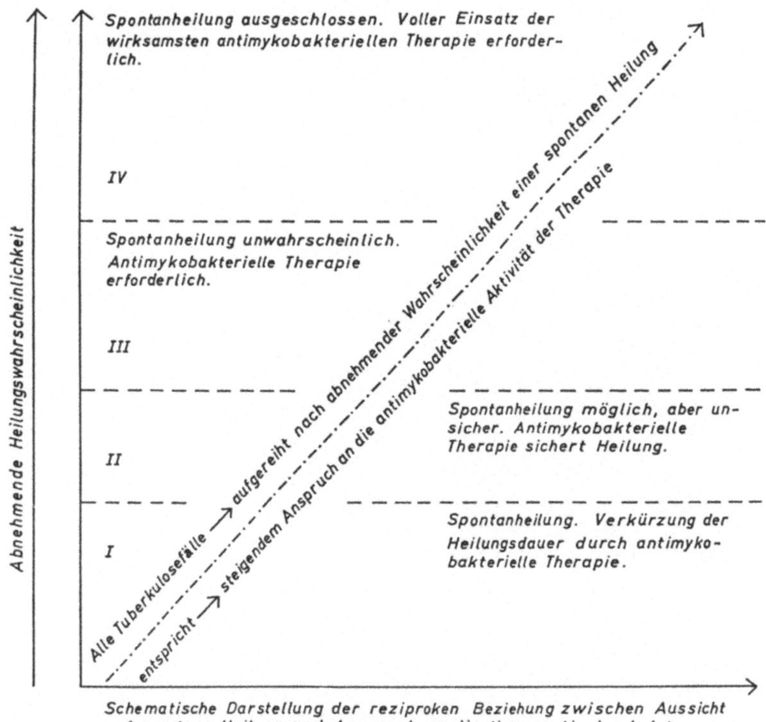

Schematische Darstellung der reziproken Beziehung zwischen Aussicht auf spontane Heilung und Anspruch an die therapeutische Leistung einer Medikation bei der Tuberkulosebehandlung.

Abb. 5

Zusammenfassend ist festzustellen:

1. Die Einführung des Rifampicins hat die Tuberkulosetherapie auf eine neue Ebene gebracht. Sie wird, richtig angewendet, dazu führen, daß wir in Zukunft praktisch keine Therapieversager mehr haben.

2. Die bakteriologischen Untersuchungen müssen vor allem die Diagnostik und die Negativierungskontrolle betreffen.

3. Zur Medikationsform ist vor der intermittierenden Therapie zu warnen. Die praktisch beste ist: morgens und abends jeweils die Hälfte der Gesamtmenge der Dreierkombination.

4. Neu zu überlegen ist die Verkürzung der Therapiedauer. Es scheint nicht genügend begründet, Patienten monatelang klinisch zu behandeln und jahrelang nachklinisch weiterzubehandeln. Man muß Kriterien finden, die eine Entscheidung erlauben, ob die Therapie zu beenden oder weiterzuführen ist.

Der große Vorteil dieser Therapie besteht darin, daß sie als hochwirksame Therapie ambulant wirklich möglich ist. Die „alte" Standardtherapie war zweifellos hoch wirksam, aber sie war korrekt ambulant nicht möglich. Mit der rein oralen Therapie und sehr kleiner Medikamentenmenge pro Tag ergeben sich neue Aussichten für eine erfolgreiche ambulante Therapie.

5. Die Prüfung von neuen Stoffen an Kranken ist bei der Tuberkulose als überholt anzusehen.

Tabelle 6. *Nicht vorbehandelte Fälle*

Lfd. Nr.	KB Nr.		Vor Beh.	Negativierung nach Behandlungsmonat															
				1	2	3	4	5	6	7	8	9	10	11	12	13	14	15	16
1	6804 ♀	BK	+	–	–	–	–	–	–	–	–	–	–						
	A	Rö	Kav.			Kav.			Kav.			Kav.		Kav.					
2	6983 ♀	BK	+	–	–	–													
	B	Rö	Kav.			Kav.													
3	6785 ♀	BK	+	–	–	–	–	–	–	–	–	–							
	B	Rö	Kav.			Kav.			Kav.			Kav.							
4	6672 ♀	BK	+	+	–	–	–	–	–	–	–	–							
	B	Rö	Kav.			–			–										
5	6616 ♂	BK	+	+	–	–	+	–	–	–	–	–	–	–					
	C	Rö	Kav.			Kav.		Kav.	Kav.			–		–					
6	6981 ♂	BK	+	–	–														
	F	Rö	Kav.			–													
7	6741 ♀	BK	+	–	–	–	–	–	–	–	–								
	F	Rö	Kav.			–			–		–								
8	6799 ♀	BK	+	+	–	–	–	–	–	–	–								
	F	Rö	–			–													
9	6794 ♀	BK	+	–	–	–			–										
	K	Rö	Kav.			–			–			–							
10	6985 ♀	BK	+	–	–	–													
	K	Rö	Kav.			–													
11	6628 ♂	BK	+	+	–	–	–	–	–	–	–	–			–				
	H	Rö	Kav.			–			–			–			–				
12	6634 ♀	BK	+	–	–	–	–	–			–								
	H	Rö	Kav.?			Kav.?			Kav.?										
13	6998 ♂	BK	+	–	–														
	H	Rö	Kav.?			–													
14	6829 ♀	BK	+	+	–	–	–	–	–										
	H	Rö	Kav.			–			–										
15	6800 ♂	BK	+	+	–	–	–	–	–	–	–								
	J	Rö	Kav.			–			–			–							
16	7013 ♂	BK	+	–	–														
	L	Rö	Kav.																

Nr	Nr.																Diagnose
17	6671 ♀	BK	+	−	−	−	−	−	−		−	−		
		M	Rö	Kav.			Kav.		−				−		
18	6684 ♂	BK	+	−	−	+	−	−	−	−	−	−		
		M	Rö	Kav.			Kav.					−	−		
19	6917 ♂	BK	+	+	+	−	−							
		M	Rö	Kav.			Kav.?								
20	6764 ♂	BK	+	+	−	−	−	−	−	−	−			
		P	Rö	Kav.			−			−	−			
21	6659 ♀	BK	+	+	+	−	−	−	−	−	−	−		
		P	Rö	Kav.			Kav.?			−		−		
22	6951 ♀	BK	+	+		−								
		P	Rö	Kav.			−							
23	6749 ♂	BK	+	−	−	−	−	−	−		−			
		Sch	Rö	Kav.			−			−		−		
24	7001 ♂	BK	+	−	−									
		Sch	Rö	Kav.			−							
25	6878 ♂	BK	+	+	−	−	−							
		S	Rö	Kav.			−		−					
26	6946 ♂	BK	+	−	−	−	−							
		S	Rö	Kav.			Kav.							
27	6915 ♂	BK	+	−	−	−	−							
		St	Rö	Kav.			Kav.			Kav.				
28	6697 ♂	BK	+	−	−	−	−	−		−			−	
		St	Rö	Kav.			Kav.			Kav.			Kav.	
29	6911 ♂	BK	+	+	−	−	−	−						
		W	Rö	Kav.			−			−				
							Nicht vorbehandelte Sonderfälle											
30	6838 ♂	BK	+	−	−	−	−	−	−	−	−	−		Silico-Tbc
		W	Rö	Kav.?			?			?				
31	6863 ♂	BK	+	+	−	−	−	−	−	−				Silico-Tbc
		P	Rö	?			?			?		?		
32	6899 ♀	BK	+	−	−	−	−	−	−					Silico-Tbc
		P	Rö	?			−			−				
33	6747 ♀	BK	+	+	+	+	−	−	−	−	−	−	−	Diabetes mellitus
		Joh	Rö	Kav.			Kav.			Kav.			Kav.	

Tabelle 7. *Vorbehandelte Fälle*

Lfd. Nr.	KB Nr.		Vor Beh.	Negativierung nach Behandlungsmonat															
				1	2	3	4	5	6	7	8	9	10	11	12	13	14	15	16
1	6534 ♂	BK	+	+	+	−	−	−	−	−	−	−	−	−	−			−	
	A	Rö	Kav.			Kav.			Kav.			Kav.			Kav.			Kav.	
2	6687 ♂	BK	+	+	−	−	−	−	−	−	−	−	−						
	B	Rö	Kav.			−			Kav.?			−	−						
3	6912 ♂	BK	+	−	−	−	−	−											
	B	Rö	−			−													
4	6543 ♂	BK	+		+	−	−	−	−	−	−								
	C	Rö	Kav.			Kav.?			−										
5	6974 ♂	BK	+	−	−	−													
	D	Rö	Kav.			−													
6	6605 ♀	BK	+	+	+	−	−	−	−	−	−	−	−						
	D	Rö	Kav.			Kav.			−			−	−						
7	6866 ♀	BK	+	−	−	−	−	−	−	−									
	G	Rö	Kav.			Kav.			Kav.			Kav.							
8	6891 ♀	BK	+	−	−	−	−	−											
	G	Rö	Kav.			−			−										
9	6967 ♀	BK	+	+	−	−													
	H	Rö	Kav.			Kav.													
10	6750 ♂	BK	+	+	+	+	−	−	−	−	−	−	−	−			−		
	H	Rö	Kav.			Kav.↑			−										
11	6809 ♀	BK	+	+	+	−	−	−	−	−									
	K	Rö	Kav.		−			−			−								

Nr.	Nr.			1	2	3	4	5	6	7	8	9	10
12	6952	♂	BK	+	+	−	−	−	−	−	−		
		L	Rö	Kav.			−		−				
13	6748	♀	BK	+	+	+	−	−	−				
		M	Rö	Kav.			Kav.		Kav.				
14	6763	♂	BK	+		−	−	−	−	−	−	−	
		M	Rö	Kav.			−			−	−		
15	6578	♀	BK	+	+	+	−	−	−	−	−	−	−
		M	Rö	−	↑		−				−		−
16	6753	♀	BK	+	+	−	−	−	−	−	−	−	−
		P	Rö	Kav.	↑		Kav.			Kav.			Kav.
17	6693	♀	BK	+		−	−	−	−	−	−	−	
		P	Rö	Kav.			−			−			
18	6790	♀	BK	+	+	+	−	−	−	−	−	−	−
		Sch	Rö	Kav.			Kav.			Kav.			Kav.
19	6631	♀	BK	+	+	+	−	−	−	−	−	−	−
		Sch	Rö	Kav.	↑		Kav.?		(Kav.)		(Kav.)		(Kav.)
20	6768	♂	BK	+	−	−	−	−		−	−		
		Sch	Rö	Kav.			−			−	−		
21	6988	♂	BK	+	−	−	−						
		St	Rö	Kav.			Kav.						
22	6663	♂	BK	+	−	−	−	−	−	−	−		
		T	Rö	Kav.			Kav.			−	−		
23	6918	♂	BK	+	−	−	−	−	−				
		T	Rö	Kav.			Kav.			−			
24	6615	♀	BK	+	−	−	−	−	−	−			
		T	Rö	−			−			−			

Das bakteriologische Syndrom „Smear-positives Kultur-negatives" Sputum während der Rifampicin-Behandlung

C. Anastasatu, O. Bercea, Sanda Marcian und A. Ceicu

Klinik für Phthisiologie Bukarest (Vorstand: Professor Dr. C. Anastasatu)

Der zeitliche Zusammenhang zwischen mikroskopischer und kultureller Negativierung des Sputums unter Rifampicin-Behandlung konnte bei 19 Patienten untersucht werden. Diese erfüllten folgende Bedingungen:

a) eine ständige oder vorübergehende mikroskopische und (oder) kulturelle Negativierung erreicht zu haben;

b) die bakteriologische Untersuchung wurde für Smear und Kultur aus demselben Substrat gewonnen.

Unter den Fällen befinden sich 2, die nur kurz behandelt worden waren, aber die beide erwähnten Bedingungen erfüllt hatten.

Die Ergebnisse, die bei 15 erfolgreich behandelten Fällen registriert wurden, sind in der Tabelle wiedergegeben: Es geht daraus hervor, daß eine Parallele zwischen der mikroskopischen und kulturellen Negativierung lediglich bei 5 von diesen 15 Fällen beobachtet werden konnte. Bei den restlichen 10 Fällen wurde eine Diskordanz zwischen der mikroskopischen und der kulturellen Negativierung verzeichnet. In den meisten Fällen (bei 7 Patienten) war der Ausstrich noch positiv, während die Kultur schon negativ war.

Die in Klammern notierte Dauer dieser bakteriologischen Diskrepanz hielt in der Regel nicht länger als 3 Wochen (2—21 Tage) an, nur in einem Fall (P. O.) verließ der Patient das Krankenhaus mit einem positiven Ausstrich, während die Kultur seit 85 Tagen negativ war.

Bei diesem Syndrom Sputum-positiv Kultur-negativ fanden sich im Ausstrich praktisch immer nur wenige Bacillen: Die Bakterienausscheidung schwankte zwischen 10^4—10^5 Keimen in 24 Std.

Die verhältnismäßig kurze Dauer der bakteriologischen Diskrepanz, der paucibacilläre Charakter des Sputums sowie der Übergang zur dauernden Negativierung in fast allen Fällen berechtigt uns, dieses Syndrom als eine Übergangsphase der Sputumnegativierung anzusehen. Bei den 5 Mißerfolgen zeigten 4 das erwähnte Syndrom während der „günstigen" Phase ihrer Behandlung für einen Zeitraum von 3—67 Tagen. Bei der Verschlechterung zeigten 3 von den 5 Fällen das umgekehrte Syndrom, das heißt die Keime wuchsen wieder in der Kultur, bevor sie mikroskopisch nachweisbar wurden. Dies für eine Zeitdauer von 27 Tagen bis zu einigen Monaten.

Diese Ergebnisse scheinen darauf hinzuweisen, daß das Syndrom Ausstrich-positiv Kultur-negativ (man könnte es das „Syndrom der bakteriologischen Diskordanz" nennen) während einer Rifampicin-Behandlung relativ häufig ist, und zwar sowohl bei Erfolgen wie auch bei Mißerfolgen. Möglicherweise spiegelt es einen partiellen Wir-

Tabelle. *Bakteriologisches Syndrom Smear-positiv Kultur-negativ während der RMP-Behandlung*

Fälle	M+ K−	M+ K−	M− K−
RMP+EMB			
A. C.	● (20)		
P. I.	● (2)		
G. M.	● (7)		
A. C.	● (14)		
P. O.	● (85)		
B. A.		● (69)	
I. M.		● (15)	
M. L.			●
C. D.			●
S. A.			●
RMP+weitere Partnermittel			
N. N.	● 14		
S. N.	● 21		
R. V.		● (13)	
L. D.			●
S. I.			●
	7	3	5

M = Mikroskopie; K = Kulturen; ( ) = Dauer des „Syndroms" (Tage).

kungsmechanismus des Rifampicin wieder, daß der Verlust der Lebensfähigkeit der Bakterien dem der Säureresistenz vorangeht.

Das Verschwinden der Keime nur in Kultur zeigt auf der einen Seite die Wirksamkeit des Rifampicins, gibt aber auf der anderen Seite keine Gewähr für eine günstige Prognose. Der Gefahr einer neuerlichen Positivierung ist nur durch eine Kombinationsbehandlung zu begegnen, durch welche die Entwicklung resistenter Mutanten verhindert werden kann.

Eine Verlängerung des Diskordanzsyndroms sollte ein Alarmsignal sein, das auf eine wahrscheinlich ungenügende Wirkung der eingesetzten Tuberkulostatica hinweisen kann.

Zur Chemotherapie der Tuberkulose

M. Böszörményi

„Korányi" Landesinstitut für Tuberkulose und Pulmonologie in Budapest

Beim Vergleich des Wertes verschiedener, in der Chemotherapie der Tuberkulose angewandter Medikamentenkombinationen ist die kontrollierte Gruppenuntersuchung eine der zuverlässigsten Methoden. Bedauerlicherweise basiert aber die Routine-Therapie nicht immer auf den Ergebnissen dieser kontrollierten Gruppenuntersuchungen. Zum Beispiel wurde die Frage, ob bei der ersten medikamentösen Behandlung neben INH zusätzlich ein oder zwei Medikamente angewandt werden sollen und welche Mittel man dafür nehmen soll, meines Wissens nach bis heute anhand von rund 25 kontrollierten Gruppenuntersuchungen geprüft. Bei diesen erwies sich die Dreierkombination insgesamt nur in 2 Serien besser als die Kombination INH + PAS, bzw. INH + TB I. Die beiden erwähnten Untersuchungen erfolgten an einem selektierten Krankenmaterial (bacilloskopisch BK +). Außer diesen beiden war die Dreierkombination noch in 2 solchen Studien besser als INH + PAS, wenn die PAS in einer Dosis von täglich 6 g verabreicht wurde und nur Kranke mit Kavernen größer als 4 cm berücksichtigt wurden (Tabellen 1—3).

Beim Vergleich der Zweierkombinationen untereinander ist kaum ein Unterschied zu beobachten.

Ungeachtet dessen wurde in den meisten Ländern die Dreierkombination routinemäßig auch bei viel leichteren Kranken angewandt. An chronisch Kranken wurden bisher wenig kontrollierte Gruppenuntersuchungen durchgeführt (Tabelle 4). Die Daten beweisen eindeutig, daß im Falle der Verabreichung von 2 verhältnismäßig stark wirkenden Mitteln (Ethionamid + Cycloserin) die Wirkung durch zusätzliche Gabe von PZA nicht erhöht werden kann.

Daher wären solche kontrollierte Gruppenuntersuchungen mit dem neuesten hochwirksamen Medikament Rifampicin (RMP) an chronisch Kranken, wo die Rolle des Kombinationsmittels geprüft wird, von großem Interesse.

Diesbezügliche Untersuchungen sind mir nicht bekannt. Leider konnten auch am eigenen Material keine kontrollierten Gruppenuntersuchungen vorgenommen werden, da bei den behandelten schwer chronischen Kranken im allgemeinen neben RMP nur noch ein einziges geeignetes Mittel zur Verfügung stand.

Unsere mit RMP durchgeführten Untersuchungen erfolgten an schwerkranken Patienten (Tabelle 5).

Alle Kranken erhielten eine adäquate Zweierkombination von mindestens 3 Monaten. Die Dosierung des RMP war täglich 600 mg. Die bakteriologischen Heilerfolge während der 3 Monate veranschaulicht Tabelle 6. Von den 36 Debacillisierungen trat diese in 27 Fällen bereits im 1. bzw. 2. Monat ein.

Von den 58 Kranken wurde in 35 Fällen die kombinierte RMP-Behandlung fortgeführt, in 25 mindestens 6 Monate hindurch. Tabelle 7 orientiert über die Erfolge der 6monatigen Behandlung.

Tabelle 1. *Kontrollierte Gruppenuntersuchungen an erstbehandelten Kranken mit verschiedenen Kombinationen des INH bis 1960*

Jahr	Verfasser	Krankenzahl	Behandlungsdauer	Angewandte Kombinationen	Heilergebnis	Krankenmaterial
1954	U.S.P.H.	768 335	20 Wochen 32 Wochen	1. 3—10 mg/kg INH+10 g PAS 2. 3—10 mg/kg INH+2·1 g SM 3. 3—10 mg/kg INH+10 g PAS+2·1 g SM	kein Unterschied	gemischt
1954	Véran	165	10 Monate	1. 5 mg/kg INH+15 g PAS 2. 5 mg/kg INH+2·1 g SM	1. besser	gemischt
1955	Frimodt- Möller	84		1. 3 mg/kg INH+2·1 g SM 2. 3 mg/kg INH+2·1 g SM+10 g PAS	kein Unterschied	gemischt
1955	B.M.R.C.	588	3 Monate	1. 200 mg INH+10 g PAS 2. 200 mg INH+20 g PAS 3. 200 mg INH+2·1 g SM	kein Unterschied	gemischt
1955	Veterans Adm.	2048 798	4 Monate 1 Jahr	1. 300 mg INH+12 g PAS 2. 300 mg INH+2·1 g SM	1. besser	gemischt
1956	Hutton	65	12 Wochen	1. 200 mg INH+1 g SM 2. 200 mg INH+20 g PAS	kein Unterschied	schwer
1959	Allison	164	8 Monate	1. 150 mg INH+1,5 g PZA 2. 150 mg INH+10 g PAS	kein Unterschied	gemischt

Tabelle 2. *Kontrollierte Gruppenuntersuchungen an erstbehandelten Kranken mit verschiedenen Kombinationen des INH von 1960—1964*

Jahr	Verfasser	Krankenzahl	Behandlungsdauer	Angewandte Kombinationen	Heilergebnis	Krankenmaterial
1960	Berte-Bowen	205	3 Monate	1. 10—20 mg/kg INH+10 g PAS 2. 10—20 mg/kg INH+10 g PAS+1 g SM	kein Unterschied	gemischt
1960	Vet. Adm.	440	8 Monate	1. 300 mg INH+12 g PAS 2. 300 mg INH+3 g PZA	kein Unterschied	kavernös
1960	Storey	732	8 Monate	1. 300 mg INH+12 g PAS 2. 300 mg INH+0,5 g CS	1. besser	kavernös
1960	Benda-Lotte-Frey	526	3 Monate	1. 5 mg/kg INH+3·1 g SM 2. 5 mg/kg INH+0,75 g CS 3. 5 mg/kg INH+3·1 g SM+0,75 g CS	kein Unterschied	gemischt
1962	Böszörményi	337	3 Monate	1. 5 mg/kg INH+9 g PAS 2. 5 mg/kg INH+0,5 g SM 3. 5 mg/kg INH+9 g PAS+0,5 g SM 4. 5 mg/kg INH+0,10 g TB I.	kein Unterschied	gemischt
1960 bis 1963	East-Afr.-BMRC	156 278	12 Monate 6 Monate	1. 200 mg INH+0,150 g TB I. 2. 200 mg INH+0,100 g TB I. 3. 200 mg INH+10 g PAS	1. und 3. kein Unterschied 2. schwächer	BK+
1962	BMRC	206	1 Jahr	1. 200 mg INH+10 g PAS 2. 200 mg INH+10 g PAS+ 42 Tage lang 1 g SM	2. besser	kavernös bacilloskopisch BK+
1964	Brit. Tbc. Ass.	136	1 Jahr	1. 300 mg INH+12 g PAS 2. 300 mg INH+0,5 g ETH	kein Unterschied	BK+

Tabelle 3. *Kontrollierte Gruppenuntersuchungen an erstbehandelten Kranken mit verschiedenen Kombinationen des INH ab 1965*

Jahr	Verfasser	Krankenzahl	Behandlungsdauer	Angewandte Kombinationen	Heilergebnis	Krankenmaterial
1965	Veterans Adm.	1300	4 Monate	1. 16 mg/kg INH+12 g PAS 2. 16 mg/kg INH+12 g PAS+ 90 Tage lang 1 g SM	2. besser, falls Kaverne größer als 4 cm, sonst kein Unterschied	BK+ kavernös
1965	Böszörményi	526	8 Monate	1. 5 mg/kg INH+9 g PAS 2. 5 mg/kg INH+0,5 g SM 3. 5 mg/kg INH+0,100 g TB I. 4. 5 mg/kg INH+9 g PAS+0,5 g SM 5. 5 mg/kg INH+9 g PAS+1 g SM	kein Unterschied	gemischt
1966	Madras WHO	220	1 Jahr	1. 200 mg INH+12 g PAS 2. 200 mg INH+0,150 g TB I.	kein Unterschied	BK+
1966	Kent	343	1 Jahr	1. 200 mg INH+0,150 g TB I. 2. 200 mg INH+0,150 g TB I.+ 60 Tage lang 1 g SM	2. besser	kavernös bacilloskopisch BK+
1966	Coop. Study Japan	363	6 Monate	1. 300 mg INH+2·1 g SM+1 g ETB 2. 300 mg INH+2·1 g SM+0,5 g CS 3. 300 mg INH+2·1 g SM+0,5 g ETH	kein Unterschied	BK+
1966	Chicou	230	8 Monate	1. 500 mg INH+0,150 g TB I. 2. 500 mg INH+0,5 g ETH 3. 500 mg INH+15 g PAS	2. besser 1. und 3. kein Unterschied	BK+
1966	Veterans Adm.	593	8 Monate	1. 300 mg INH+6 g PAS 2. 300 mg INH+8 g PAS 3. 300 mg INH+12 g PAS 4. 300 mg INH+6 g PAS+0,5 g SM 5. 300 mg INH+6 g PAS+1 g SM	kein Unterschied, nur 1. schwächer, falls Kaverne größer als 4 cm	BK+ kavernös
1967	Veterans Adm.	954	6 Monate	obige Kombinationen	obige Ergebnisse	BK+
1969	Gyselen	120	4 Monate	1. 300 mg INH+600 mg RMP 2. 300 mg INH+25 mg/kg ETB	1. besser als 2.	kavernös-bacilloskopisch BK+

Tabelle 4. *Kontrollierte Gruppenuntersuchungen an chronischen Lungentuberkulose-Kranken*

Jahr	Verfasser	Krankenzahl	Behandlungsdauer	Angewandte Kombinationen	Heilergebnisse
1963	Brit. Tbc. Assoc.	76	3 Monate 6 Monate	1. 0,75 g ETH+0,75 g CS 2. 0,75 g ETH+0,75 g CS+2 g PZA	kein Unterschied
1964	Böszörményi	106	3 Monate	1. 0,75 g CS+0,75 g ETH 2. 0,75 g CS+0,75 g ETH+1,5 g PZA 3. 0,75 g ETH+1,5 g PZA	zwischen 1. und 2. kein Unterschied 3. schwächer
1967	Union Int. Tbc.	190	28 Wochen	1. 0,75 g CS+0,75 g ETH 2. 0,75 g CS+0,75 g ETH+2 g PZA 3. 0,75 g ETH+2 g PZA	zwischen 1. und 2. kein Unterschied 3. schwächer
1968	Anastasatu	206		1. ETH+CS 2. ETH+CS+PAS bzw. Kanamycin	kein Unterschied

Tabelle 5. *Die wichtigsten Angaben über mindestens 3 Monate lang mit RMP behandelten Kranken*

Zahl der Kranken insgesamt	58
Durchschnittsalter	48 Jahre
Durchschnittliche Krankheitsdauer	10 Jahre
Einseitige Kaverne	37
Beidseitige Kaverne	21
Durchmesser der Kaverne größer als 4 cm	44 (76%)
Vorherige chirurgische Behandlung	30 (52%)
z. Z. der Behandlung Bronchusfistel	17 (29%)
Bacilloskopische Untersuchung: BK+	46 (80%)
Im Kulturverfahren positiv	58 (100%)
Neben Antibiotica I. Ordnung bakteriologische Resistenz gegenüber mindestens 3 Medikamenten II. Ordnung	54 (93%)

Tabelle 6. *Heilerfolge einer 3 Monate langen kombinierten RMP-Behandlung*

Kombination	Zahl der Fälle insgesamt	Vorher bacilloskopisch positiv	Wurden bacilloskopisch negativ	Wurden im Kulturverfahren negativ
RMP+ETB	29	25	20 (80%)	19 (65%)
RMP+zusätzlich PZA 10, Isoxyl 9, CS 5, ETH 2, PAS 2, VIO 1	29	21	15 (71%)	16 (55%)
Insgesamt	58	46	35 (76%)	35 (60%)

Tabelle 7. *Heilerfolg von mindestens 6 Monate lang behandelten Kranken*

	RMP+ETB	RMP+sonstige Medikamente	Insgesamt
Nach 3monatiger Behandlung noch BK+	5	3	8
Wurden nach 6 Monaten negativ	2	1	3
Nach 3 Monaten BK negativ	8	9	17
Nach 6—12 Monaten erneut BK+	3	3	6

Die Angaben der Tabellen 6 und 7 weisen darauf hin, daß wir bei ungefähr 60% der besonders schweren, zum größten Teil unheilbaren Fälle innerhalb von 3 Monaten eine Debacillisierung erreichten. Jedoch konnte die weitere Behandlung der noch nach 3 Monaten Koch-positiven Kranken nur bei einem Drittel eine Debacillisierung erzielen, ein Drittel der nach 3 Monaten BK-negativen Patienten wurde von neuem positiv.

Die Kombination RMP + Ethambutol zeigte etwas bessere Resultate als andere Kombinationen, der Unterschied zwischen den beiden Gruppen ist aber statistisch nicht signifikant.

Wir untersuchten auch die Fälle, die nach 3 Monaten BK-negativ wurden, deren Behandlung aber mit RMP nicht fortgesetzt wurde. Leider war bei zwei Dritteln dieser Fälle während der Beobachtungszeit (6—18 Monate) neuerdings Bakterienausscheidung zu beobachten.

Schlußfolgerungen

1. Eine kombinierte RMP-Medikation führt bei der Mehrzahl der chronischen, meist unheilbaren Tuberkulosekranken zu einer Negativisierung.

2. RMP wird am zweckmäßigsten mit ETB kombiniert, aber jegliches schwächere Kombinationsmittel ist fast ebensogut geeignet — falls keine Resistenz den ausgeschiedenen Bakterien gegenüber besteht.

3. Falls beim Kranken nach 3monatiger RMP-Behandlung noch eine Koch-Positivität bestehen bleibt, haben wir wenig Aussicht, bei Fortsetzung der Behandlung mit RMP noch eine Debacillisierung zu erreichen.

4. Falls sich nach 3monatiger kombinierter RMP-Behandlung eine Debacillisierung einstellt, muß kombinierte Medikation weitergeführt werden, da es sonst erneut zu einer Bakterienausscheidung kommen kann.

Klinische Fragen zur Chemotherapie

Kurzfassung

H. Eule und W. Bethge

Hellmuth-Ulrici-Klinik, Klinik für Lungenkrankheiten und Tuberkulose des Magistrats von Groß-Berlin, Abt. Gesundheits- und Sozialwesen, Sommerfeld, Kr. Oranienburg
(Ärztlicher Direktor: Med.-Rat Dr. med. H. Eule)

Betrachtungen zu der Frage des Standes der Chemotherapie der ansteckenden Lungentuberkulose in den letzten 5 Jahren in der Hellmuth-Ulrici-Klinik Sommerfeld (DDR).

Für die Beurteilung des Wertes neuer Tuberkulosemittel und neuartiger Kombinationsformen ist der kontrollierte Versuch am aussagefähigsten. Inwieweit neu gewonnene Erkenntnisse in der Praxis wirksam werden, muß dagegen aus einer retrospektiven Analyse eines unausgelesenen Materials von Routinebehandlungen ermittelt werden. Daraus lassen sich auch Schlußfolgerungen ziehen, ob die Einführung neuer Tuberkulosemittel zur Erweiterung der therapeutischen Möglichkeiten begründet ist.

Material

687 Patienten, die in den Jahren 1965—1969 nach mindestens 6monatiger stationärer Chemotherapie entlassen wurden oder verstarben. Keine Unterscheidung, ob reguläre oder disziplinarische Beendigung der Behandlung.

Tabelle 1. *Patienten mit ansteckender Lungentuberkulose, 1965—1969 entlassen*

Jahr	N	Erstbehandlung	%	Wiederholungsbehandlung	%
1965	162	59	36	103	64
1966	143	71	50	72	50
1967	114	59	52	55	48
1968	134	68	51	66	49
1969	134	83	62	51	38
Zusammen	687	340	49	347	51

Tabelle 2. *Kavernen nachgewiesen*

Jahr	Erstbehandlung	%	Wiederholungsbehandlung	%
1965	52/59	88	99/103	96
1966	55/71	77	67/172	93
1967	52/59	88	48/55	87
1968	45/68	66	58/66	88
1969	64/83	77	37/51	73
Zusammen	268/340	79	309/347	89

Tabelle 3 a. *Stärke der Bakterienausscheidung (Kultur) bei Behandlungsbeginn Erstbehandlung*

Jahr	N	+ %	++ %	+++ %
1965	59	53	42	5
1966	71	55	28	17
1967	59	48	25	27
1968	68	49	22	29
1969	83	39	20	41
Zusammen	340	48	27	25

Tabelle 3 b. *Stärke der Bakterienausscheidung (Kultur) bei Behandlungsbeginn Wiederholungsbehandlung*

Jahr	N	+ %	++ %	+++ %
1965	103	49	50	1
1966	72	45	26	29
1967	55	42	29	29
1968	66	35	36	29
1969	51	37	24	39
Zusammen	347	42	36	22

Bedingung: Zu Beginn kulturell positiv (mindestens 20 Kolonien).

Die Tabellen 1—3 informieren über die Verteilung auf die einzelnen Jahre und unterscheiden Patienten, bei denen eine vorhergegangene Chemotherapie bekannt war oder nicht. Alle Prozentsätze werden abgerundet angegeben. Man darf annehmen, daß die einzelnen Jahrgänge auch untereinander hinreichend vergleichbar sind. Unter den 1965 und 1966 entlassenen Patienten finden sich zwar relativ mehr Wiederholungsbehandlungen und kavernöse Tuberkulosen, dafür haben sie aber eine durchschnittlich weniger starke Bakterienausscheidung.

Die Chemotherapie erfolgte in sehr variabler Weise, fast stets, mindestens in den ersten Monaten, als Kombination von 3, später 2 effektiven Mitteln. Die Auswahl der Medikamente richtete sich nach der Chemotherapie-Anamnese und den Ergebnissen der Resistenztestung.

Im allgemeinen wurden die Erstbehandlungen mit INH-SM-PAS, ab 1969 teilweise mit INH-EMB-SM durchgeführt. Bei den Wiederholungsbehandlungen dominierte die Kombination ETH-CS-PZA, erst ab 1968 wurde auch EMB und — in wenigen Fällen — Rifampicin eingesetzt.

Die Tabellen 4 a—c vermitteln einen Überblick über die Häufigkeit der Anwendung der einzelnen Tuberkulostatica, aus der sich — mit Ausnahme des nicht immer verfügbaren EMB und Rifampicin — gewisse Rückschlüsse auf unsere Einschätzung des Wertes der einzelnen Mittel ziehen lassen. Daß bei den noch nicht Vorbehandelten auch ETH, PZA und CS relativ häufig angewendet wurden, ist sehr bemerkenswert.

Die Resistenzverhältnisse ergeben sich aus den Tabellen 5 a und b und 6 a und b. Die Resistenzhäufigkeit unter den bisher nicht chemotherapeutisch Behandelten ist wegen der Unsicherheit der Angaben nicht ohne weiteres mit dem Begriff „primäre Resistenz" gleichzusetzen.

Resistenzen gegen mehrere Mittel sind danach in den Jahren 1967 und 1969 relativ am häufigsten unter den Vorbehandelten vertreten. Insgesamt kamen Resistenzen gegen mindestens 3 Mittel bei jedem 5. vorbehandelten Patienten vor.

Die Abb. 1 und die dazugehörigen Tabellen 7 a und 7 b zeigen die erzielten endgültigen Sputumnegativierungen (kulturell). Während in den Jahren 1965 bis 1968 das Tempo und die Quote der Debacillisierungen bei den Wiederbehandelten gegenüber den Erstbehandelten deutlich zurückblieb, besteht 1969 kein Unterschied mehr zwischen diesen beiden Gruppen. Trotz eines erheblichen Anteiles von Pluriresistenzen können also jetzt ebenso rasch und ebenso viele Vorbehandelte negativiert werden.

An einer kleinen Zahl von Patienten mit schweren chronischen Tuberkulosen zeigt die Abb. 2, daß mit Einsatz von RMP in sinnvoller Kombination noch schneller eine Sputumnegativierung eintritt.

Die Aufstellung der Todesfälle in Tabelle 8 soll als Ergänzung dienen, ohne aus der geringen Zahl Schlußfolgerungen zu ziehen.

Die bakteriologischen Ergebnisse könnten zu dem Schluß verleiten, daß eine Erweiterung der Behandlungsmöglichkeiten kein wesentliches Anliegen der Tuberkuloseärzte sein kann.

Wie trügerisch ein solcher Schluß wäre, ergibt sich eindrucksvoll aus den Tabellen 9 a und 9 b.

In ihnen wurden nur solche Nebenwirkungen berücksichtigt, die Anlaß zur definitiven Aufgabe der Behandlung mit dem Mittel waren, das für die unerwünschten Nebeneffekte verantwortlich gemacht wurde. Die zwischen 44% und 74% liegenden Zahlen mögen ungewöhnlich hoch erscheinen.

Wie sich aus Tabelle 10 a und 10 b ergibt, sind aber derartige Nebenwirkungen sogar durch 2 oder 3 Mittel keineswegs selten. Es braucht dabei nicht darüber diskutiert zu werden, ob das Herausnehmen eines Medikamentes aus der Chemotherapie-Kombination wirklich unvermeidbar war, es ist hier nicht von „absoluter Intoleranz" die Rede. Ohne Zweifel sind diese Tabellen aber ein Indicator dafür, mit welchen Leiden und Schwierigkeiten die Erfolge erkauft werden mußten.

In Tabelle 11 sind die von uns angewandten Tuberkulosemittel so aufgeführt, daß sich von der geringsten zur größten Häufigkeit des Auftretens von Nebenwirkungen eine Art Rangordnung ergibt. Vergleicht man diese mit der Reihenfolge der Tabelle 4 a, findet man die in Tabelle 4 a ganz oben stehenden Mittel SM und PAS an letzter Stelle mit den häufigsten Nebenerscheinungen.

Tabelle 4 a. *Häufigkeit der Verabreichung der Medikamente an die Patienten insgesamt*

Medikament	1965 162 Pat. %		1966 143 Pat. %		1967 114 Pat. %		1968 134 Pat. %		1969 134 Pat. %		Zusammen 687 Pat. %	
INH	124	77	107	75	89	78	99	74	104	78	523	76
SM	115	71	108	75	94	82	109	81	105	78	531	77
PAS	110	68	92	64	76	67	87	65	64	48	429	62
ETH	90	56	94	66	76	67	96	72	67	50	423	62
PZA	68	42	74	52	55	48	82	61	72	54	351	51
CS	79	49	73	51	65	57	71	53	56	42	344	50
KC	15	9	20	14	18	16	23	17	23	17	99	14
VC	2	1	16	11	15	13	22	16	22	16	77	11
Thiocarlid	21	13	22	15	5	4	12	9	4	3	64	9
EMB	—		—		—		23	17	70	52	93	—
RMP	—		—		—		5	4	3	2	8	—

Tabelle 4 b. *Häufigkeit der Verabreichung der Medikamente an die Patienten Erstbehandlung*

Medikament	1965 52 Pat. %		1966 71 Pat. %		1967 59 Pat. %		1968 68 Pat. %		1969 83 Pat. %		Zusammen 340 Pat. %	
INH	59	100	71	100	59	100	68	100	80	96	337	99
SM	50	85	66	93	59	100	66	97	78	94	319	94
PAS	54	91	70	99	58	98	63	93	49	59	294	86
ETH	16	27	29	41	35	59	37	54	38	46	155	46
PZA	6	10	12	17	15	25	25	37	33	40	91	27
CS	8	14	11	15	22	37	18	26	18	22	77	23
KC	—		—		3	5	3	4	1	1	7	2
VC	—		1	1	2	3	1	1	—		4	1
Thiocarlid	11	19	11	15	—		1	1	1	1	24	7
EMB	—		—		—		7	10	37	45	44	—
RMP	—		—		—		1	1	—		1	—

Tabelle 4 c. *Häufigkeit der Verabreichung der Medikamente an die Patienten Wiederholungsbehandlung*

Medikament	1965 103 Pat. %		1966 72 Pat. %		1967 55 Pat. %		1968 66 Pat. %		1969 51 Pat. %		Zusammen 347 Pat. %	
INH	65	63	36	50	30	55	31	47	24	47	186	54
SM	65	63	42	58	36	65	43	65	27	53	213	61
PAS	56	54	22	31	19	35	24	36	15	29	136	39
ETH	74	72	65	90	41	75	59	89	29	57	268	77
PZA	62	60	62	86	40	73	57	86	39	76	260	75
CS	71	69	62	86	44	80	53	80	38	74	268	77
KC	15	15	20	28	15	28	20	30	22	43	92	26
VC	2	2	15	21	13	24	21	32	22	43	73	21
Thiocarlid	10	10	11	15	5	9	11	17	3	6	40	11
EMB	—		—		—		16	24	33	65	49	—
RMP	—		—		—		4	6	3	6	7	—

Tabelle 5 a. *Resistenz vor der Behandlung — Erstbehandlung*

Jahr	N	Resistenz gegen mindestens		
		1 Mittel %/o	2 Mittel %/o	3 Mittel %/o
1965	59	7	2	—
1966	71	6	4	3
1967	59	10	2	3
1968	68	7	1	1
1969	83	5	2	—
Zusammen	340	7	2	2

Tabelle 5 b. *Resistenz vor der Behandlung — Wiederholungsbehandlung*

Jahr	N	Resistenz gegen mindestens			
		1 Mittel %/o	2 Mittel %/o	3 Mittel %/o	4 Mittel %/o
1965	103	56	22	9	7
1966	72	72	42	25	8
1967	55	67	38	29	20
1968	66	64	29	21	15
1969	51	71	39	27	22
Zusammen	347	65	33	20	13

Tabelle 6 a. *Resistenzen gegen die einzelnen Medikamente — chemotherapeutisch nicht vorbehandelt*

Jahr	N	INH %/o	PAS %/o	SM %/o	TB I %/o	ETH %/o	CS %/o	PZA %/o	VC %/o	KC %/o	Thiocarlid %/o	EMB %/o
1965	59	3	—	—	—	—	—	—	—	—	2	—
1966	71	4	—	1	4	—	—	—	—	—	7	—
1967	59	10	2	2	4	5	—	—	—	—	4	—
1968	68	3	—	—	2	—	—	3	—	—	2	—
1969	83	1	—	1	2	2	—	—	—	—	—	—
Zus.	340	7	0,3	1	2	2	—	0,6	—	—	3	—

Tabelle 6 b. *Resistenzen gegen die einzelnen Medikamente — chemotherapeutisch vorbehandelt*

Jahr	N	INH %/o	PAS %/o	SM %/o	TB I %/o	ETH %/o	CS %/o	PZA %/o	VC %/o	KC %/o	Thiocarlid %/o	EMB %/o
1965	103	50	12	8	14	9	3	1	—	—	2	—
1966	72	72	22	22	14	7	1	1	—	—	13	—
1967	55	64	16	22	24	22	2	2	—	—	24	—
1968	66	65	12	18	17	15	5	2	2	—	15	2
1969	51	69	25	22	22	20	6	8	2	2	4	—
Zus.	347	62	16	17	17	13	3	2	0,6	0,3	10	0,3

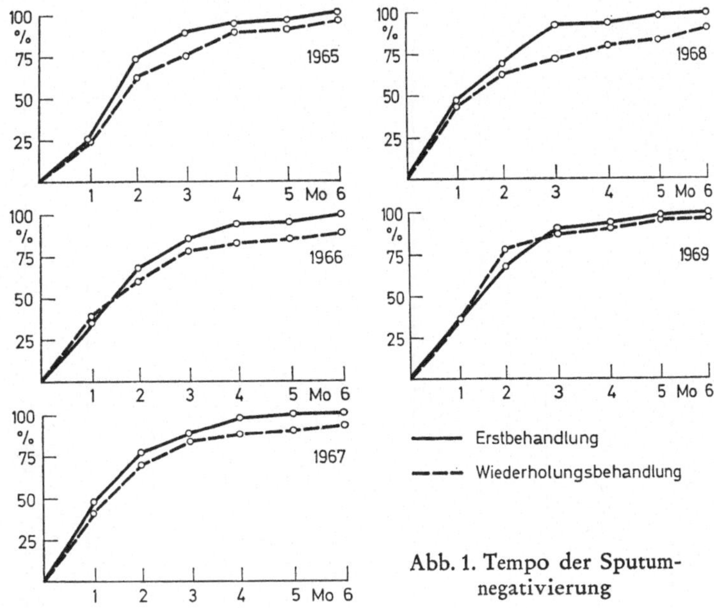

Abb. 1. Tempo der Sputum-
negativierung

Tabelle 7 a. *Kulturen konstant negativ — Erstbehandlung*

Jahr	N	1. Mon. %	2. Mon. %	3. Mon. %	4. Mon. %	5. Mon. %	6. Mon. (oder später) %	nicht negativiert %
1965	59	25	73	86	91	97	100	0
1966	71	35	68	82	93	93	99	1
1967	59	47	76	86	98	100	100	0
1968	68	46	69	91	94	97	99	1
1969	83	35	67	87	94	98	99	1
Zus.	340	38	70	86	94	97	99	1

Tabelle 7 b. *Kulturen konstant negativ — Wiederholungsbehandlung*

Jahr	N	1. Mon. %	2. Mon. %	3. Mon. %	4. Mon. %	5. Mon. %	6. Mon. (oder später) %	nicht negativiert %
1965	103	25	62	75	86	87	93	7
1966	72	40	60	78	81	83	89	11
1967	55	40	69	82	85	87	91	9
1968	66	45	62	71	80	83	91	9
1969	51	35	76	86	90	96	98	2
Zus.	347	36	65	77	84	87	92	8

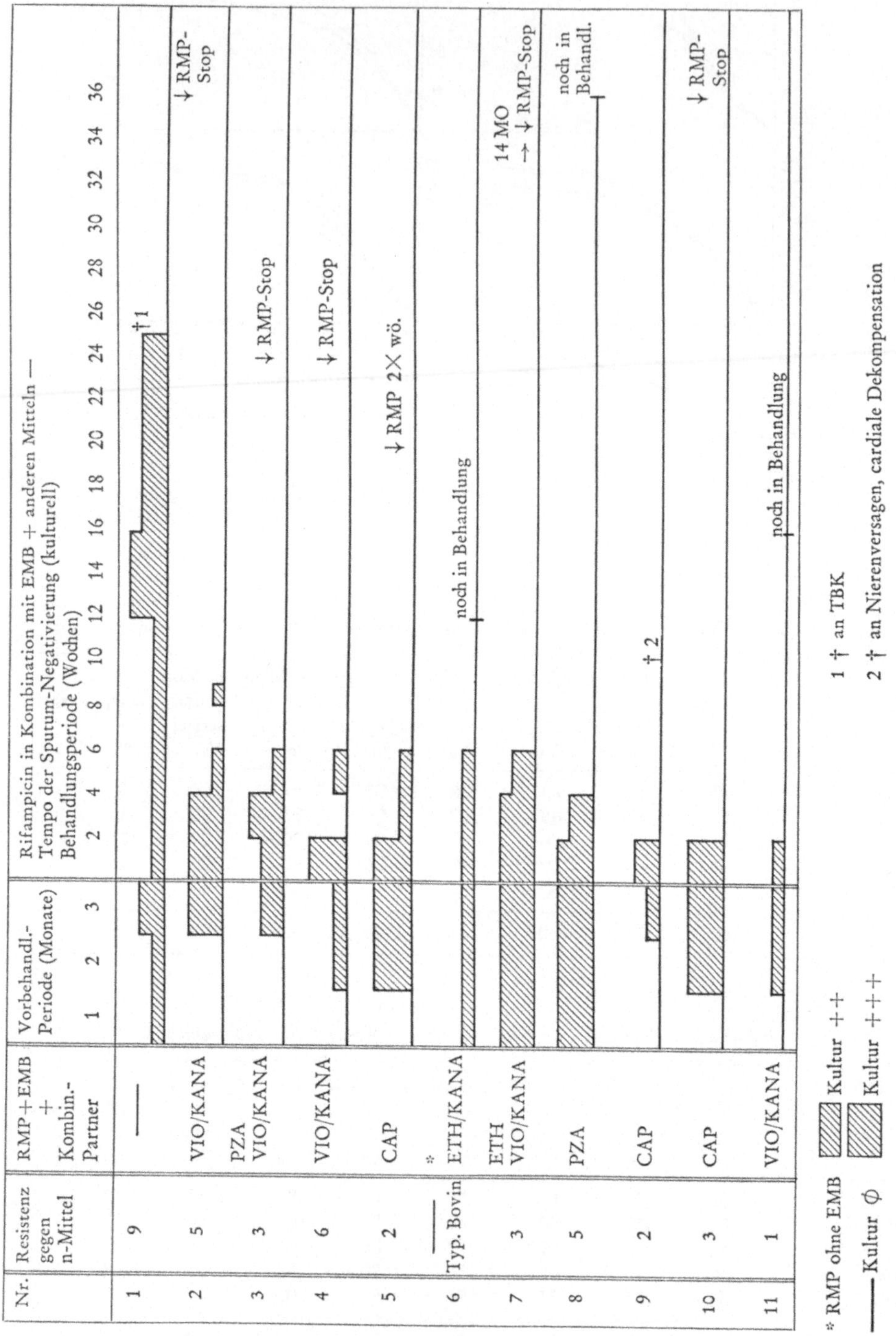
Nr.
Resistenz gegen n-Mittel
RMP + EMB + Kombin.-Partner
Vorbehandl.-Periode (Monate)
1 2 3
Rifampicin in Kombination mit EMB + anderen Mitteln — Tempo der Sputum-Negativierung (kulturell)
Behandlungsperiode (Wochen)
2 4 6 8 10 12 14 16 18 20 22 24 26 28 30 32 34 36
1 9 —
† 1
2 5 VIO/KANA
↓ RMP-Stop
3 3 PZA VIO/KANA
↓ RMP-Stop
4 6 VIO/KANA
↓ RMP-Stop
5 2 CAP
↓ RMP 2× wö.
6 Typ. Bovin * ETH/KANA
noch in Behandlung
7 3 ETH VIO/KANA
14 MO → ↓ RMP-Stop
8 5 PZA
noch in Behandl.
9 2 CAP
† 2
10 3 CAP
↓ RMP-Stop
11 1 VIO/KANA
noch in Behandlung
* RMP ohne EMB
Kultur ∅
Kultur +
Kultur ++
Kultur +++
1 † an TBK
2 † an Nierenversagen, cardiale Dekompensation

Abb. 2.

Tabelle 8. *Todesfälle*

Jahr	Tod an Tbc	davon noch positiv	Tod an and. Ursachen	davon noch positiv
1965	1	—	1	—
1966	3	2	3	1
1967	2	2	3	—
1968	3	3	1	1
1969	—	—	1	—
Zus.	9	7	9	2

Tabelle 9 a. *Häufigkeit von Nebenwirkungen, die zur Aufgabe eines Medikamentes führten* Erstbehandlung

Jahr	N	Nebenwirkungen	%
1965	59	26	44
1966	71	41	58
1967	59	30	51
1968	68	45	66
1969	83	40	48
Zus.	340	182	53

Tabelle 9 b. *Häufigkeit von Nebenwirkungen, die zur Aufgabe eines Medikamentes führten* Wiederholungsbehandlung

Jahr	N	Nebenwirkungen	%
1965	103	53	51
1966	72	41	57
1967	55	33	60
1968	66	42	64
1969	51	38	74
Zus.	347	207	60

Tabelle 10 a. *Nebenwirkungen. Medikament wegen Unverträglichkeit abgesetzt* Erstbehandlung

Jahr	N	0 Mittel %	1 Mittel %	2 Mittel %	3 Mittel %	> 3 Mittel %
1965	59	56	24	10	5	5
1966	71	49	18	15	13	4
1967	59	46	19	12	15	8
1968	68	34	35	10	15	6
1969	83	52	12	19	6	11
Zus.	340	47	21	14	11	7

Tabelle 10 b. *Nebenwirkungen. Medikament wegen Unverträglichkeit abgesetzt — Wiederholungsbehandlung*

Jahr	N	0 Mittel %	1 Mittel %	2 Mittel %	3 Mittel %	> 3 Mittel %
1965	103	48	19	15	10	8
1966	72	39	25	24	8	4
1967	55	42	22	16	13	7
1968	66	36	26	20	12	6
1969	51	35	22	31	12	0
Zus.	347	41	22	20	11	5

Tabelle 11. *Abbruch der Behandlung mit den einzelnen Mitteln wegen Unverträglichkeitserscheinungen. % der mit dem jeweiligen Mittel Behandelten*

	1965 %	1966 %	1967 %	1968 %	1969 %	insgesamt %
RMP	—	—	—	0	0	0
INH	5	4	0	1	4	3
Thiocarl.	—	—	—	8	0	6
EMB	—	—	—	13	6	8
VC	50	12	13	14	14	14
PZA	31	18	18	18	14	20
ETH	22	27	30	27	30	27
CS	19	33	35	28	28	28
KC	40	10	33	30	35	30
PAS	25	43	37	51	47	39
SM	31	39	50	44	37	40

Nur RMP mußte überhaupt nicht, INH, Thiocarlid und EMB nur selten aus dem Behandlungsregime herausgenommen werden. Alle anderen Mittel sind mit einer mehr oder weniger hohen Rate von Nebenwirkungen belastet. Leider steht der guten Verträglichkeit des Thiocarlid nicht eine ebenso gute Effektivität zur Seite, ganz im Gegensatz zu der bekannten ausgezeichneten Wirkung von RMP, INH und EMB. Unter diesen hat aber RMP und auch EMB dem INH gegenüber den Vorzug, daß Resistenzen im Gegensatz zu der häufigen INH-Resistenz unter unseren Patienten kaum vorkommen. RMP hat EMB gegenüber den Vorteil, daß die aufwendigen augenfachärztlichen Untersuchungen nicht notwendig sind.

Schlußfolgerungen

Mit den bisher zur Verfügung stehenden Tuberkulostatica können praktisch alle Erstbehandelten negativiert werden. Auch bei Wiederbehandelten mit oder ohne Pluriresistenz sind jetzt gleich gute Erfolge möglich. Nebenwirkungen führen aber sehr häufig zu schwerer Belästigung oder Schädigung der Kranken und erfordern bei sehr vielen eine Umstellung des Behandlungsregimes. Viele der Mittel sind wegen Nebenwirkungen für die ambulante Weiterbehandlung nicht geeignet. Das dafür am besten brauchbare INH ist mit dem Nachteil der relativ größeren Resistenzhäufigkeit belastet. RMP und EMB sind wegen ihrer ausgezeichneten bzw. guten antituberkulösen Wirkung bei gleichzeitig guter Verträglichkeit sowohl für die Behandlung von Ersterkrankungen als auch besonders für Wiederholungsbehandlungen, speziell der chronischen Tuberkulösen, hervorragend geeignet. Sie werden auch von diesen ausgezeichnet vertragen. Erst dadurch ist es in manchen Fällen möglich, eine sinnvolle Arzneimittelkombination zu verordnen und auch die Durchführung der Behandlung über genügend lange Zeit durchzusetzen.

Stellungnahme zur intermittierenden Chemotherapie

Intermittierende Chemotherapie ist nach Eintritt der Sputumkonversion möglich und ebenso wirksam wie eine kontinuierliche Behandlung. Eigene Erfahrungen dazu bestehen mit der intermittierenden Therapie mit INH-SM-EMB bei Erstbehandlungen: 100% Sputumnegativierungen. Dabei konnte auch gezeigt werden, daß eine ambulante überwachte intermittierende Chemotherapie realisierbar ist. Noch nicht geklärt ist, ob bei früh einsetzender intermittierender Therapie eine ebenso schnelle Sputumnegativierung erzielt wird. Sicher ist dagegen, daß die Toleranz wesentlich verbessert wird.

Die Rolle des Rifampicins in der Behandlung der Tuberkulose

G. FAVEZ

Klinik Cevey-Sylvana, Epalinges/Lausanne (Vorstand: Professor Dr. G. Favez),
Phthisiologische Abteilung der Med. Univ.-Klinik, Lausanne (Vorstand: Prof. Dr. A. Vannotti)

Die Behandlung der Tuberkulose beruht auf zwei Prinzipien. Das erste und wichtigste ist die fast totale Zerstörung der Mycobakterien durch die antituberkulösen Medikamente [9]. Das zweite ist die Wirkung der natürlichen Abwehrkräfte, die durch die Tätigkeit der Makrophagen erfolgt [14]. Methodologisch betrachtet man drei Phasen [3]. Während der ersten bringt man drei Bactericide in Anwendung, die eine einleitende massive Bakterienvernichtung hervorrufen [12] (zwei würden genügen, wenn man gewiß sein könnte, daß wirklich ein wilder Stamm vorhanden ist). Die drei Medikamente verabreicht man, bis man das Antibiogramm bekommt. Die zweite Phase, in der zwei Bactericide in Anwendung kommen, wird bis zur Negativierung der Kulturen fortgesetzt. Die dritte Phase dauert ungefähr 18 Monate in Monotherapie. Diese Zeitspanne stellt eine Sicherheitsfrist dar. Sie ist aus zwei Gründen gerechtfertigt. Die Proportion der resistenten Mutanten in einem wilden Stamm gegenüber den wichtigsten Bactericiden ist bekannt [13]. Wenn die Menge der Mycobakterien beträchtlich vermindert worden ist, daß die Kulturen negativ in dieser Weise geworden sind, ist die absolute Zahl der resistenten Mutanten nicht mehr zu berücksichtigen, weil diese gegenüber der Tätigkeit der Makrophagen nicht mehr überhandnehmen. Daher genügt ein einziges Bactericid. Es ist trotzdem notwendig, seine Anwendung während zahlreicher Monate fortzusetzen. Tatsächlich umhüllen die Reaktionsprozesse der Gewebe die Bacillen und versetzen sie so in bakteriostatischen

Zustand; dadurch entziehen sie sich der Wirkung der Bactericide außer in seltenen Perioden, in denen sie sich teilen [7]. Die Erfahrung lehrt, daß die Gefahr eines Rückfalles gleichsam null ist, wenn dieses Programm genügend lange mit den der Empfindlichheit des Stammes entsprechenden bactericiden Medikamenten fortgesetzt wird. Die Heilung im Sinne des Klinikers besteht von nun an in einem stabilen Gleichgewicht der Kräfte zwischen den übrigbleibenden empfindlichen Bacillen und einer ständig durch den Organismus unterhaltenen cellulären Abwehr. Dieser Zustand unterscheidet sich nicht von der Gesundheit, die gleichfalls ein ständig neu hergestelltes Gleichgewicht zwischen immer beweglichen, oft antagonistischen Prozessen ist.

Die bei noch nicht behandelten Patienten geeignetste initiale Therapie scheint die Kombination INH-RMP-EMB zu sein [3, 8]. Bei Rückfällen hat sich die Kombination RMP-EMB gegenwärtig hervorragend bewährt [6, 10].

Jedoch war es zunächst notwendig, den Wert der Kombination RMP-INH mit der von SM-INH zu vergleichen, die bis heutzutage als die wirksamste gilt. Zu diesem Zweck ist in der Abteilung für Phthisiologie der Med. Univ.-Klinik von Lausanne (Schweiz) im Juli 1968 ein Kontrollversuch eingeleitet worden.

Die noch nicht behandelten, seither zugelassenen Patienten werden zwei therapeutischen Programmen unterworfen, die nach einem, von dem Statistiker aufgestellten Verteilungsplan randomisiert zugeteilt wurden. Es werden zwei Gruppen aufgestellt. In der ersten bekommt jeder Patient täglich 15 mg RMP pro Kilogramm Körpergewicht und 5 mg INH pro Kilogramm Körpergewicht; in der zweiten bekommt jeder Patient wöchentlich 3 g SM und täglich 5 mg INH pro Kilogramm Körpergewicht. 6 g Thiocarlid [15] werden in jedem Fall täglich hinzugefügt, bis das Antibiogramm bekannt ist, um das Risiko einer Resistenz gegen RMP oder SM zu vermindern, da man nicht im voraus wissen kann, ob eine Primärresistenz gegen INH vorhanden ist. Am Anfang des 7. Monats werden die Patienten mit einem einzigen Medikament (8 mg RMP pro Kilogramm Körpergewicht in der ersten Gruppe, 5 mg INH pro Kilogramm Körpergewicht in der zweiten Gruppe) und zwar während 18 Monaten behandelt.

Die wegen eines Rückfalls zugelassenen Patienten bekommen täglich 15 mg RMP pro Kilogramm Körpergewicht und 25 mg EMB pro Kilogramm Körpergewicht, und zwar 60 Tage lang; danach 15 mg pro Kilogramm Körpergewicht. 6 g Thiocarlid [15] pro Tag werden hinzugefügt, bis das Antibiogramm bekannt ist; denn man kann leider trotz der schwachen Proportion von den gegen RMP resistenten Mutanten nicht den Fall ausschließen, daß eine primäre Resistenz gegen dieses Medikament vorliegt, da RMP manchmal allein verschrieben wird, wenn anfangs die Tuberkulose nicht erkannt worden ist. Die Behandlung wird mit RMP allein nach der Negativierung der Kulturen bis zur Dauer von 2 Jahren fortgesetzt.

Ergebnisse

Die Tabelle 1 zeigt den Verlauf der Negativierung der Kulturen während des Kontrollversuches bis zu dem am 1. März 1970 festgestellten Ergebnis. Es werden nur die offenen und kavitären Fälle in Betracht gezogen.

Die Tabelle 2 gibt die Resultate, die bis zum 1. März 1970 bei den wegen eines Rückfalls zugelassenen Patienten festgestellt worden sind. Es werden nur die offenen und kavitären Fälle in Betracht gezogen.

Tabelle 1. *Negativierung der Kulturen mit randomisierter Verteilung von RMP-INH und SM-INH bei 87 vorher noch nicht behandelten Patienten*

Behandlung	Zulassung	Positive Kulturen					
		1. Monat	2. Monat	3. Monat	4. Monat	5. Monat	6. Monat
RMP-INH	47	28	10	4	1	0	0
SM-INH	40	20	11	1	0	0	0

Tabelle 2. *Negativierung der Kulturen bei den wegen eines Rückfalls behandelten 43 Patienten*

Behandlung	Zulassung	Positive Kulturen					
		1. Monat	2. Monat	3. Monat	4. Monat	5. Monat	6. Monat
RMP-EMB	43	24	10	4	3	2	0

Diskussion

Behandlung der neuen Fälle

Die Dosis von 3 g SM pro Woche ist der täglichen Verabreichung von 1 g vorgezogen worden; denn die Ergebnisse sind in bakteriologischer Hinsicht miteinander vergleichbar, wie dies schon in früheren Studien nachgewiesen worden ist [2, 11]. Außerdem setzt die intermittierende Verabreichung das Risiko einer Labyrinthschädigung beträchtlich herab. Der Bestand der beiden Gruppen ist ungleich, da sich die randomisierte Verteilung in 3 Untergruppen für jedes Programm auf den Durchmesser der Kavernen gründet [4], und die Verteilung wird im Endergebnis gleichförmig sein.

Die Ergebnisse der therapeutischen Programme RMP-INH und SM-INH sind im Verlauf der ersten Monate gleichwertig. Die graphischen Darstellungen fallen zusammen. Hinsichtlich der angewandten Medikamente ist keine Resistenz erfolgt.

Ein abschließendes Urteil wird erst mit einem Abstand von 5 Jahren — vom Ende der Behandlung ab gerechnet — gefällt werden können, und zwar durch einen Resistenztest des Stammes im Falle eventueller Rückfälle.

Weder klinisch noch biologisch ist in den beiden Gruppen RMP-INH und SM-INH irgendeine Nebenwirkung in Erscheinung getreten. Außer zahlreichen Blutanalysen hat sich die Überprüfung der Patienten besonders auf die Leber- und Nierenfunktion sowie auf das Audiogramm erstreckt.

Bei 2 Patientinnen, die im Kontrollversuch nicht einbegriffen waren (ein tuberkulöser Halslymphknoten, eine geschlossene Lungentuberkulose), hat man eine Allergie auf RMP und eine geringfügige Leberstörung bei RMP-INH-Behandlung beobachtet [4].

Behandlung der Rückfälle

Die RMP-EMB-Behandlung hat sich als um so bemerkenswerter erwiesen, als sich bei den Rückfällen drei seit 5, 7 und 20 Jahren bacilläre Patienten befanden, die eine veraltete Tuberkulose hatten, und zwar mit ausgedehnten funktionellen und anatomischen Schädigungen [5]. Eine 4. Patientin, deren Krankheit schon 33 Jahre dauerte, ist seit dem 11. Dezember 1968 mit der Kombination RMP-EMB behandelt worden. Die Bacillen waren damals polyresistent. Die Kulturen wurden schon vom 31. Dezember 1968 ab negativ. Die Patientin wurde am 6. März 1969 entlassen, aber am 15. Dezember 1969 zum 7. Mal wieder eingewiesen; sie ist am 9. Januar 1970 an einer kardiorespiratorischen Insuffizienz verstorben. In den histologischen Präparaten der Kavernenwände wurden keine Bacillen entdeckt.

Es scheint, daß die Kombination RMP-EMB dazu berufen ist, alle bisher in der Behandlung der Rückfälle und der chronischen Tuberkulose angewandten Kombinationen zu ersetzen. Die erhaltenen Ergebnisse übertreffen diejenigen, die in einer früheren Studie festgehalten worden sind, und zwar dank der Kombination Ethionamid-Cycloserin-Pyrazinamid-Thiocarlid mit einer randomisierten Verteilung von Rifamycin SV oder Kanamycin [1]. Der Prozentsatz der negativierten Kulturen ist ebenfalls höher als der bei der Kombination Ethionamid-Cycloserin-Pyrazinamid, die in einer Gemeinschaftsstudie der Intern. Vereinigung gegen die Tuberkulose [17] und in der von Sighart [16] angewandt worden ist.

Jedoch darf die Toxicität des EMB für den optischen Nerv bei den gegenwärtigen Dosierungen nicht unterschätzt werden, vor allem nicht bei Patienten, deren Krankheit an sich, wie z. B. *Diabetes mellitus*, für den optischen Nerv gefährlich sein kann, oder in Fällen wo sich Nebenwirkungen zahlreicher Medikamente anhäufen [1]. Man hat eine bedeutende Verminderung der Sehkraft bei einem tuberkulösen Patienten festgestellt, der zur Behandlung einer rheumatoiden Arthritis außer RMP-EMB noch Indometacin verabreicht erhielt.

Schlußfolgerungen

Bei den offenen und kavitären, noch nicht behandelten Tuberkulosefällen hat die Kombination RMP-INH bei allen Patienten ebenso gut wie die Kombination SM-INH und zwar in der gleichen Zeitspanne die Negativierung der Kulturen hervorgerufen. Keine Nebenwirkung wurde festgestellt.

Bei der Behandlung der Rückfälle und der chronischen Tuberkulose, so veraltet und ausgedehnt sie auch sein mögen, hat sich die Kombination RMP-EMB außerordentlich bewährt, da alle Kulturen negativiert worden sind. Diese Kombination scheint berufen zu sein, alle bisher in den Rückfällen angewandten antituberkulösen Kombinationen, die sich weniger wirksam und mehr toxisch erwiesen haben, zu ersetzen.

Literatur

1. Birge, H. L.: The increasing commentary on drugs as visual hazards. Amer. J. med. Sci. **247**, 226 (1964).
2. Council on pharmacy and chemistry: Chemotherapy of tuberculosis in man. J. Amer. med. Ass. **147**, 253 (1951).
3. Favez, G.: Nouveaux médicaments dans la thérapeutique antituberculeuse. Helv. Med. Acta (Suppl.) **49**, 66 (1970).
4. — Willa, Cl.: Observations préliminaires sur l'emploi de la rifampicine dans le traitement de la tuberculose pulmonaire. Rev. Tuberc. (Paris) **33** bis, 199 (1969).

---

1 Nicht veröffentlichte Ergebnisse.

5. Favez, G., Willa, Cl.: Premier bilan provisoire du traitement des rechutes de la tuberculose pulmonaire active par la rifampicine, l'éthambutol et la thiocarlide associés. Acta tuberc. pneumol. belg. **60**, 496 (1969).
6. — Local and general chemotherapy in severe cavitary tuberculosis with resistant strains to major drugs. Progr. Antimicrobial Anticancer Chemother. Vol. II, p. 613 (Univ. Tokyo Press, Tokyo 1970).
7. Forbes, M., Peets, E. A., Kuck, N. A.: Effect of Ethambutol on mycobacteria. Ann N. Y. Acad. Sci. **135**, 726 (1966).
8. Freerksen, E.: Fortschritte in der Tuberkulose-Behandlung Isoniazid+Rifampicin+ Myambutol als neue „Standardtherapie". Dtsch. med. Wschr. **95**, 139 (1970).
9. Grumbach, F., Rist, N.: Activité antituberculeuse expérimentale de la rifampicine, dérivé de la rifamycine SV. Rev. Tuberc. (Paris) **31**, 749 (1967).
10. Gyselen, A., Verbist, L., Cosemans, J., Lacquet, L. M., Vandenbergh, E.: Rifampin and Ethambutol in the retreatment of advanced pulmonary tuberculosis. Amer. Rev. resp. Dis. **98**, 933 (1968).
11. James, L. A., Sides, L. J., Dye, W. E., Deyke, V. F.: Intermittent Streptomycin regimens. An analysis of ninety-seven patients with pulmonary tuberculosis treated with one or two grams of Streptomycin every third day. Amer. Rev. Tuberc. **63**, 275 (1951).
12. Kass, I., Russel, W. F., Heaton, A., Miyamoto, T., Middlebrook, G., Dressler, S. M.: Changing concepts in the treatment of pulmonary tuberculosis. Ann. intern. Med. **47**, 744 (1957).
13. Kreis, B.: Résistance et survivance du bacille tuberculeux aux médications antibacillaires. Paris: Masson 1966, p. 331.
14. Lurie, M. B.: Resistance to tuberculosis: Experimental studies in native and acquired defensive mechanisms. Massachusetts: Harvard Univ. Press 1964.
15. Sighart, H.: Langzeitbehandlung der Lungentuberkulose. Erfahrungen mit der Kombinationsbehandlung mit Isoxyl. Prax. Pneumol. **20**, 20 (1966).
16. — Opl, G.: Die Behandlung der chronischen polyresistenten Lungentuberkulose mit Ethionamid, Pyrazinamid und Cycloserin. Prax. Pneumol. **22**, 692 (1968).
17. Union internationale contre la tuberculose: Les résultats de la deuxième enquête de chimiothérapie de l'UICT. Proceedings of the XIX Intern. Conf. Amsterdam, 3—7 Octobre 1967, p. 173.

Einige kritische Betrachtungen über die Wirkung von Rifampicin in der Therapie schwerer pluriresistenter chronischer Patienten

Vergleichsanalyse mit anderen AT-Medikamenten

St. Goldman und N. Brzaković

Tuberkulose-Institut Novi Sad (Vorstand: Prof. Dr. St. Goldman)

Von Ende des Jahres 1968 bis heute wandten wir Rifampicin in der Therapie bei 130 chronischen Tbc-Kranken an. Analysiert wurden 88 Fälle, die dieses Medikament in verschiedenen Kombinationen von 2—14 Monaten erhielten. Von 78 Kranken wurden 10 nur mit Rifampicin (Monotherapie) behandelt und in Kombination mit anderen Medikamenten 68 Kranke. Bei 10 Patienten wurde die Therapie zum Schutz des chirurgischen Eingriffes durchgeführt (deshalb wurde diese Gruppe aus unserer Analyse ausgeschlossen).

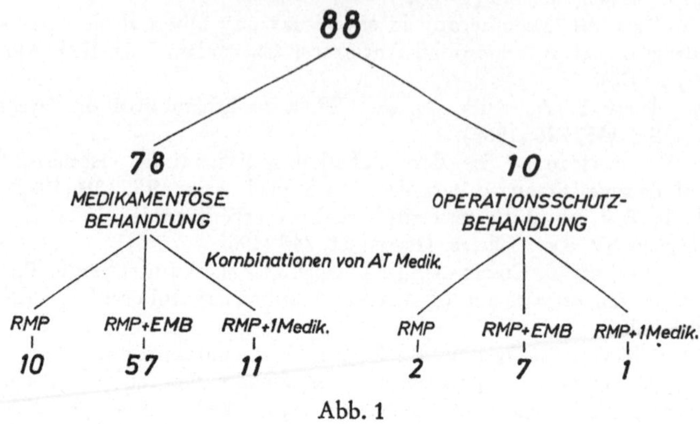

Abb. 1

Das behandelte Krankenmaterial war besonders schwer. Es handelte sich vor allem um langjährige, chronische Tbc-Kranke mit einer durchschnittlichen Krankheitsdauer von 12,5 Jahren und mit vorausgehender, hartnäckiger Bacillität von 6,5 Jahren im Durchschnitt. Viele von den Patienten, d. h. 38 oder 48%, hatten verschiedene Begleitkrankheiten (meistens *Cor pulmonale*), 29 Kranke waren langjährige Alkoholiker, und bei 15 Kranken bestanden Rezidive nach früheren chirurgischen Eingriffen; bei 13 von ihnen Empyeme mit bronchialen oder thorakalen Fisteln.

Tabelle 1

Krankheitsdauer:	12,5 Jahre (im Durchschnitt)
Vorausgehender Bacillennachweis:	6,5 Jahre (im Durchschnitt)
Begleitkrankheiten:	38 Kranke (1. Cor pulmonale; 2. Diabetes; 3. Cirrhosis)
Alkoholiker:	29 Kranke
Operationsrezidive:	15 Kranke
	13 Empyeme mit Fisteln (Bronchialen 9, Thorakalen 4)

Vorwiegend handelte es sich um stark ausgebreitete, beiderseitige multikavernöse Tuberkulose (79), während mittelstark ausgebreitete Schädigungen bei 9 Kranken registriert wurden. Gering ausgebreitete Läsionen gab es nicht. Außerdem war die antituberkulotische Reserve bei vielen praktisch verbraucht, denn 36 Kranke waren resistent auf 7 AT-Medikamente, 18 auf 6, 7 auf 5, 7 auf 4, 11 auf 3, 3 auf 1 Medikament und 6 Kranke waren empfindlich auf alle Medikamente. Diese letzten aber zeigten entweder Intoleranz auf alle AT-Medikamente, oder waren allergisch auf diese, so, daß gar keine Therapie mit bisher verfügbaren Drogen möglich war.

Tabelle 2

Ausbreitung		
stark	mittel	gering
79	9	—

Resistenz

auf 7	auf 6	auf 5	auf 4	auf 3	auf 1 (INH)	S
36	18	7	7	11	3	6

R auf EMB 12

Analysiert wurden nur Kranke, die von 2—14 Monate behandelt wurden. Laut unserer Angabe wurden 8 Kranke 2 Monate behandelt, 38 Kranke 4 Monate, 18 Kranke 6 Monate, 4 Kranke 8 Monate, 3 Kranke 10 Monate und 7 Kranke von 10—14 Monate.

Tabelle 3. *Behandlungsdauer von 2—14 Monaten. 78 Kranke*

2 Monate	4 Monate	6 Monate	8 Monate	10 Monate	über 10 Monate
8	38	18	4	3	7
	46 Kranke		32 Kranke		

Wie wir bereits erwähnten, wurde Rifampicin entweder als Monotherapie (bei 10 Kranken) oder zusammen mit noch einem aktiven Medikament verabreicht. Am häufigsten mit Ethambutol (57), weiter mit 13—14, 13—21, sowie mit den übrigen Medikamenten „zweiter Reihe".

Tabelle 4. *Rifampicin mit angewandten Medikamenten. 68 Kranke*

EMB	57 (84%)
13—14	3
13—21	3
PZ	2
CS	1
Isoxyl	1
SM	1

Es wurden folgende Resultate erreicht. Negativierung bei 61 Kranken oder 78%. Bei 17 Kranken oder 22% wurden weiterhin Bacillen nachgewiesen. Wir können sagen, daß wir mit diesem Erfolg zufrieden waren, denn bis heute ist es uns nicht gelungen einen besseren Prozentsatz der Negativierung bei so schweren, chronischen Kranken zu erzielen.

Man muß aber noch den wichtigen Umstand hervorheben, daß der Prozentsatz der Negativierung weitaus besser und dauernder war, je länger die Therapie angewandt wurde. So wurde die Negativierung bei der Gruppe von 32 Kranken, welche verschiedene therapeutische Kombinationen mit Rifampicin länger als 4 Monate er-

Tabelle 5. *Konversion (gesamt). 78 Kranke*

BK∅	BK+
61 (78%)	17 (22%)

halten hatte, bei 30 Kranken oder 94% erreicht. Das bedeutet, daß nur 2 Kranke bacillär blieben. Im Gegensatz dazu war die erreichte Konversion bei der Gruppe von Kranken, deren Behandlung nur 2—4 Monate dauerte, bedeutend geringer und betrug 67%.

Tabelle 6. *Konversion (im Verhältnis zur Behandlungsdauer). 78 Kranke*

Bis 4 Monate		Über 4 Monate	
46		32	
BK∅	BK+	BK∅	BK+
31 (67%)	15 (33%)	30 (94%)	2 (6%)

Wenn wir die erreichten Erfolge der Konversion bei verschieden durchgeführten AT-Kombinationen vergleichen, können wir feststellen, daß die Kombinationen von RMP+EMB, verabreicht bei 57 Kranken, die Negativierung von 89% ergab. Die Kombination von RMP mit einem anderen aktiven Medikament zweiter Reihe ergab die Negativierung in 73%, während die Monotherapie mit RMP (10 Kranke) nur 2 Personen oder 20% abacillär machte. Hier muß man hervorheben, daß diese letztgenannte Gruppe, außer einer Ausnahme, nur kurze Zeit, 2—4 Monate behandelt wurde und daß die Therapie noch weiter bei erhaltener Empfindlichkeit auf RMP fortgesetzt wird, so daß man noch befriedigendere Resultate erwarten kann.

Tabelle 7. *Konversion (im Verhältnis zur AT-Kombination). 78 Kranke*

RMP+EMB 57		RMP+1 AT-Medik. 11		RMP 10	
BK∅	BK+	BK∅	BK+	BK∅	BK+
51 (89%)	6 (11%)	8 (73%)	3 (27%)	2 (20%)	8 (80%)

Wir möchten hier noch auf eine interessante Angabe hinweisen: Anläßlich einer früheren Analyse einer größeren, mit EMB behandelten Krankengruppe, gaben wir in der Behandlung von 36 Kranken RMP dazu. Die Therapie mit Ethambutol bei diesen Personen dauerte, bei erhaltener Empfindlichkeit, von 2—20 Monaten. Im Moment der Beigabe von Rifampicin waren bereits 8 Kranke abacillär und 28 waren noch weiter bacillär. Bei diesen 28, noch bacillären Patienten, wurde Negativierung durch Beigabe von RMP bei weiteren 20 Personen erzielt. Dieses Resultat erhielten wir entweder nur durch Beigabe von RMP (17 Kranke), oder durch Ersatz von EMB durch eine andere Droge (2), oder nur durch Monotherapie mit RMP (1).

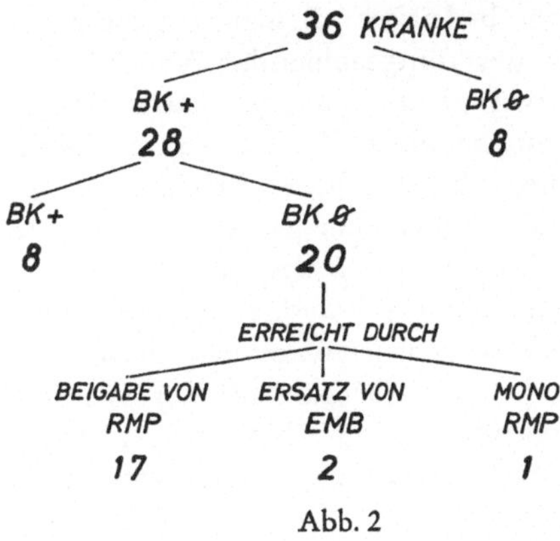

Abb. 2

Was die Konversionsdynamik betrifft, wurde festgestellt, daß die BK Negativierung am häufigsten schon im ersten Monat (56%) und später im 6. Monat erreicht wurde. Die analysierten Ergebnisse sprechen weiter dafür, daß die Konversion am schnellsten durch Kombination von RMP + EMB erreicht wird und daß alle anderen Verbindungen schwächere Resultate ergeben, wovon wir uns später auf Grund einer anderen Analyse überzeugen werden.

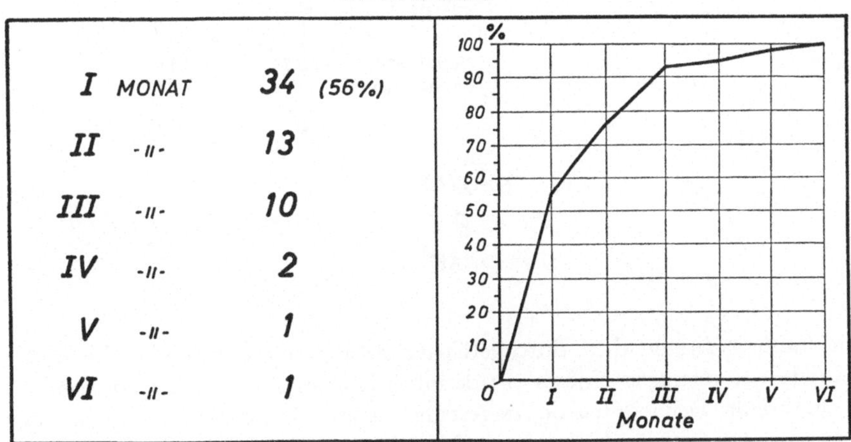

Abb. 3

Bis heute haben wir bei bacillären Kranken Resistenz gegen RMP nur bei einem Patienten gesehen, und dies erst im 6. Monat bei Kombination von Rifampicin und Ethambutol. Nach 2 Monaten trat hier Resistenz auch auf EMB auf. Kein Fall primärer Resistenz wurde registriert. Ebenso wurde kein Fall gekreuzter Resistenz gefunden, obwohl 11 unserer Kranken früher Rifocin erhalten hatten.

Die Wirkung von Rifampicin auf den Röntgenbefund war ebenfalls zu sehen, obwohl bei mehreren Kranken die Lungenschädigung praktisch irreparabilen Charakter hatte und eine sichtbare oder bedeutende Besserung nicht zu erwarten war. Bedeutende und leichte Besserung der röntgenologischen Veränderungen haben wir in 27 bzw. 29 Fällen registriert, was gesamt 72% ausmacht. Unveränderter Befund bestand bei 21 Patienten und nur bei einem Kranken hat sich der Befund verschlechtert. Interessant ist es zu erwähnen, daß wir neben Schließen der Kaverne auch eine gewisse Zahl (17) von cystischen Umwandlungen der Kaverne, neben erreichter Negativierung beobachtet haben. Dies um so häufiger, je länger die Therapie dauerte.

Die Wirkung dieser Droge zeigte sich auch beim Allgemeinzustand der Kranken. Es wurde festgestellt, daß der Allgemeinzustand mit verringerter Expektoration, mit Gewichtzunahme, Verschwinden der tuberkulotoxischen Symptome und Verbesserung des Blutbildes und der Blutsenkung bei 65 Kranken registriert wurde. Von diesen zeigten 42 bedeutende Besserung und bei 13 Personen war der Allgemeinzustand unverändert geblieben.

In diesem Zeitabschnitt sind 4 Kranke gestorben. Man muß aber betonen, daß sie alle einer fortgeschrittenen kardiorespiratorischen Insuffizienz erlagen. Vorher waren sie aber negativiert und ihr Lungenbefund war bis zum Schluß nicht verschlechtert.

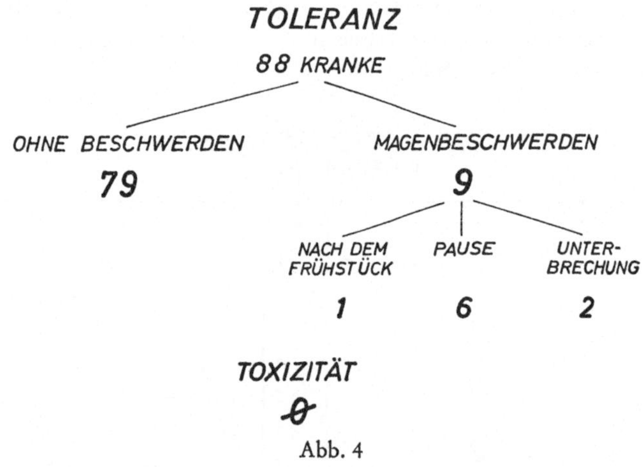

Abb. 4

Im Laufe mehrmonatlich durchgeführter Behandlung haben fast alle Kranken Rifampicin gut vertragen. Dieses wurde ihnen in einer Dose täglich vor dem Frühstück verabreicht. Dennoch wurde festgestellt, daß bei 9 Patienten Zeichen von Magenbeschwerden auftraten, welche sich in Form von Übelkeit, Erbrechen und Appetitverlust manifestiert haben. Bei einer Patientin hat die Applikation dieses Medikamentes nach dem Frühstück keinerlei Beschwerden mehr verursacht. 6 Patienten konnten nach kurzer Pause die Therapie fortsetzen und nur in zwei Fällen (2%) mußte man die weitere Verordnung des Medikamentes absetzen. Außer einem männlichen Kranken waren alle übrigen Patienten Frauen.

Obwohl unter unseren Kranken genug Alkoholiker waren (29), bei dreien war sogar Lebercirrhose diagnostiziert, hat Rifampicin doch keine hepatischen Nebenerscheinungen hervorgerufen. Besonders interessant ist der Fall eines Kranken, bei dem wir unmittelbar nach einer akuten Hepatitis, bei noch pathologischen Befunden der Leberfunktionen, wegen Verschlechterung des Lungenprozesses gezwungen waren, RMP einzuführen. Im Laufe von 5monatlicher Applikation haben sich die Leberfunktionen allmählich normalisiert. Ebenso wurden keine ungewünschten Wirkungen auf andere Organe festgestellt. Außerdem wurden keine ungewünschten Wirkungen auf die Darmflora bemerkt, was gewöhnlich bei längerer Anwendung anderer Antibiotica zutrifft.

Diskussion

Unsere Untersuchungen beweisen zweifellos, daß wir im Rifampicin ein Antituberkuloticum bekommen haben, das in der Behandlung der Lungentuberkulose außerordentlich aktiv ist. Günstig ist der Umstand und die Koinzidenz seines Auftretens und seiner Anwendung mit der Einführung von Ethambutol, so, daß wir die Möglichkeit hatten, diese beiden wirklich effektvollen antituberkulotischen Medikamente parallel anzuwenden.

Auf Grund unserer bisherigen Erfahrungen mit Rifampicin, so wie die etwas früheren mit Ethambutol, begründet auf einer größeren Krankenzahl, können wir sagen, daß ihre Vereinigung eine optimale Verbindung in der Therapie von chronischen Kranken darstellt. Leider sind unsere Erfahrungen bei der Behandlung neuentdeckter Kranken zu bescheiden, um auch in dieser Hinsicht eine ähnliche Einstellung einnehmen zu können, und unsere Konzeption einer zeitgemäßen Behandlung von Lungentuberkulose sowohl neuentdeckter Fälle, als auch chronischer, vollkommen revidieren zu können. Aus diesen Gründen sind unsere Betrachtungen nur auf die Problematik heutiger Möglichkeiten der Therapie von chronischen Kranken begrenzt.

Wenn wir unsere jetzigen und früheren Analysen über die Möglichkeiten der Negativisierung mit verschiedenen AT-Medikamentkombinationen vergleichen, sehen wir den Wert der neuen Kombination. Mit der Verbindung RMP und EMB wurde im Verlauf mehrmonatiger Therapie eine Negativierung in 89% erreicht. Mit der Kombination von RMP und einem anderen AT-Medikament wurde Konversion in 73% erreicht. Die Verbindung von EMB mit einem aktiven Medikament zweiter Reihe gab Konversion in 67%. Die Kontrollgruppe mit zwei aktiven Medikamenten zweiter Reihe gab Konversion nur in 32%. Die Monotherapie mit EMB erreichte Negativierung in 50%. Die Monotherapie mit RMP negativierte 20% der Fälle. Dabei muß bemerkt werden, daß die Therapie hier höchstens 4 Monate gedauert hat.

Aus unseren Analysen ersieht man weiterhin, daß die Schnelligkeit der Konversion von den angewandten Medikamenten abhängt. So erzielt man durch die Vereinigung von RMP und EMB Negativierung im ersten Monat, und dies in 59%. Dabei ist eine Zeit von 6 Monaten bis zur endgültigen Konversion dieser Krankengruppe nötig. Durch die Kombination von RMP mit einem Medikament der zweiten Reihe ist der Prozentsatz der Konversion im ersten Monat kleiner und beträgt 37%. Die Kombination von EMB mit einem Medikament der zweiten Reihe negativiert die Kranken im ersten Monat nur in 34%, doch ist außerdem auch die nötige Zeit zur endgültigen Konversion etwas länger und beträgt bis 10 Monate. Die Kontrollgruppe mit zwei Medikamenten zweiter Reihe zeigte in der Konversionsschnelligkeit den schwächsten Erfolg.

Tabelle 8. Konversion. Vergleichsresultate (158 Kranke)

RMP+EMB	RMP+1 AT-Medik.	EMB+1 AT-Medik.
57	11	74
51 (89%)	8 (73%)	50 (67%)
EMB (mono)	2 AT-Medik. II Reihe	RMP (mono)
6	61	10
3 (50%)	20 (33%)	2 (20%)

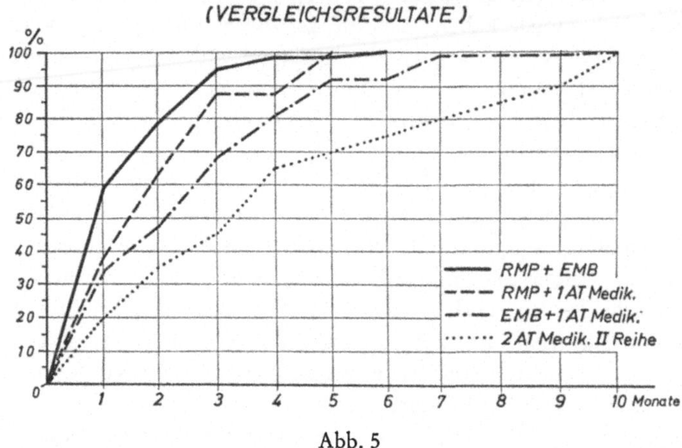

Abb. 5

Es scheint uns, daß diese beiden Vergleichsanalysen ohne Zweifel aussagen, welche die Therapie der Wahl für unsere chronischen Patienten ist. Es ist auch die Tatsache ersichtlich, daß Rifampicin gewisse Vorteile gegenüber Ethambutol, sowie im Bezug auf seine effektvolle Wirkung als auch in der Schnelligkeit der Konversion hat, aber daß auch dieses sicherlich das Medikament der Wahl in Verbindung mit Rifampicin darstellt.

Obwohl man mit RMP in Verbindung mit anderen Medikamenten bedeutende Resultate der Konversion erzielt, wurden doch auch bakteriologische Rezidive im Verlauf der Therapie, bei schon negativierten Kranken, verzeichnet. Im Verlauf der Therapie mit der Kombination von RMP+EMB wurden 2 bakteriologische Rezidive notiert. Im Verlauf der Therapie von EMB mit einem AT-Medikament zweiter Reihe ist die Zahl größer und beträgt 5 Kranke. Nach Unterbrechung der Therapie, besonders wenn sie nur kurze Zeit verabreicht wurde, sind Rezidive häufiger, ohne Rücksicht darauf, um welche Kombination es sich handelt, so, daß auch bei der Kombination von RMP+EMB schon neativierte Kranke schnell wieder bacillär wurden.

Gleichzeitige Untersuchungen und Analysen über das Entstehen und Auftreten der Resistenz bestätigen, daß diese etwas häufiger bei Ethambutol auftritt, wo wir bei der Behandlung von 74 BK positiven Kranken 8% erworbene Resistenz gefunden haben. Bis heute haben wir für unsere 78 mit Rifampicin behandelten Kranken nur

Tabelle 9. *Bakteriologische Rezidive*

bei einem Kranken Resistenz gefunden, was cca. 1% beträgt. Das Fehlen von primärer oder gekreuzter Resistenz stellt jedenfalls einen großen Vorteil dieser Drogen im Verhältnis zu anderen antituberkulotischen Medikamenten dar, wo man dieses Phänomen nicht selten trifft. Zum Schluß muß man noch erwähnen, daß die Resistenz auf EMB sich langsam entwickelt, so daß wir bewahrte Empfindlichkeit im Laufe der Therapie auch noch nach 20 Monaten hatten.

Kurzbericht über die bisherigen Erfahrungen und Behandlungsergebnisse mit dem Antituberkuloticum Rifampicin

CL. LANGER

Lungenheilstätte der Stadt Wien — Baumgartnerhöhe
(Ärztlicher Leiter: Prim. Dr. Cl. Langer)

Bisher wurden 236 Fälle mit Rifampicin in Kombination mit anderen Antituberkulotica in Behandlung genommen. Davon sind 138 abgeschlossen; 98 stehen gegenwärtig noch in Behandlung. Von den 138 abgeschlossenen Fällen sind 34 nicht beurteilbar, verbleiben 104 zur Beurteilung. Von den 104 beurteilbaren waren 38 nicht vorbehandelt (darunter 3 Nieren-Tbc; 1 Spondylitis plus Lungen-Tbc), 66 vorbehandelt (darunter 4 Nieren-Tbc).

Aufgliederung der Ausfälle

Mit einer Ausnahme durchweg vorbehandelte Fälle: 14 Kurabbrüche (irregulär); 9 zu kurze Therapiezeit (vorwiegend durch Transferierungen bedingt); 6 kurze Zeit nach der Aufnahme verstorben (4 Patienten mit Tbc plus Neo, 2 an schwerem *Cor*

Cl. Langer:

Tabelle 1. *Altersgruppen*

	0—6	6—15	15—20	20—50	50—
Nicht vorbehandelte Fälle	1	4	2	19	12
vorbehandelte Fälle	4	2	3	36	21
nicht verwertbare Fälle		1		17	16

Tabelle 2. *Krankheitsbeginn bei den vorbehandelten Fällen*

vor 1951	16
1951—1960	9
1961—1965	17
1966—1969	24

Tabelle 3. *Resistenzverhältnisse gegen die derzeit wirksamsten Mittel*

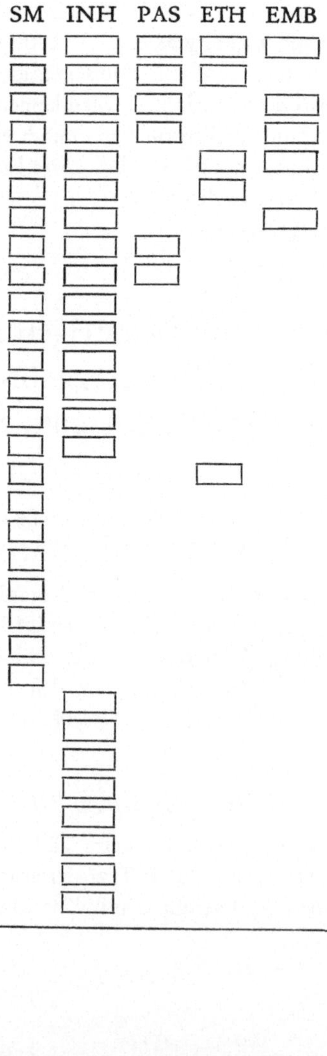

SM	INH	PAS	ETH	EMB

pulmonale); 5 unspezifisch, anfänglich spezifisch gedeutet (unspezifische und abscedierende Pneumonien bei Tuberkulose).

Behandlungsergebnis bei den Kindern durchweg gut. Es waren schwere Tuberkuloseformen mit Lymphknoteneinbrüchen und hilifugaler Aussaat.

Das Gros der erstbehandelten Fälle rekrutiert sich aus polyresistenten Chronikern mit ausgedehnten, bisher unbefriedigend behandelten Tuberkulosen.

Die Schwere der Fälle wird nicht nur durch die Chronizität, sondern auch durch die Polyresistenz unterstrichen.

Behandlungsergebnis

Von den vorbehandelten Fällen negativierten mehr als $^3/_4$; dabei handelt es sich fast durchwegs um Fälle, die bisher unter keiner Therapie negativiert werden konnten.

9 vorbehandelte Fälle blieben positiv: 2 Fälle nach 2 bzw. $2^1/_2$ Monaten stationärer Behandlung an schwerster Tuberkulose, *Cor pulmonale*, verstorben (diese 2 Fälle werden auch später als röntgenologische Verschlechterung ausgewiesen). 2 Fälle mit cirrhotischen Formen, bei welchen auf Grund der pathomorphologischen Veränderungen durch eine Allgemeinbehandlung eine Besserung kaum zu erwarten war. Eine Lokalbehandlung war nicht möglich. 5 Fälle mit schweren kavernösen Tuberkulosen, welche die Behandlung nach 4 bzw. 5 Monaten irregulär abgebrochen haben.

Tabelle 4. *Verhalten des Sputums*

	Bei Aufnahme pos.	Bei Entlassung pos.
Nicht vorbehandelte Fälle	26	—
Vorbehandelte Fälle	40	9

Tabelle 5. *Kavernenverhalten (tomographisch)*

	Bei Aufnahme		Bei Entlassung	
	bilateral	unilateral	bilateral	unilateral
Nicht vorbehandelte Fälle	9	14	3	8
Vorbehandelte Fälle	13	34	9	27

36 verbliebenen Restaufhellungen stehen 9 bacillär gebliebene Fälle gegenüber. Die Rückbildung der röntgenologischen Veränderungen kann mit der rasch einsetzenden Sputumkonversion nicht Schritt halten. Diese Tatsache findet bei den großen und ausgedehnten Defektbildungen und der vielfach schwielig indurierten Umgebung der Kavernen, die eine Reparation mit Schwinden von Höhlenbildungen kaum erwarten läßt, eine ausreichende Erklärung. Wenn auch eine Kavernenvernichtung in diesen Fällen nicht erreicht wurde, so ist es bei sicherer Negativierung zu der bekannten Verkleinerung, Reinigung und cystischen Umformung der Kavernen gekommen. Wie viele dieser Fälle sich auf dem Weg zur Defektheilung durch cystische Umwand-

Tabelle 6. *Gesamt-Röntgenverhalten*

	gebessert	idem	verschlechtert
Nicht vorbehandelte Fälle	38	37	1	—
Vorbehandelte Fälle	66	48	15	3

lung oder der sogenannten offenen Kavernenheilung befinden, kann gegenwärtig noch nicht festgestellt werden.

Dosierung: Durchschnittlich 600 mg in einer simultan verabreichten Tagesdosis, wie von der Firma empfohlen, im Nüchternzustand. Bei einem Gewicht unter 55 kg und über 70 kg werden 100 mg auf 10 kg Körpergewicht berechnet.

Verträglichkeit: Bei der angeführten Dosierung ausgezeichnet, keine toxischen Nebenerscheinungen. Weder die Ausdehnung des Prozesses, noch Alkoholismus, noch der Zustand nach Magenresektion waren jemals Anlaß, das Mittel abzusetzen. Auch die Dauer der Behandlung (bisher längste Dauer 13½ Monate) nötigte nicht zum Absetzen von Rifampicin.

Kombination: Rifampicin läßt sich mit allen derzeit existierenden Antituberkulotica (bis zu 5fach-Kombination) sowie zusätzlich mit Corticosteroiden kombinieren.

Resistenz: Eine erworbene Resistenz gegen Rifampicin konnten wir bei keinem unserer Fälle feststellen. Dagegen primäre Resistenzen auf dem Weg einer Kreuzresistenz nach vorangegangener Rifocin-Behandlung.

Nebenwirkungen der Tuberkulostatica

II. Reihe bei Alkoholikern und Nichtalkoholikern

L. LEVENDEL

„Koranyi"-Landesinstitut für Tuberkulose und Pulmonologie, Budapest

Nebenwirkungen bei Alkoholikern wurden allgemein auf geringere Arzneitoleranz bzw. Potenzierung der organschädigenden Wirkung von Tuberkulostatica und Alkohol zurückgeführt.

Die Nebenwirkungen bzw. Intoleranz von Ethionamid, Cycloserin und Pyrazinamid wurden bei 200 chronisch tuberkulösen und 133 außerdem chronisch Alkohol-Kranken verglichen.

Die Intoleranzquote gegen Ethionamid ist bei dieser Untersuchung in beiden Gruppen höher als bei Untersuchungen anderer Autoren. Ethionamid und Cycloserin wurden bei Bestehen gastrointestinaler Störungen (alkoholische Gastritis, Prädelir) vorsichtiger verabreicht, bis es zum Abklingen der Symptome kam. Von der Therapie

Tabelle 1. *Nebenwirkungen bei Ethionamid*

Die Namen der Verfasser	Erscheinungsjahr	Die Zahl der Patienten	Nebenwirkungen in Prozent				
			Magendarmkanal	Leberschädigung	Gelbsucht	Vollkommene Intoleranz	Gesamte Nebenwirkungen
S. H. Aqinas	1964			10			
J. Autmann u. Mitarb.	1965	48				13	46
E. Bek	1963	94					37
I. B. Byalik u. Mitarb.	1964	60	65			11	72
J. Chrétien	1966						50
H. O. Conn	1964				5		
W. Dobrzynski u. Mitarb.	1967					5,9	21
J. Douma	1964	160				9	
F. Gómez-Coude	1967			31	3—4		
E. Jancik	1964					5	
A. A. Kaminszkaja	1967	150				10	68,9
Zs. Kallós u. Mitarb.	1965	113		10	4,5	14	38
A. Károlyi u. Mitarb.	1968	176					43
I. Nagasawa	1964		30		6		60
Br. Nesics	1965	289					23,2
J. Pernad	1968	222			2,7		
E. Simon u. Mitarb.	1964	57	50	11	0,5		
N. N. Shmelev	1964						72
N. A. Smeljov	1965					10,4	
T. V. Smirnova	1964	67					49
I. M. Schless	1965	80		15			
A. Schrádi	1964	76	40			10,5	40
O. Schweiger u. Mitarb.	1966	220	36		0,9	19,1	38,6
J. Vadász u. Mitarb.	1965	119	40	2,7	0,9	15,0	42,0
Eigene Daten (Alkoholiker)	1969	86	93		2,3	26,7	38,4
Eigene Daten (Chroniker)	1969	106	89	4,7	1,9	29,2	38,5

Tabelle 2. *Nebenwirkungen bei Cycloserin*

Die Namen der Verfasser	Erscheinungsjahr	Die Zahl der Patienten	Nebenwirkungen in Prozent		
			Psychose	Gesamte Nebenwirkungen	Vollkommene Intoleranz
E. Bek	1963	124		37	
W. Dobrzynski u. Mitarb.	1967			24,2	
H. Eule	1964	67			15
J. J. Karol	1964	165		40	
A. Károlyi	1969	120		22,5	
E. J. Knajazseckaja	1964	74		28,7	
Br. Nesics	1965	203		29	
N. N. Smelev	1964			31,2	23,4
N. A. Smeljov	1965				7,7
O. Schweiger u. Mitarb.	1966	178		32	14,6
V. Szász	1960	39	3		15
M. Polot u. Mitarb.	1964				10—15
V. V. Utkine	1963	141		23,2	7,8
W. Wanat u. Mitarb.	1963	90	3		11
Eigene Daten (Alkoholiker)	1969	85	2,4	33	24,7
Eigene Daten (Chroniker)	1969	118	2,5	33,9	18,6

Tabelle 3. *Nebenwirkungen bei Pyrazinamid*

Die Namen der Verfasser	Erschei-nungsjahr	Die Zahl der Patienten	Nebenwirkungen in Prozent			
			Gesamte Neben-wirkungen	Voll-kommene Intoleranz	Leber-schädi-gung	Gelb-sucht
E. Bek	1963	130	26,2			
M. Böszörményi u. Mitarb.	1966	270	12,6		7,4	1,4
W. Dobrzynski u. Mitarb.	1967		25,3			
H. Eule	1964			15		
A. Károlyi u. Mitarb.	1968	151	11,9			
M. Mákova u. Mitarb.	1963	65		5		
Br. Nesics	1965	450	20,8			
J. Popovič	1964	100			10	3,0
L. Poszler	1960	157		8,3		1,3
N. A. Smeljov	1965			4,6		
O. Schweiger	1957			6,0		
O. Schweiger u. Mitarb.	1966	223	13,0	0,4		1,3
N. N. Shmeljov	1964	55			5,0	
Eigene Daten (Alkoholiker)	1969	79	6,3	3,8	1,3	
Eigen Daten (Chroniker)	1969	104	15,4	9,6	3,9	—

Tabelle 4

Verabreichte Medikamente	Angaben verschiedener Autoren %	Bei 200 eigenen chronischen Tuberkulosekranken %	Bei 133 tuberkulösen Alkoholikern %
Nebenwirkungen			
Ethionamid	21 —72	38,5	38,4
Cycloserin	23,2—40	39,9	33
Pyrazinamid	11,9—26,2	15,4	6,4
Unverträglichkeit			
Ethionamid	5 —19,1	29,2	26,7
Cycloserin	7,7—23,4	18,6	24,7
Pyrazinamid	0,4—15,0	9,6	3,8

mit Pyrazinamid wurden Fälle ausgeschieden, die im BSP pathologische Werte zeigten.

Bei tuberkulösen Alkoholikern ist eine adäquate Therapie mit Tuberkulostatica der 2. Reihe möglich, sofern diese nicht gleichzeitig Alkohol trinken. In diesem Falle ist der Alkoholgenuß zu unterbinden. Antabus beeinträchtigt die Medikamententoleranz nicht. Es unterstützt die Desymptomatisierung.

Bei Polyresistenz bieten Ethambutol und Rifampicin, das bei Alkoholikern nebenwirkungsfrei vertragen wird, neue Möglichkeiten.

Erfahrungsbericht mit Rifampicin

N. Lukinovich

I. N. P. S. Viallaggio Sanatoriale, Sondalo (Vorstand: Professor V. Baroni)

In einem Krankengut, das eine hohe Frequenz primärer oder sekundärer Resistenz aufweist (vor allem gegen INH), ergibt sich die Notwendigkeit, die Behandlung mit wenigstens 4 Mitteln einzuleiten, falls man nicht auf die Verwendung von INH oder andere Mittel verzichten will, bevor die Ergebnisse der Sensibilitätsprüfung bekannt sind.

In einer Krankengruppe von Patienten mit kavernöser Lungentuberkulose brachte die Behandlung — bevor Rifampicin und Ethambutol verfügbar waren — mit 4 Mitteln (in der Initialphase der Therapie) deutlich bessere Resultate als jene mit 3 Mitteln:

Tabelle. *Heilung = dauerhafte kulturelle Sputumkonversion. Verwendete Tuberkulostatica: INH, SM, PAS, CS, KM, VM, PZ. Frequenz der Resistenzen: INH 37%, SM 38%, PAS 10%, andere Mittel 11%*

	Zahl der Patienten	Geheilt	% der Heilungen
INH-sensible Fälle, behandelt mit:			
3 Tuberkulostatica	102	90	88,2
4 oder mehr Tuberkulostatica	48	46	95,8
INH-resistente Fälle, behandelt mit:			
3 Tuberkulostatica	50	19	38,0
4 oder mehr Tuberkulostatica	38	24	63,1

Bei INH-sensiblen Fällen waren die Ergebnisse der Therapie mit 4 Mitteln durchaus befriedigend.

Bei INH-resistenten Fällen konnte nur eine deutliche Verbesserung des Prozentsatzes der Heilung erzielt werden.

Nur 73% aller Fälle wurden unter optimalen Bedingungen behandelt, das heißt, daß 3 voll wirksame Tuberkulostatica gegeben werden könnten.

Die Einführung von Rifampicin und Ethambutol in die Behandlung hat eine sichtbare Wendung mit sich gebracht: diese betrifft sowohl die Erreichung des verlangten therapeutischen Standards (3 vollwirksame Mittel in der Initialphase der Behandlung) (4 Mittel) wie auch den Prozentsatz der Heilung (siehe unten).

Krankengut

200 stationär behandelte Fälle von kavernöser Lungentuberkulose (Kavernen-Durchmesser mindestens 1 cm); Alter der Patienten (Männer): 20—60 Jahre; Frequenz der Resistenzen: INH 27%, SM 24%, PAS 8%, andere Mittel 8%.

Behandlung

Alle Patienten erhielten täglich:

a) Vor Eintreffen des Ergebnisses der Sensibilitätsprüfung: 500 mg INH, 600 mg Rifampicin, dazu 2 oder 3 andere Mittel in der üblichen Dosierung (EMB in 141 Fällen, PAS in 131, ET in 54, SM in 38, PZ in 8, KM in 7, CS in 6, VM in 3).

b) Nach Vorliegen des Ergebnisses der Sensibilitätsprüfung: 3 voll wirksame Tuberkulostatica.

Bei INH-sensiblen Fällen dauerte die Verabreichung von Rifampicin im Durchschnitt 3 Monate,

bei INH-resistenten Fällen wurde dieses Medikament in der Regel bis zum Ende der stationären Behandlung gegeben, im Durchschnitt 8 bis 10 Monate.

Ergebnisse

	Zahl der Patienten	Geheilt	% der Heilungen
INH-sensible Fälle	146	143	97,9
INH-resistente Fälle	54	52	96,3

Die Sputum-Konversion erfolgte in der Mehrzahl der Fälle innerhalb der ersten 3 Monate der Behandlung.

Ursache der Mißerfolge

1 Fall Polyresistenz und Unverträglichkeit mehrerer Mittel; 2 Fälle unregelmäßige Einnahme der Medikamente; 2 Fälle vorzeitiger Kurabbruch.

Nebenwirkungen des Rifampicin

Die Behandlung mußte in 7 Fällen unterbrochen werden: bei 5 Patienten wegen Magenbeschwerden; bei 1 Patienten infolge allergischer Hauterscheinungen; bei 1 Patienten infolge Transaminasen-Erhöhung. (Rasche Normalisierung nach Absetzen der Behandlung.)

Außerdem wurde bei 11 Patienten eine leichte und vorübergehende Erhöhung der Transaminasen beobachtet, die keine Unterbrechung der Therapie erforderte.

Schlußfolgerungen

Mit der Einführung von Rifampicin und Ethambutol bietet der Einsatz einer voll wirksamen Therapie in der Initialphase der Behandlung keine Schwierigkeiten mehr; auch in schon vorbehandelten und INH-resistenten Fällen erreicht man einen sehr hohen Prozentsatz von dauerhaften Sputumkonversionen.

Rifampicin bei der Behandlung von Tuberkulose

N. Riska

Mjölbolsta-Krankenhaus, Finnland

Im Krankenhaus Mjölbolsta sind 200 Patienten mit Rifampicin in Kombination mit anderen Medikamenten behandelt worden. Die Dosis betrug 600 mg täglich in 111 Fällen, und 450 mg in 89 Fällen. Die Verträglichkeit des Rifampicin war gut. Bei 9 Patienten wurde die Behandlung unterbrochen. In einem Falle war die Ursache Allergie, in zwei Fällen Brechreiz (einer hatte Urämie) und in drei Fällen gesteigerte Leberfunktionswerte. Nur in den drei erstgenannten Fällen war es sicher, daß Rifampicin die einzige Ursache der Nebenerscheinungen war.

Gesteigerte GOT- oder GPT-Werte wurden bei 64 Patienten verzeichnet. Diese Erhöhung war zum Teil verursacht durch kombinierte andere Medizinen oder durch Alkohol. Gewöhnlich war die Steigerung gering, unter 100, nur bei 7 Patienten war sie über 200, dabei bei einem über 700. 5 Patienten, welche bei einer Tagesdosis von 600 mg eine Steigerung bekommen hatten, konnten mit 450 mg fortsetzen.

Tabelle 1. *Rifampicin in Kombinations-Therapie. Rifampicin-Indikationen*

1. Resistenz gegen Tuberkulostatica I⁰
2. Frühere Therapie mit Tuberkulostatica I⁰
3. Patienten über 60 Jahre
4. Intoleranz gegen Tuberkulostatica I⁰
5. Nieren-Tuberkulose
6. Differentialdiagnose: Tuberkulose-Tumor

Tabelle 2. *Rifampicin in Kombinations-Therapie. Ursache zum Absetzen der Rifampicin-Therapie bei 200 Patienten*

Allergie	1
Brechreiz	2
GOT- oder GPT-Steigerung	6
	9

Bei Beginn der Rifampicinbehandlung waren 24 Patienten Sputum-positiv. Einige Patienten wurden als unheilbare Chroniker betrachtet.

Die Behandlungsergebnisse waren außerordentlich. Im Laufe des ersten Monats zeigte sich in 18 Fällen eine Konversion zur TB-Negativität, im zweiten bis dritten Monat in 4 und im vierten Monat in 2 Fällen. Ein Unterschied in der Wirkung der Dosierung von 450 mg und 600 mg erwies sich nicht. In einigen Fällen war es sicher, daß die ausschlaggebende Wirkung Rifampicin zugeschrieben werden konnte.

Tabelle 3. *Rifampicin in Kombinations-Therapie. GOT/GPT-Steigerung unter 200 Patienten*

GOT/GPT-Steigerung	Anzahl Patienten	Ausgesetzte Therapie	
		Rifampicin	Andere Tuberkulostatica
<100	45	2	9
100—200	12	1	1
>200	7	3	3
Gesamt	64	6	13

Tabelle 4. *Rifampicin in Kombinations-Therapie. GOT/GPT-Steigerung bei 600 mg Rifampicin unter 111 Patienten*

GOT/GPT-Steigerung	Anzahl Patienten	Ausgesetzte Therapie	
		Rifampicin	Andere Tuberkulostatica
<100	27	1	5
100—200	7	—	—
>200	3	1	1
Gesamt	37	2	6

Tabelle 5. *Rifampicin in Kombinations-Therapie. GOT/GPT-Steigerung bei 450 mg Rifampicin unter 89 Patienten*

GOT/GPT-Steigerung	Anzahl Patienten	Ausgesetzte Therapie	
		Rifampicin	Andere Tuberkulostatica
<100	18	1	4
100—200	5	1	1
>200	4	2	2
Gesamt	27	4	7

Tabelle 6. *Rifampicin in Kombinations-Therapie. Sputum-Positivität bei 24 Patienten Konversion zu Sputum-Negativität*

Rifampicin-Dosis	Monate				Gesamt
	1	2	3	4	
450 mg					
Chroniker	3				3
Akute	4	1	2		7
600 mg					
Chroniker	3				3
Akute	8	1		2	11
Gesamt	18	2	2	2	24

Da Rifampicin von der Leber ausgesondert wird, ist Vorsicht geboten, falls ein Leberschaden vorliegt. Während der ganzen Behandlungszeit sind Leberkontrollen am Platze. Abgesehen vom obengenannten Urämie-Patienten haben Tuberkulose-Patienten mit Niereninsuffizienz und erhöhten Kreatininwerten ohne Schwierigkeiten Rifampicin vertragen. Deshalb ist Rifampicin bei Nierenschäden besonders empfohlen. Ebenfalls ist Rifampicin auf Grund seiner geringen Nebenerscheinungen und hohen Wirkung gut geeignet als Kombinationspräparat mit INH bei älteren Personen sowie bei jüngeren mit schlechter Verträglichkeit der anderen Medikamente.

Rifampicin bei Therapie schwer zu behandelnder Lungentuberkulose

J. Toušek

Klinik für Tuberkulose und Lungenkrankheiten des Fortbildungsinstitutes für Ärzte und Apotheker in Prag (Vorstand Doz. Dr. med. R. Křivinka, C. Sc.)

Die Rifamycine sind halbsynthetische, von *Streptomyces mediterranei* gewonnene Substanzen. Die wichtigsten sind die Rifamycine der Gruppe B. Das erste in die medizinische Praxis eingeführte Präparat, Rifamycin SV, zeigte in Laborexperimenten eine hohe Aktivität gegen *Mycobacterium tuberculosis*. Allerdings mußte man es intravenös verabreichen, um wirksame Blutspiegel zu erzielen. Dieser Umstand beschränkte die Anwendungsmöglichkeiten von Rifamycin SV. Im folgenden wurden zwei weitere Substanzen hergestellt: Rifamid für intramuskuläre Applikation und Rifampicin, ein Medikament für orale Verabreichung, das als nützlichstes der drei Antibiotica erschien.

Bisher wurden mit Rifampicin viele experimentelle Studien in mehreren europäischen Ländern durchgeführt. Sie weisen nach, daß Rifampicin eine hohe bactericide und bakteriostatische Wirkung besitzt [2, 9, 11, 24, 30, 31, 33, 35, 36, 45, 51, 61, 67, 68].

Im Vergleich mit INH war Rifampicin in vivo bei tuberkulösen Infektionen ebenso stark wirksam oder aktiver [1, 10, 19, 44, 67]. Aus neuesten Versuchen geht hervor, daß Rifampicin sehr gut zur intermittierenden Therapie geeignet ist [15, 21]. Viele bisher veröffentlichte klinische Arbeiten beschäftigen sich vor allem mit Rifampicin-Behandlung in Kombination mit anderen Mitteln bei chronisch-offener, resistenter und multiresistenter Lungentuberkulose [4—6, 8, 12, 13, 17, 18, 22, 28, 32, 34, 37, 40—43, 46, 50, 52—59, 63, 66, 69, 70—72]. Die ersten klinischen Prüfungen bei frisch entdeckten Tuberkulosefällen [12, 23, 38, 41, 48], darunter besonders der von Gyselen u. Mitarb. durchgeführte klinisch-kontrollierte Versuch [17], bestätigen die sehr gute Wirkung von Rifampicin.

Eigene Beobachtungen

Für unsere Verhältnisse interessierte uns in erster Linie der Wert von Rifampicin als führendes Mittel bei der Therapie von schwierig zu behandelnden Fällen, das heißt von Kranken mit chronischer oder rezidivierender Lungentuberkulose, die meistens gegen mehrere Tuberkulostatica resistent waren, oder bei denen Neben-erkrankungen und Unverträglichkeit gegenüber verschiedenen Präparaten eine wirk-same Behandlung nur unter großen Schwierigkeiten erlaubten.

Im November 1967 begannen wir in der Klinik für Tuberkulose und Lungen-krankheiten in Prag mit der Verabreichung von Rifampicin und behandelten bis Ende 1969 22 Kranke. Rifampicin wurde in einer einmaligen Tagesdosis von 450 mg (bis zu 60 kg Körpergewicht) bzw. 600 mg (über 60 kg Körpergewicht) auf nüchter-nen Magen, kombiniert mit anderen Medikamenten, verabreicht. Wir waren bemüht, eine wirksame Dreierkombination zu bilden, deren Anwendung wegen Komplikatio-nen nicht bei allen Fällen möglich war.

Tabelle 1 gibt eine Vorstellung über den Zustand der behandelten Kranken. Unter ihnen befanden sich 4 Frauen. 3 Patienten litten an einer rezidivierenden Lungen-tuberkulose, die übrigen an ausgedehnten Formen von chronischer fibrokavernöser Lungentuberkulose. Das Durchschnittsalter der Kranken betrug 50 Jahre. Im Durch-schnitt waren 3,9 von 6 Lungenfeldern befallen.

Nur bei 2 Patienten wurde kein Zerfall nachgewiesen, einer von ihnen litt an einer ausgedehnten beidseitigen Silicotuberkulose. Bei 18 Kranken handelte es sich ausschließlich um kavernöse Fälle mit einem durchschnittlichen größten Durchmesser des Zerfallsherdes von 4,5 cm und bei 2 Patienten um eine zerstörte Lunge. Unmit-telbar vor Ansetzen des Medikaments schieden 21 Patienten Bakterien aus, bei einem ließen sie sich nicht nachweisen.

Tabelle 2 gibt einen kurzen Überblick über schon früher verabreichte Medika-mente, deren Zahl beträchtlich ist, und über eine evtl. durchgeführte chirurgische oder Pneumothorax-Behandlung.

Tabelle 3 berichtet über die Empfindlichkeit oder Resistenz der Tb B den einzelnen Medikamenten gegenüber am Anfang der Rifampicin-Behandlung. 8 der Kranken schieden Tb B aus, die gegen 4—6 Medikamente resistent waren. 7 Kranke waren ge-gen 1—3 Präparate resistent. Tabelle 3 informiert ferner über verschiedene Neben-erscheinungen während der früheren tuberkulostatischen Therapie sowie über Begleit-erkrankungen bei einzelnen Patienten, die die Behandlungssituation erschwerten. 10 Patienten, die an einer Lebererkrankung litten oder schon früher wegen einer sol-chen behandelt worden waren, widmeten wir besondere Aufmerksamkeit. Es han-delte sich um 6 Kranke mit einer Leberschädigung, die in 5 Fällen als toxische Hepa-titis nach MZA-, PZA- oder PZA+ETH-Behandlung und in einem Fall als chro-nische Hepatitis beurteilt wurde. 2 Patienten waren bereits früher wegen einer epi-demischen Hepatitis behandelt worden, einer davon war Alkoholiker, der andere litt an einer Lebercirrhose.

4 Kranke reagierten allergisch auf ein oder zwei Präparate. Auch die anderen Nebenwirkungen und Begleiterkrankungen stellten sehr wichtige Faktoren für die Durchführung der Therapie dar, die meistens als die letzte Möglichkeit für die Sanie-rung des Prozesses oder die Lebensrettung des Patienten entscheidend war. Einzel-heiten sind aus Tabelle 3 ersichtlich.

Tabelle 4 gibt an, in welchen Kombinationen und wie lange Rifampicin angewen-det wurde, und welche kurzfristigen bakteriologischen Ergebnisse hierbei erzielt wurden.

Bei all unseren Kranken wurde Rifampicin von Anfang an mit Ethambutol kom-biniert. Nur bei 14 von ihnen war es möglich, noch ein drittes Medikament hinzu-

Tabelle 1. *Charakteristik der Kranken vor Beginn der Rifampicin-Behandlung*

Pat.Nr.	Krbl. Nr.	Name	Alter	Befallene Lungenfelder (von sechs)	Größter Durchmesser der größten Kaverne (cm)	Tb B mikroskopisch	Tb B kulturell	Bemerkungen
1.	378/67	V. B.	59	4	3,5	—	3 Kol.	—
2.	995/67	F. Č.	46	6	4,5	+++	++	—
3.	1329/67	D. F.	45	6	6	++	+++	—
4.	528/69	B. H.	46	5	8	++	+++	—
5.	149/68	V. H.	45	3	5	+++	+++	—
6.	209/68	Z. K.	43	5	Zerstörte Lunge	++	+++	Empyem
7.	527/69	K. K.	27	1	2	++	+	—
8.	1268/68	J. P.	44	3	4	—	—	Mycobacterium bovis
9.	418/68	K. Š.	41	6	6	++	+++	—
10.	896/68	F. Š.	62	4	4	+++	+++	—
11.	1270/68	K. Z.	45	4	4,5	+++	+++	—
12.	191/69	G. B.	60	2	4,5	++	4 Kol.	—
13.	840/69	J. Č.	61	2	5	+++	+++	—
14.	600/69	G. F.	33	5	Zerstörte Lunge	++	+++	—
15.	110/69	J. F.	69	2	2	++	+++	—
16.	574/69	Z. K.	46	3	6	++	+++	—
17.	567/69	J. M.	21	2	—	—	—	—
18.	719/69	K. N.	62	6	2	++	+++	Empyem
19.	707/69	F. P.	67	6	—	++	+++	Silicotuberkulose
20.	1003/68	L. P.	61	6	8,5	+++	+++	—
21.	1099/68	J. Š.	56	2	3	++	+++	—
22.	28/69	J. V.	68	3	3	—	+++	—

Tabelle 2. *Behandlung vor Rifampicin-Therapie*

Pat.Nr.	INH	SM	PAS	ETH	CS	PZA	MZA	VM	KM	TB$_1$	DAT	EMB	
1.	720	320	10800	264	178	165	360	331	—	—	1080	—	Pnth. l. sin., Phrenicus + Thpl. l. sin., Monaldi l. dx., Pneumoperit.
2.	818	43	15203	531	365	1048	—	145	—	—	—	—	Thpl. l. dx.
3.	92	128	2762	—	—	—	—	—	—	—	—	—	—
4.	1485	120	9600	510	387	—	—	120	—	—	—	—	Pnth. l. dx., Pneumoperit.
5.	722	2	4650	757	456	260	340	22	40	—	—	—	Pnth. bilat., Bilobektomie l. dx.
6.	323	233	8700	402	877	630	—	150	—	—	—	—	Pnth. l. sin.
7.	375	240	7200	251	247	18	—	—	—	—	—	—	Lobektomie + Segmentektomie l. dx.
8.	279	568	6000	855	402	290	—	102	30	—	—	37	—
9.	297	270	8400	660	350	—	—	250	—	—	—	—	Pnth. bilat.
10.	36	210	9000	960	45	2025	—	70	—	—	—	—	—
11.	427	122	150	135	540	—	—	1	—	—	—	—	Pnth. l. dx.
12.	65	55	2180	157	40	18	—	20	—	—	—	118	—
13.	315	?	6900	2820	2025	—	—	90	—	—	—	—	—
14.	8	27	560	55	3	—	—	—	—	—	—	—	—
15.	488	305	13800	931	288	765	—	180	—	—	—	—	—
16.	102	246	5000	802	517	1259	—	300	—	—	—	—	Pnth., bilat., Pneumoperit.
17.	65	77	408	31	—	372	—	—	—	—	—	161	—
18.	1406	290	6599	1230	369	765	—	239	—	25	—	—	Pnth. l. dx., Thpl. l. dx.
19.	72	60	600	—	—	—	—	—	—	—	—	—	—
20.	500	229	5430	500	216	800	—	250	—	—	1058	—	—
21.	360	180	2700	?	292	495	—	150	—	—	—	—	Pnth. l. sin., Lobektomie l. sin. wegen Bronchial-Ca.
22.	228	330	9600	660	482	1575	—	300	—	—	—	—	

Tabelle 3. *Sensibilität und Resistenz der Tb B, Nebenwirkungen der Tuberkulostatica und Nebenerkrankungen*

Pat. Nr.	Sensibilität — Resistenz							Resistent gegen	Nebenwirkungen	Nebenerkrankungen
	INH	SM	PAS	ETH	CS	PZA	VM			
1.	R	R	R	R	R	R	R	7 Präparate	MZA: tox. Hepatitis	—
2.	R	S	S	S	S	S	S	1 Präparat	VM: Allergie	Alkoholismus, chron. Bronchitis
3.	S	S	S	S	S	—	S	—	—	Diabetes, epidem. Hepatitis
4.	S	R	R	R	R	S	S	4 Präparate	—	Chron. Hepatitis
5.	R	S	S	S	S	—	S	1 Präparat	SM: Allergie, VM: Allergie	Sclerosis multiplex
6.	R	R	R	R	—	—	—	4 Präparate	PAS: gastroint. Störungen, ETH + PZA: tox. Hepatitis	—
7.	S	S	S	S	S	—	S	—	ETH: gastroint. Störungen PZA: Erhöhung der Leberteste	Epidem. Hepatitis
8.	R	R	R	—	—	—	—	3 Präparate	ETH: gastroint. Störungen PZA: Erhöhung der Leberfunktionsproben	Paroxysm. Tachykardie
9.	R	R	R	S	S	S	S	3 Präparate	—	Epidem. Hepatitis, resp. Insuf.
10.	R	R	R	S	S	—	S	3 Präparate	ETH + PZA: tox. Hepatitis	—
11.	R	R	R	S	S	—	S	3 Präparate	—	Cholecystitis
12.	R	S	S	R	S	S	S	2 Präparate	PZA: tox. Hepatitis	Diabetes
13.	S	S	S	S	S	S	S	—	—	Lebercirrhose, resp. Insuf.
14.	R	R	S	R	R	—	S	4 Präparate	—	—
15.	R	R	R	R	R	R	S	6 Präparate	ETH: gastroint. Störungen CS: psychische Störungen	Cor pulm., depressive Neurose
16.	R	R	R	S	S	S	S	3 Präparate	ETH + PZA: tox. Hepatitis	—
17.	Negativ							—	PAS: Allergie, ETH: Allergie	—
18.	R	R	R	R	R	R	S	6 Präparate	—	Cor pulm.
19.	S	S	S	S	S	S	S	—	—	Z. nach Magenresektion, Z. nach Nephrektomie (TB)
20.	R	R	R	R	R	R	R	7 Präparate	—	Magenulcus, Cor pulm.
21.	R	R	R	R	R	—	S	5 Präparate	VM: Allergie ETH: gastroint. Störungen	Lungenkrebs
22.	R	R	R	R	R	R	S	6 Präparate	ETH: gastroint. Störungen	M. Bürger

Tabelle 4. *Kombination, Therapiedauer bis zum 31. 1. 1970 und vorläufiges bakteriologisches Behandlungsergebnis*

Pat. Nr.	Anfangstherapie Kombination	Monate	Fortsetzungstherapie		Therapie- monate insgesamt	Beobach- tungs- monate	Bakter. Ergebnisse		Bemerkung
			Kombination	Monate			vor Therapie	nach Therapie	
1.	RAMP-EMB-DAT	21	—	—	21	29	+	—	Therapie beendet
2.	RAMP-EMB-(VM)	10	EMB-ETH	14	24	27	+	—	Therapie beendet
3.	RAMP-EMB	5	EMB-CS-INH	8	13	13	+	—	
4.	RAMP-EMB-(VM)	8	—	—	8	8	+	—	
5.	RAMP-EMB/INH	6	INH-ETH	11	17	24	+	—	Therapie beendet
6.	RAMP-EMB-(KM)	13	—	—	13	20	+	—	Therapie beendet
7.	RAMP-EMB-VM/INH	5	—	—	5	?	+	—	Umgesiedelt in die BRD
8.	RAMP-EMB-CS	4	EMB-CS	4	8	8	+	—	nur mikroskopisch positiv
9.	RAMP-EMB-(CM)	9	CS-PZA	12	21	22	+	—	Therapie beendet
10.	RAMP-EMB-KM	1,5	EMB-CS	15,5	17	17	+	—	Lobektomie im 4. Therapiemonat
11.	RAMP-EMB	9	EMB-PZA	5	14	14	+	—	
12.	RAMP-EMB	4	EMB-PZA	3	7	7	+	—	
13.	RAMP-EMB-(KM)	7	—	—	7	7	+	—	
14.	RAMP-EMB	9	—	—	9	9	+	—	
15.	RAMP-EMB	10	—	—	10	10	+	—	
16.	RAMP-EMB-(KM)	11	—	—	11	11	+	—	
17.	RAMP-INH-(KM)	5	—	—	5	9	—	—	Therapie beendet
18.	RAMP-EMB-(VM)	8	—	—	8	8	+	—	
19.	RAMP-EMB	3	—	—	3	7	+	—	Gestorben
20.	RAMP-EMB	14	—	—	14	15	+	—	Gestorben
21.	RAMP-EMB-(VM)	5	—	—	5	7	+	—	Gestorben
22.	RAMP-EMB-(VM/ETH)	12	—	—	13	13	+	—	

zufügen, um eine dreifache Kombination zu bilden. Das dritte Medikament war meistens Viomycin oder Kanamycin. In manchen Fällen wurde die Therapie nach Feststellung der Resistenz mit Rücksicht auf die Komplikationen geändert. Rifampicin wurde bis zum 31. 1. 1970 durchschnittlich 8 Monate lang verabreicht ($1^{1}/_{2}$ bis 21 Monate). Die kürzeste Beobachtungszeit beträgt 7 Monate, die längste 29 Monate.

Alle positiven Patienten wurden negativiert. Bei Auswertung der Ergebnisse wurde einer der Kranken ausgeschlossen, da er nur 23 Tage lang Rifampicin erhalten hatte. Die Geschwindigkeit der mikroskopischen und kulturellen Negativitätsentwicklung zeigt die Abb. 1.

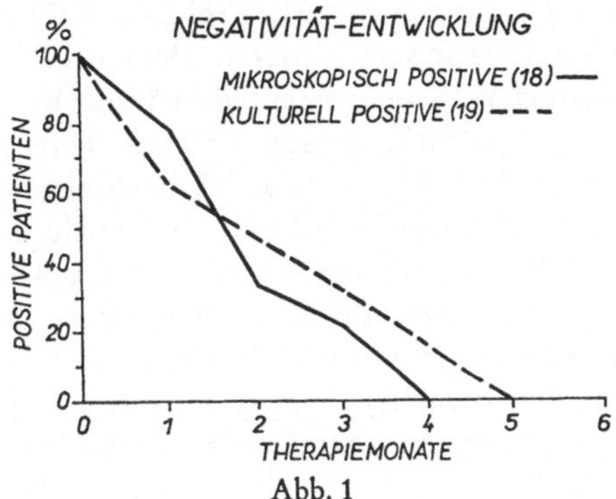

Abb. 1

Alle Patienten waren nach 5monatiger Behandlung negativ.

Bei Bewertung der röntgenologischen Ergebnisse wurden die kavernösen und nicht-kavernösen Veränderungen getrennt beurteilt. Die Endresultate sind in der Tabelle 5 angeführt.

Da es sich meistens um chronische Formen der Lungentuberkulose handelte, waren größere Änderungen nicht zu erwarten. Nur einmal kam es zu einem Kavernenver-

Tabelle 5. *Röntgenologische Ergebnisse*

	Anzahl der Kranken	Bemerkung
Kavernöse Veränderungen		
Kavernenverschluß	1	
Verkleinerung	3	
Gereinigte Kaverne	5	
Unverändert	10	Generalisierung des Lungenkrebses 1
Neue Kaverne gebildet	1	Silicotuberkulose
Ohne Kaverne	2	
Nicht-kavernöse Veränderungen		
Gebessert	18	
Unverändert	3	Generalisierung des Lungenkrebses 1
Verschlechtert	1	Silicotuberkulose
Der ganze Lungenbefund		
Gebessert	19	
Unverändert	2	
Verschlechtert	1	

schluß, sonst wurden Verkleinerung des Zerfallsherdes oder Kavernenreinigung beobachtet. Unter den nicht-kavernösen Veränderungen fanden sich mehrmals frische Streuherde, die sich während der Behandlung sehr gut zurückbildeten.

Wenn alle Veränderungen zusammen bewertet würden, könnte man feststellen, daß in 19 Fällen eine Besserung eintrat; bei 2 Patienten blieb der Lungenbefund unverändert, und bei einem kam es zur Verschlechterung durch eine Kavernenbildung mit frischen Streuherden. Dieser Kranke, der eine schwere Silicotuberkulose hatte, starb negativ an Cor pulmonale 7 Monate nach Beginn der Rifampicin-Ethambutol-Therapie.

Bei einem Patienten (J. S., Pat. Nr. 21, Krbl. Nr. 1099/69) wurde 1964 wegen Lungenkrebses der rechte Oberlappen entfernt. 1968 erfolgte die Wiederaufnahme mit einer positiven chronischen Kaverne im linken Lungenspitzenfeld. Nach 4monatiger Behandung wurde Negativität erreicht. Es kam dann zur Generalisierung des Krebses, und der Patient starb nach 7monatiger Beobachtungszeit.

Mit der Kombination Rifampicin-Ethambutol wurde auch der Kranke L. P., Pat. Nr. 20, Krbl. Nr. 1002/68 erfolgreich behandelt. Seine Tb B waren gegen 7 Medikamente resistent. Er litt an einer schweren, beidseitigen, großkavernösen Lungentuberkulose mit erheblicher respiratorischer Insuffizienz, die durch Katheterisierung des rechten Herzens und Blutgasanalyse zur exakten Klärung gebracht wurde. Trotz intensiver Kreislauf- und Sauerstoffbehandlung starb der Patient negativ 18 Monate nach Beginn der Therapie.

Nach Erreichung der Negativität wurde in zwei Fällen eine erfolgreiche Lungenresektion durchgeführt.

Mit großem Interesse erwarteten wir die therapeutischen Ergebnisse bei 10 Kranken, die an einer Lebererkrankung litten oder wegen dieser schon früher behandelt worden waren. Wie aus der Tabelle 6 hervorgeht, wurde Rifampicin dreimal zu einem Zeitpunkt angesetzt, als die Werte der Leberfunktionsproben pathologisch verändert waren.

Bei einem der Patienten (F. S., Pat. Nr. 10, Krbl. Nr. 896/68) mußte Rifampicin nach 23 Tagen abgesetzt werden, da die Werte der Leberfunktionsproben anstiegen und die Haut des Kranken sich gelbrot verfärbte. Die Werte normalisierten sich unter der Kombination Ethambutol-Viomycin. Auch die Haut bekam wieder ein normales Aussehen. Nach 4 Monaten erlaubte der Zustand des Kranken die Durchführung einer Lungenresektion.

Die beiden anderen Patienten hatten eine schwere toxische Leberschädigung nach Verabreichung von MZA (Morphazinamid) resp. ETH-PZA. Bei einem (V. B., Pat. Nr. 1, Krbl. Nr. 878/67) konnten wir die Therapie mit Rifampicin-Ethambutol unter regelmäßigen Kontrollen der Leberfunktion 21 Monate lang durchführen. Bei der letzten Kontrolle waren die Werte der Leberfunktionsteste höher als die Ausgangswerte. Nach Absetzen der Medikamente kam es nach einem halben Jahr zu fast vollständiger Normalisierung. Bei dem anderen Patienten (Z. K., Pat. Nr. 6, Krbl. Nr. 209/68) sahen wir überraschenderweise, wie die erhöhten Werte der Leberfunktionsteste während der Therapie auf Normalwerte absanken. Die übrigen Patienten mit Lebererkrankung zeigten keine Zeichen von Verschlechterung der Leberfunktion.

Mit Ausnahme eines einzigen — bereits zitierten — Patienten (F. S., Pat. Nr. 10, Krbl. Nr. 896/68) vertrugen alle unsere Kranken Rifampicin sehr gut. Es wurden keine Nebenwirkungen bei ihnen beobachtet.

Tabelle 6. *Werte der Leberfunktionsteste bei Patienten mit Lebererkrankungen vor und nach der Rifampicin-Behandlung*

Pat. Nr.	Lebererkrankung	Werte der Leberfunktionsteste				Kontrolle nach
		Thymol (E.)	Bilirubin (mg-%)	GOT [a] (μM)	GPT [b] (μM)	
1.	Tox. Hepatitis (MZA)	11,9 / 9,1	1,32 / 1,64	2,22 / 4,26	3,94 / 4,34	21 Monaten
6.	Tox. Hepatitis (ETH+PZA)	3,0 / 0,7	0,45 / 0,80	0,62 / 1,40	0,62 / 0,80	10 "
12.	Tox. Hepatitis (PZA)	10,5 / 1,7	0,60 / 1,00	1,00 / 0,50	1,00 / 0,50	4 "
16.	Tox. Hepatitis (ETH+PZA)	3,0 / 4,0	3,80 / 1,30	1,70 / 0,80	1,00 / 0,40	7 "
7.	Epidem. Hepatitis	5,3 / 7,5	0,20 / 0,40	0,70 / 1,00	0,50 / 1,60	3 "
9.	Epidem. Hepatitis	8,4 / 7,1	0,50 / 0,45	0,28 / 0,98	0,14 / 0,78	7 "
2.	Alkoholismus	4,0 / 6,6	0,56 / 0,64	1,14 / 1,14	1,52 / 1,00	6 "
13.	Lebercirrhose	1,0 / 3,0	0,70 / 0,60	0,70 / 0,30	0,60 / 0,40	6 "
4.	Chron. Hepatitis	2,3 / 3,8	0,50 / 1,00	0,70 / 1,30	0,40 / 0,60	4 "
10.	Tox. Hepatitis (ETH+PZA)	13,5 / 17,0	1,04 / 3,00	3,96 / 4,24	3,52 / 4,44	23 Tagen (Gelbrote Hautfarbe)

Normalwerte [a] GOT 1,3 μM/ml; [b] GPT 1,5 μM/ml.

Diskussion

Rifampicin und Ethambutol, die kürzlich in die medizinische Praxis eingeführt wurden, scheinen ein wichtiger Beitrag zur kausalen Therapie der schwer zu behandelnden offenen Chroniker zu werden. Die Beurteilung ihrer klinischen Wirkung bei derartigen Kranken ist sehr schwierig. Diese Patienten bilden sehr heterogene Gruppen, da jeder Kranke ein individuelles therapeutisches Problem darstellt. Gewisse Behandlungsergebnisse können auch unter diesen Bedingungen zur Orientierung über den klinischen Effekt wichtig sein. Zur Beurteilung der qualitativen therapeutischen Wirkung sind dagegen mehrere streng kontrollierte klinische Versuche notwendig.

Wir waren bemüht, aus zugänglichen, bis Ende 1969 publizierten literarischen Angaben eine Übersicht über die klinische Rifampicin-Wirkung zusammenzustellen. Diese Aufgabe wurde uns durch Bergamini [5] und Espié [17] sehr erleichtert, die 1969 entsprechende Übersichten aus den Erfahrungen verschiedener Verfasser in der ganzen Welt bzw. in Frankreich [6—8, 14, 16, 32, 43, 49, 52, 53, 59, 62, 73] zusammengestellt haben. Wir haben manche Angaben aus der späteren oder von diesen Autoren nicht zitierten Literatur beigefügt, die wir für wichtig hielten.

Aus kurzfristigen Beobachtungen der mit Rifampicin behandelten Kranken resultiert folgendes:

a) Die Ergebnisse mit Monotherapie sind vergleichbar mit den ersten Erfahrungen mit INH.

b) Wenn Rifampicin mit einem anderen wirksamen Mittel kombiniert wird, zeigen die bakteriologischen Ergebnisse nahezu 100%igen Erfolg.

c) Bei erstbehandelten Patienten sind bessere Ergebnisse zu erwarten.

d) Bei kombinierter Behandlung kommt nur selten Rifampicin-Resistenz vor.

Unsere Krankengruppe könnte man in den zweiten Teil der Tabelle 8 einreihen. Unsere Ergebnisse bei schwer zu behandelnden Fällen waren überraschend gut und stehen im Einklang mit bisher publizierten, in der Tabelle 8 angeführten Angaben.

Die Negativität wurde sehr schnell erreicht. Nach unseren Erfahrungen wird Negativität bei chronisch-offenen, resistenten Kranken, die mit einer Dreierkombination von Tuberkulostatica zweiter Ordnung behandelt wurden, später erreicht [25, 26, 27, 64, 65]. Eine ähnliche Wirkung hatte nur die dreifache Kombination von INH-SM-PAS bei erstbehandelten frischen Fällen [64]. Unserer Meinung nach ist diese Feststellung sehr wichtig. Wenn es gelingt, durch weitere Versuche diesen Effekt nachzuweisen, kann Rifampicin sehr bedeutsam die Frühperiode der ersten sog. therapeutischen Phase beeinflussen. Das könnte nicht nur zur Verkürzung der ersten intensiven Therapiephase, sondern auch der ganzen Behandlung führen. Den ersten Beweis in dieser Richtung brachten experimentelle Versuche [20—22]. Diese besonderen Eigenschaften von Rifampicin werden durch seine bakterizide Wirkung erklärt.

Rifampicin wurde bei unseren Kranken immer mit Ethambutol kombiniert. Da keiner unserer Patienten früher mit Ethambutol behandelt worden war, war es selbstverständlich das beste Kombinationsmittel. Wie schon gesagt, waren wir bemüht, jeden Kranken mit einer dreifachen Kombination zu behandeln. Nach eigenen und anderen Angaben [25—27, 60, 64, 65, 74] ist diese Behandlungsart bei chronisch-offenen, resistenten Kranken als die wirksamste anzusehen. Der Zustand von 7 Patienten unserer Gruppe erlaubte es nicht, ein drittes Medikament hinzuzufügen. Die Behandlungsergebnisse bei ihnen differieren nicht von denen bei Patienten, die von

Tabelle 7. *Monotherapie mit Rifampicin*

	Anzahl der Kranken	Tagesdosis (mg)	Therapiedauer (Monate)	Kulturell negativ		Resistenz	
Frische Fälle							
Bergamini et al., 1969 [5]	34	450	2	28	82%	4	12%
Espié, 1969 [17]	54	600—900	3	40	74%	14	26%
Nitti, 1967 [47]	53	600	2—6	33	62%	9	17%
Gyselen et al., 1969 [23]	27	600	2	16	59%	1	4%
Chronische Fälle							
Bergamini et al., 1969 [5]	55	450	2	30	54%	17	31%
Daddi et al., 1967 [13]	21	450—600	?	2	10%	?	
Gyselen et al., 1968 [22]	7	450	2	7		2	
Kaspar u. Regli, 1967 [28]	6	450	6	0		1	
Martin-Lalande, 1969 [38]	9	600—900	?	3		3	
Moncalvo u. Moreo, 1966 [41]	10	450—600	2—6	3	30%	?	
Pallanza et al., 1967 [51]	5	450	2—4	2		2	
Pines et al., 1967 [54]	4	600	3	4		0	
Prignot et al., 1969 [56]	11	450—600	2—7	9	82%	2	18%

Tabelle 8. *Kombinierte Behandlung mit Rifampicin*

	Anzahl der Kranken	Tagesdosis (mg)	Kombinationspräparat	Therapiedauer (Monate)	Kulturell negativ		Resistenz	
Frische Fälle								
Bergamini et al., 1969 [5]	10	450	1 — mehrere Präparate	2	10		0	
Espié, 1969 [17]	78	600	INH	3	76	97%	0	
Gyselen et al., 1969 [23]	28	600	INH	4— 5	20	100%	0	
	30	600	EMB	4— 5	28	93%	0	
Moncalvo u. Moreo, 1966 [41]	5	450—600	PAS	2— 4	5		0	
	4	450—600	ETH	2— 4	2		2	
Nitti, 1968 [48]	50	600	PAS	4	46	92%	2	4%
Constans et al., 1969 [12]	56	900	INH	3	54	97%	0	
Chronische Fälle								
Bergamini et al., 1969 [5]	79	450	1 — mehrere Präparate	2	65	82%	4	6%
Espié, 1969 [17]	35	600	EMB	4	32	91%	0	
	40	600	EMB+1 Präparat	4	36	90%	2	5%
	70	600	1—3 Präparate	4	63	90%	3	4%
Moncalvo u. Moreo, 1966 [41]	25	450—600	PAS, ETH	2— 6	15	60%	?	
Pallanza et al., 1967 [51]	5	450—600	PAS	2— 4	5		0	
	4	450—600	ETH	2— 5	3		0	
Grassi, 1969 [18]	20	600	EMB+PTH	3	16	80%	?	
Gyselen et al., 1968 [22]	12	450	EMB	2	11	92%	0	
Verbist et al., 1967 [69]	4	450	EMB	6	4		0	
	2	450	EMB+VM	6	2		0	
Pines, 1969 [55]	14	600	EMB	4—14	12	86%	1	7%
Prignot et al., 1969 [56]	22	450—600	1 — mehrere Präparate	6— 7	21	95%	1	5%
Reimers, 1969 [58]	10	600	1 — mehrere Präparate	4— 9	5	?	1	
Tricoire u. Marcécaux, 1969 [66]	27	600—900	1 — mehrere Präparate	1—12	20	74%	1	4%
Virchow u. Fleming, 1969 [70]	24	600	EMB	4—14	21	88%	1	4%
Wäre et al., 1969 [71]	46	450—750	EMB+CM	1— 9	46	100%	0	

Anfang an eine Dreierkombination erhielten. Unser geringes klinisches Material erlaubt nicht die Feststellung, daß Rifampicin in Kombination mit nur einem wirksamen Mittel ebenso wirksam ist wie in Verbindung mit zwei Mitteln.

Wie in unseren Übersichtstabellen angegeben ist, kann Rifampicin in einer Zweierkombination bei vielen Chronikern eine angemessene Therapie darstellen.

Die Nebenwirkungen nach Rifampicin führten nur einmal zum Absetzen des Medikaments. Es handelte sich um einen Kranken mit toxischer Hepatitis, bei dem die Therapie begonnen wurde, als die Werte der Leberfunktionsteste pathologisch verändert waren. Rifampicin ist trotz seiner Pharmakokinetik, bei der die Leber eine sehr wichtige Rolle spielt, für die Leber nicht toxisch. Das beweisen schon viele klinische Beobachtungen. Bei manchen Patienten, die an einer Lebererkrankung leiden, ist aber damit zu rechnen, daß die Leberfunktionsteste überwiegend eine cholestatische Leberschädigung anzeigen können. Bei solchen Kranken muß man den Krankheitsverlauf sorgfältig überwachen. Wie auch andere Verfasser mitteilten [12, 14, 22, 32, 41, 47, 54, 56, 69], können Patienten mit Leberschädigungen bei regelmäßig durchgeführten Kontrollen ohne nachfolgende Verschlechterung der Leberfunktion mit Rifampicin behandelt werden.

Wie Bergamini [5] und Espié [17] in ihren Übersichten gezeigt haben, könnte man bei Verabreichung von Rifampicin in 5,3—21% der Fälle mit Nebenerscheinungen rechnen, aber nur bei 2,5% der Behandelten muß Rifampicin abgesetzt werden. Meistens handelt es sich um gastrointestinale Störungen und Allergien. Tricoire u. Marécaux [66] haben Zahnschwund beobachtet.

Wir beurteilen Rifampicin als ein Medikament von großer Bedeutung, dem besondere Aufmerksamkeit gewidmet werden sollte. Weitere klinische Studien müßten den Einfluß auf die Behandlungsweise der antibiotischen Tuberkulosetherapie klären. Unsere bisherigen Erfahrungen bestätigen seine schon bekannten einzigartigen Eigenschaften.

Wir danken der Direzione Medica del Gruppo, Lepetit S. p. A., Mailand, für die uns gewährte Unterstützung.

Literatur

1. Arioli, V., Pallanza, R., Furesz, S., Carniti, G.: Rifampicin: A new rifampicin. I. Bacteriological studies. Arzneimittel-Forsch. 17, 523—537 (1966).
2. — Influenza di diverse modalita di trattamento e tempi di osservatione sui risultati di infezioni sperimentali nel topo. Boll. chim. farm. 105, 617—620 (1967).
3. Augier, J., Parrot, R., Marchal, G., Gillet, P.: Évolution bacteriologique comparée chez deux groupes tuberculeux pulmonaires graves, l'un traité par une association a base de Rifampicine, l'autre par une association a base d'INH. Rev. Tuberc. (Paris) 33, 414—423 (1969).
4. Baronti, A., Lukinovich, N.: A pilot trial of Rifampicin in tuberculosis. Tubercle (Edinb.) 49, 180—186 (1968).
5. Bergamini, N., Ferrario, A., Fowst, G.: Considérations sur l'emploi de la Rifampicine dans le tuberculose et sur sa tolérance dans l'ensemble des cas traités. Rev. Tuberc. (Paris) Suppl. 33, 295—306 (1969).
6. Brocard, H., Akoun, G., Depierre, A., Moun, N., Tobe, F. M.: Le traitement de la tuberculose pulmonaire par la Rifampicine. Rev. Tuberc. (Paris) 33, 211—225 (1969).
7. — — — — — La Rifampicine dans le traitement de la tuberculose pulmonaire. A propos de 40 observations. Rev. Tuberc. (Paris) Suppl. 33, 173—176 (1969).

8. Brouet, G., Modai, J., Vergez, P.: Essais cliniques de la Rifampicine en monotherapie. Étude des taux sériques. Rev. Tuberc. (Paris) 33, 27—42 (1969).
9. Calvin, M. K., Brandt, D., Wood, H.: Bacteriologic studies of Rifampin, a new semi-synthetic antibiotic. J. infect. Dis. 119, 132—137 (1969).
10. Canetti, G., Le Lirzin, G., Porven, G., Rist, N., Grumbach, F.: Some comparative aspects of Rifampicin and isoniazid. Tubercle (Edinb.) 49, 367—376 (1968).
11. Clark, J., Wallace, A.: The susceptibility of mycobacteria to Rifamide and Rifampicin. Tubercle (Edinb.) 48, 144—150 (1967).
12. Constans, P., Morin, Y., Saint-Paul, M., Bonnaud, G., Coury, C., Bariéty, M.: 56 tuberculoses pulmonaires récentes traitées par l'association Rifampicine-isoniazide selon une expérimentation codifiée. Rev. Tuberc. (Paris) 33, 145—162 (1969).
13. Daddi, G., Cornia, G., Grassi, C., Perna, G., Scarpazza, G.: Prime osservazioni sull attivita della Rifampicina per via orale nella tubercolosi polmonare cronica. G. ital. Mal. vener. 21, 131—136 (1967).
14. Delaude, A., Monnier, J., Albarède, J. L., Bourse, R., Puel, J.: Le Rifampicine dans le traitement de la tuberculose pulmonaire. Premiers résultats. Rev. Tuberc. (Paris) Suppl. 33, 155—162 (1969).
15. Dickinson, J. M.: The suitability of newer drugs for intermittent administration: an experimental study. Tubercle (Edinb.) Suppl. 50, 22 (1969); — Tubercle (Edinb.) 49, 351 (1968); — Scand. J. resp. Dis. 50, Suppl. 69, 91—98 (1969).
16. Dumon, G., Brouillet-Gabriel, M. T., Dumon, J. F.: Considérations sur 58 observations de tuberculeux traités par la Rifampicine. Rev. Tuberc. (Paris) Suppl. 33, 243—252 (1969).
17. Espié, J.: Présentation des résultats obtenu lors du traitement de 423 tuberculeux pulmonaires par la Rifampicine. Rev. Tuberc. (Paris) Suppl. 33, 307—314 (1969).
18. Grassi, C.: Traitement des cas de tuberculose chronique avec éthambutol et prothionamide associés a Rifampicine ou capreomycine. Rev. Tuberc. (Paris) Suppl. 33, 225—230 (1969).
19. Grumbach, F., Rist, N.: Activité antituberculeuse expérimentale de la Rifampicine, dérivé de la Rifamycine SV. Rev. Tuberc. (Paris) 31, 749—762 (1967).
20. — Experimental „in vivo" studies of new antituberculosis drugs: capreomycin, ethambutol, Rifampicin. Tubercle (Edinb.) Suppl. 50, 12—21 (1969).
21. — Canetti, G., Le Lirzin, M.: Rifampicin in daily and intermittent treatment of experimental murine tuberculosis, with emphasis on late results. Tubercle (Edinb.) 50, 280 to 293 (1969).
22. Gyselen, A., Verbist, L., Cosemans, J., Lacquet, L. M., Vanderbergh, E.: Rifampicin and ethambutol in retreatment of advanced pulmonary tuberculosis. Amer. Rev. resp. Dis. 98, 933—943 (1968).
23. — — — — Prignot, J., Simon-Pouthier, F., Debrabandere, R., Devriendt: A cooperative study on Rifampicin in original treatment of advanced pulmonary tuberculosis. Acta tuberc. pneumol. belg. 60, 563—576 (1969).
24. Hobby, G. L., Lenert, T. F., Maier-Engallena, J.: In vitro activity of Rifampicin against the H37Rv strain of Mycobacterium tuberculosis. Amer. Rev. resp. Dis. 99, 453—456 (1969).
25. Jančík, E.: The treatment of patients harbouring tubercle bacilli resistant to isoniazid, streptomycin and PAS. Rev. Czech. Med. 8, 200—213 (1962).
26. — Zelenka, M., Toušek, J., Máková, M.: Chemotherapy for patients with cultures resistant to streptomycin, isoniazid and PAS. Tubercle (Edinb.) 44, 443—445 (1963).
27. — Effects des agents antibacillaires dits secondaires sur la tuberculose pulmonaire. Fortschr. Tuberk.-Forsch. 13, 121—218 (1964).
28. Kaspar, M. C., Regli, J.: Rifampicin — Monotherapie bei chronischer, bazillärer Lungentuberkulose. 5th Internat. Congr. of Chemotherapy, Wien, 26. 6.—1. 7. 1967, p. 43—47.
29. Kradolfer, F.: Relationship between chemotherapeutic activity and blood concentration of Rifampin in murine tuberculosis. Amer. Rev. resp. Dis. 98, 104—106 (1968).
30. — Neipp, L., Sackmann, W.: Chemotherapeutic activity of newer derivatives of Rifamycin. Ann. Arbor, Amer. Soc. Microbiol. 1967, 359—364.
31. — Über eine neue Klasse von baktericid wirkenden Antibiotica unter spezieller Berücksichtigung von Rifampicin. Schweiz. med. Wschr. 98, 622—627 (1968).

32. Lamy, P., Anthoine, D., Vaillant, G., Monneau, J. P., Georges, J. C., Caubel, F., Lambert, H.: Étude préliminaire concernant l'action de la Rifampicine dans le traitement des tuberculoses pulmonaires chroniques et des rechutes. Intéret de l'association Rifampicine-éthambutol. (A propos de 28 observations.) Rev. Tuberc. (Paris) Suppl. **33**, 209—222 (1969).
33. Lorian, V., Finland, M.: In vitro effect of Rifampin on mycobacteria. Appl. Microbiol. **17**, 202—207 (1969).
34. Lucchesi, M.: Activité thérapeutique de la Rifampicine a l'égard de la tuberculose pulmonaire. Rev. Tuberc. (Paris) Suppl. **33**, 163—172 (1969).
35. Maggi, N., Pallanza, R., Sensi, P.: New derivatives of Rifamycin SV. Ann. Arbor, Amer. Soc. Microbiol. **1966**, 765—769.
36. — Pasqualucci, C. R., Ballotta, R., Sensi, P.: Rifampicin: a new orally active rifamycin. Chemotherapia **11**, 285—292 (1966).
37. Marra, A., Stefanelli, Mannella, N.: Primi rilievi di funzionalità respiratoria durante il trattamento con Rifampicina. Arch. Tisiol. **23**, 415—432 (1968).
38. Martin-Lalande, J., Jaubertie, R., Djebbar, A., Pham Trong Quyen: Ethambutol, Rifampicine: tuberculostatiques majeurs? Revue de la littérature et 130 cas personnels. Rev. Tuberc. (Paris) **33**, 95—111 (1969).
39. Marubini, E., Baronti, A., Robotti, E., Maccacaro, G. A.: Short-term effects of three antituberculous regimens on several liver function tests in different groups of patients. Int. J. clin. Pharm. **2**, 157—164 (1967).
40. Monaldi, V.: La Rifampicina (Rifamicina AMP) nelle prime applicazioni terapeutiche. Arch. Tisiol. **21**, 863—866 (1966).
41. Moncalvo, F., Moreo, G.: Ricerche cliniche preliminari sull'impiego di una nuova rifamicine orale (Rifaldazina) nella terapie della tubercolosi polmonare. Nota preventiva. G. ital. Mal. vener. **20**, 120—131 (1966).
42. — Ulteriori ricerche cliniche sull'impiego di una nuova rifamicina orale (Rifampicina o Rifaldazina) nella terapia della tubercolosi polmonare. Ric. Pat. Clin. Tuberc. **11**, 782—798 (1967).
43. Morère, P., Stain, J. P., Chauvet, M. C., Pluce, J. P., Leprovost, J.: Essais cliniques de la rifadine (Rifampicine). Rev. Tuberc. (Paris) Suppl. **33**, 177—198 (1969).
44. Nitti, V., Catena, E., Ninni, A., Di Filippo, A.: Indagini sperimentali sull attivita antimicobatterica della Rifampicina. Arch. Tisiol. **21**, 867—910 (1966).
45. — L'attività della Rifampicina in vitro sui micobatteri atipici. Arch. Tisiol. **22**, 498—506 (1967).
46. — Catena, E., Bariffi, F., Delli Veneri, F.: L'attività terapeutica della rifampicina nella tubercolosi polmonare. Arch. Tisiol. **22**, 417—462 (1967).
47. — La Rifampicina, un nuovo antibiotico par la terapia della tubercolosi polmonare. Rif. med. **81**, 3—15 (1967).
48. — La Rifampicina nelle indagini della Scuola Tisiologica di Napoli. Arch. Tisiol. **23**, 271—292 (1968).
49. Ollagnier, C., Perrin, L. F., Vallon, C.: Essai clinique de la Rifampicine. Rev. Tuberc. (Paris) Suppl. **33**, 231—238 (1969).
50. Øvreberg, K.: Preliminary results of the Norwegian coordinated therapy project 1968/1969. Scand. J. resp. Dis. **50**, Suppl. **69**, 65—68 (1969).
51. Pallanza, R., Arioli, V., Furesz, S., Bolzoni, G.: Rifampicin: A new rifamycin. II. Laboratory studies on the antituberculous activity and preliminary clinical observations. Arzneimittel-Forsch. **17**, 523—537 (1966).
52. Parrot, R., Augier, J.: Évolution bactériologique sous Rifampicine de 25 malades a tuberculose chronique étendue, richment bacillifères, à bacilles polyrésistants. Rev. Tuberc. (Paris) Suppl. **33**, 253—276 (1969).
53. Pierre-Bourgeois, Schipman, Cl.: Traitement d'attaque et traitements de relais de la tuberculose pulmonaire par Rifampicine. Rev. Tuberc. (Paris) Suppl. **33**, 239—242 (1969).
54. Pines, A., Raafat, H., Bundi, R.: The rifamycins with other drugs in the treatment of pulmonary toberculosis: a report of nine cases. Tubercle (Edinb.) **48**, 281—287 (1967).

55. Pines, A.: Preliminary results with Rifampicin in the treatment of drug-resistant tuberculosis. Tubercle (Edinb.) Suppl. 50, 50—52 (1969).

56. Prignot, J., Gyselen, A., Cosemans, J., Debrabandere, R., Verbist, L., Simon-Pouthier, F.: Étude comparative sur la Rifampicine dans le reprise de traitement des cas de tuberculose pulmonaire à bacilles polyrésistants. Acta tuberc. pneumol. belg. 60, 487—495 (1969).

57. Radenbach, K. L.: Results of clinical studies with capreomycin, ethambutol and Rifampicin in the Heckershorn hospital, Berlin. Scand. J. resp. Dis. 50, Suppl. 69, 43—53 (1969).

58. Reimers, D.: Rifampicin bei schwerstkranken Lungentuberkulösen. Praxis Pneumol. 23, 322—330 (1969).

59. Schlicklin, J. M.: Étude de l'action d'un nouvel antibiotique: la Rifadine dans des cas de tuberculose réputés incurables. Rev. Tuberc. (Paris) Suppl. 33, 355—362 (1969).

60. Somner, A. R., Brace, A. A.: Late results of treatment of chronic drug-resistant pulmonary tuberculosis. Brit. med. J. 1966 I, 775—778.

61. Steinbrück, P.: Baktericide Wirkung des Rifampicins in vitro. Mschr. Tuberk.-Bekämpf. 12, 267—269 (1969).

62. Tacquet, A., Savinel, E., Devulder, B., Duthoi, A.: La Rifampicine dans le traitement de la tuberculose pulmonaire. Note préliminaire. Rev. Tuberc. (Paris) Suppl. 33, 135—146 (1969).

63. Tani, P.: The requirement of capreomycin, ethambutol and Rifampicin in chronic pulmonary tuberculosis in Helsinki on the basis of resistance indications. Scand. J. resp. Dis. 50, Suppl. 69, 15—16 (1969).

64. Toušek, J., Zelenka, M., Jančík, E.: Úspěšná antimikrobiální léčba plicní tuberkulózy. Rozhl. Tuberk. 24, 81—95 (1964).

65. — Jančík, E., Zelenka, M., Jančíková, M.: The results of treatment in patients with cultures resistant to streptomycin, isoniazid and PAS. A five-year follow-up. Tubercle (Edinb.) 48, 27—31 (1967).

66. Tricoire, J., Marécaux, L.: La Rifampicine: sont intéret et ses limites dans les tuberculoses chroniques ou graves d'emblée avec ou sans éthambutol associé. Rev. Tuberc. (Paris) 33, 226—241 (1969).

67. Verbist, L., Gyselen, A.: Antituberculous activity of Rifampicin in vitro and in vivo and the concentrations attained in human blood. Amer. Rev. resp. Dis. 98, 923—932 (1968).

68. — Rifampicin activity in vitro and in established tuberculosis in mice. Acta tuberc. pneumol. belg. 60, 397—412 (1969).

69. — Gyselen, A., Cosemans, J., Prignot, J.: Preliminary results with rifamycine in the retreatment of multiresistant pulmonary tuberculosis in ten salvage cases. 5th Internat. Congr. of Chemotherapy, Wien, 26. 6.—1. 7. 1967, p. 591—595.

70. Virchow, Ch., Fleming, J.: Kombinationsbehandlung mit Capreomycin, Ethambutol und Rifampicin bei chronisch-offener Lungentuberkulose. Beitr. Klin. Tuberk. 140, 40—46 (1969).

71. Wäre, M., Heinivaara, O., Elo, R., Tala, E.: Clinical experience of the treatment of drug-resistant pulmonary tuberculosis with Rifampicin combined with ethambutol and capreomycin. Scand. J. resp. Dis. 50, Suppl. 69, 59—63 (1969).

72. Wilson, T. M.: Capreomycin, ethambutol and Rifampicin. Clinical experience in Manchester. Scand. J. resp. Dis. 50, Suppl. 69, 27—42 (1969).

73. Weill, G., Varin, E., Stoeckel, Ch.: La Rifampicine dans le traitement de la tuberculose pulmonaire. Rev. Tuberc. (Paris) Suppl. 33, 283—290 (1969).

74. Zierski, M.: Treatment of patients with cultures resistant to the primary anti-tuberculosis drugs. Tubercle (Edinb.) 45, 96—100 (1964).

Intermittierende Therapie bei Fällen
von fortgeschrittener Lungentuberkulose

Vorläufiger Bericht *

L. Verbist

Academisch Ziekenhuis Pellenberg, Kath. Universität Leuven
(Vorstand: Professor Dr. A. Gyselen)
Bakteriologisches Laboratorium, Leiter: Dr. L. Verbist

I. Projekt der Studie

1. Zweck der Studie war die Prüfung der Eignung von zwei intermittierenden Regimen. *Einmal* in der Woche wurden hohe Dosen von Rifampicin (RMP), Isoniazid (INH) oder Ethambutol (EMB) gegeben. Diese Form der intermittierenden Therapie wurde gewählt, um den Schwierigkeiten der ambulatorischen Behandlung in den Entwicklungsländern gerecht zu werden.

2. Auswahl der Fälle. Eingeborene ab dem 15. Lebensjahr mit mäßiger bis sehr ausgedehnter Lungen-Tuberkulose; mit klar positivem Sputum im Ausstrich (bestätigt durch Kultur). Die Fälle waren entweder unbehandelt oder zeigten einen Rückfall nach vorhergegangener Behandlung.

3. Anwendung der Medikamente. Gruppe A: RMP 30 mg/kg + INH 15 mg/kg bei vorher unbehandelten Patienten; Gruppe B: RMP 30 mg/kg + EMB 100 mg/kg bei Behandlung von Rückfällen. Diese Therapie wurde am Morgen in einer Einzeldosis gegeben, während der ersten Woche jeden 2. Tag (das ist 3mal in der Woche); in den folgenden Wochen einmal in der Woche.

4. Kontrollen. Bakteriologisch: Ausstrich und Kultur vor Beginn der Therapie, dann wöchentlich während des 1. Monats, später jede 2. Woche. Röntgenologisch: Röntgenaufnahme vor Beginn der Therapie, in der 8. und 18. Woche der Behandlung. Blutchemisch: Beim Beginn, in der 8. und 18. Woche der Behandlung. Klinische Untersuchung: Am Beginn und alle 4 Wochen.

II. Auswahl der Patienten

Siehe Tabelle 1.

III. Rifampicin-Blutspiegel

Siehe Tabelle 2. — In der ersten Woche (bei einer Therapie jeden 2. Tag) wurde keine Steigerung des Rifampicin-Spiegels nach der 2. oder 3. Gabe gesehen. Im Gegen-

* Die Studie wird fortgeführt im Sanatorium von Makala (Kinshasa) und wird unterstützt vom Gesundheitsministerium der Demokratischen Republik Kongo. Sie wird durchgeführt mit einem Stipendium des Office National de la Recherche et du Développement, Democratic Republic of Congo, with grants of the O.C.D. (Office de Cooperation au Développement), Belgium, unter der wissenschaftlichen Überwachung der Tuberkulose-Abteilung von Pellenberg, Universität Leuven, Belgien.

Tabelle 1. *Krankengut*

	Gruppe A	Gruppe B
Behandlung	RMP 30 mg/kg +INH 15 mg/kg	RMP 30 mg/kg +EMB 100 mg/kg
Status	unbehandelte Fälle	vorbehandelte Fälle
Männliche Patienten	31	25
Weibliche Patienten	24	20
Ausdehnung		
weit fortgeschritten	38	37
mäßig fortgeschritten	17	8
Zahl der Patienten		
mit 1200 mg RMP	7 ⎫	7 ⎫
1500 mg RMP	34 ⎬ 55	19 ⎬ 45
1800 mg RMP	14 ⎭	19 ⎭
Durchschnittliches Körpergewicht	51,0 kg	49,2 kg

Tabelle 2. *Mittlere Rifampicin-Blutspiegel in mcg/ml nach einer Dosis von 30 mg/kg Körpergewicht*

	Stunden nach Verabreichung				
	2	4	8	12	24
Gruppe RMP-INH					
1. Tag	13,7	15,9	11,1	7,4	1,6
3. oder 5. Tag	17,8	16,8	10,2	5,7	0,6
Gruppe RMP-EMB					
1. Tag	11,8	16,1	10,55	6,8	2,0
3. oder 5. Tag	12,4	13,8	9,4	5,2	0,7

Tabelle 3. *Höchster Bilirubin-Spiegel: 1.—3. und 5. Tag*

Zahl der Patienten mit	Gruppe A	Gruppe B

< 1,2 mg-%
  zu irgendeinem
  Zeitpunkt
	28	10

< 1,8 mg-%
  zu irgendeinem
  Zeitpunkt
	18	19

> 1,8 mg-% mindestens einmal	7	15
Gesamt	53	44

teil, der RMP-Spiegel war am 3. und 5. Tag (das ist nach der 2. und 3. Gabe) 12 bzw. 24 Std nach der Einnahme des Medikamentes deutlich niedriger als am ersten Tag. Es scheint also, daß die Ausscheidung von Rifampicin nach dem ersten Tag beschleunigt ist.

IV. Bilirubin-Spiegel

Siehe Tabelle 3. — Die Bilirubin-Ausscheidung scheint unter RMP vermindert, normalisiert sich aber innerhalb von 24 Std. Auch hier ist die Ausscheidung am 3. oder 5. Tag im Vergleich zum ersten Tag beschleunigt.

V. Vorläufige bakteriologische Ergebnisse

Siehe Tabelle 4. — Die ersten Resultate zeigen eine schnelle Reduktion der Bacillenzahl in Ausstrich und Kultur, vergleichbar den Resultaten bei täglicher Therapie.

Tabelle 4. *Vorläufige bakteriologische Ergebnisse*

Ausstrich	%/o positiver Ausstriche nach einer Behandlung von		
	1 Monat	2 Monaten	3 Monaten
Gruppe A RMP-INH	71	59	27
Gruppe B RMP-EMB	77	57	25

Kultur	%/o positiver Kulturen nach einer Behandlung von		
	2 Wochen	4 Wochen	6 Wochen
Gruppe A RMP-INH	96	66	39
Gruppe B RMP-EMB	92	77	50

Diskussion

über klinische Fragen zur Chemotherapie

Gespräch mit: Prof. Dr. C. ANASTASATU, Bukarest; Prim. Dr. O. BERGSMANN, Gröbming; Med. Dir. Prof. Dr. H. BLAHA, Gauting; Prof. Dr. M. BÖSZÖRMÉNYI, Budapest; Prof. Prim. Dr. H. BUCHNER, Stolzalpe/Murau; Prim. Hofrat DDr. E. DISSMANN, Klagenfurt; M. R. Dr. H. EULE, Sommerfeld; Prof. Dr. G. FAVEZ, Lausanne; Prof. DDr. E. FREERKSEN, Borstel; Prof. Dr. ST. FURESZ, Mailand; Prim. Dr. E. GEYER, Laab im Walde; Prof. Dr. ST. GOLD-MAN, Novi Sad; Prof. Dr. A. HANNGREN, Stockholm; Prim. Dr. H. KOSS, Alland; Dr. Ing. habil. H. IWAINSKY, Berlin-Buch; Prim. Dr. CL. LANGER, Wien; Prim. Dr. L. LEVENDEL, Budapest; Chefarzt Dr. N. LUKINOVICH, Sondalo; Prof. Dr. G. MISKOVITS, Budapest; Prof. Dr. N. RISKA, Överkläkaren; Chefarzt Prof. Dr. H. SEIDEL, Schillerhöhe; Prim. Dr. H. SIGHART, Wien; Prof. OMR. Dr. med. habil. P. STEINBRÜCK, Berlin-Buch; Dr. J. TOUŠEK, Prag; Prof. Dr. F. TRENDELENBURG, Homburg/Saar; Dozent Dr. L. TRNKA, Prag; Chefarzt Dr. K. UNHOLTZ, Berlin; Dr. L. VERBIST, Pellenberg; Chefarzt Dr. CH. VIRCHOW, Davos; Prof. Dr. M. ZIERSKI, Lodz.

Diskussionsleitung: Prof. Dr. F. MLCZOCH, Wien

Mlczoch: Die Therapie der Tuberkulose ist so vielschichtig, daß nur die Erfahrung von Vielen zu gültigen Schlußfolgerungen berechtigt. Die Herkunft der Diskussionsteilnehmer aus verschiedenen Ländern und differenten Schulen verspricht eine Vielfalt der Meinungen. Kommt es bei der Diskussion zu einer Einigung über einzelne Fragen, so gewinnt diese Aussage an Wert. Genauso wichtig ist aber die Aufdeckung von Meinungsverschiedenheiten. Erst dadurch wird jene Trägheit überwunden, die sich einstellt, wenn man mit dem eigenen Standpunkt zufrieden ist, und die wohl der ärgste Feind jeden Fortschrittes ist. Einheitlichkeit der Meinungen ist daher nicht das erste, sondern das letzte Ziel der Diskussion.

Als Unterlagen dafür dienen nicht nur die Vorträge des Vormittags, sondern auch die Zusammenfassungen der eigenen Erfahrung der Diskussionsteilnehmer mit Rifampicin und anderen Chemotherapeuticis. Diese liegen als Kurzfassung allen Zuhörern vor, so daß jeder Diskussionsteilnehmer auf seine Erfahrungen hinweisen kann, ohne diese mit allen Einzelheiten als Argument für seinen Standpunkt ausführen zu müssen. Dadurch wird — so hoffe ich — eine flüssige Diskussion möglich sein [1].

Zur Diskussion stehen folgende Punkte:

Die Behandlung des akuten Falles

Die Behandlung der chronischen Erkrankung

Die intermittierende Therapie

Die ambulante Therapie

Jeder Diskussionspunkt wird von einem dazu gebetenen Herrn eingeleitet. Dann möge die freie Diskussion beginnen.

Die Behandlung des frischen Falles

Sighart (Einleitung): Als frischer Fall wird im folgenden jeder Patient angesprochen, bei dem vorher noch keine Tuberkulostatica zur Anwendung gekommen sind. Bei der Anführung von „Empfehlungen" bin ich mir bewußt, daß ich aus der Praxis

---

1 Im gedruckten Tagungsbericht: siehe die vorstehenden Kurzreferate.

heraus in eine gewisse Gegensätzlichkeit zu den Überlegungen von heute vormittag komme.

Neben diesen theoretischen Überlegungen sind nämlich bei der Behandlung der Tuberkulose auch organisatorische Probleme ins Auge zu fassen. Ich spreche aus der Sicht des Krankengutes von Wien (und Umgebung) mit all den bei der Behandlung dieser Patienten auftretenden Schwierigkeiten beim Pflegepersonal, Schwierigkeiten bei der Auffassungskraft unserer Patienten und Schwierigkeiten bei der Rezeptur von Seiten der Sozialversicherungsträger.

Aus all dem ergibt sich zumindest in unserer Gegend und bei unserer Gesellschaftsordnung die Forderung, die Therapie bei möglichst großer Wirksamkeit auch so einfach wie möglich zu gestalten. Unbestritten ist der Grundsatz, daß man stets die wirksamsten Mittel nehmen sollte und nicht darauf Rücksicht nimmt, ein wirksames Mittel in Reserve zu lassen und dafür weniger wirksame Mittel in der Kombination verwendet.

Überlegungen aber sollten angewandt werden bei der Auswahl der Medikamente hinsichtlich ihrer Toxicität. Wenn man bei der Erstbehandlung alle Medikamente verwendet, die zwar sehr wirksam, aber möglichst wenig Nebenwirkungen haben, wird man für die Zweitbehandlung — und solche Fälle sind leider auch bei der optimalen Chemotherapie immer noch zu erwarten — ausschließlich auf Medikamente greifen müssen, die mit größeren Nebenwirkungen verbunden sind. Von Herrn Freerksen wurde eine Individualisierung bei der Dosierung verlangt. Das ist nach meiner Erfahrung an einem großen Krankengut organisatorisch sehr schwer durchführbar. Es erscheint mir als geringeres Übel, eine mittlere Dosierung zu wählen und damit bei Berücksichtigung der Fassungskraft der Patienten und der Schwestern *alle* Patienten günstig zu beeinflussen, als zu versuchen, individuell verschiedene Dosen zu geben. Man erreicht dann letztlich gerade das Gegenteil der Absicht: Es wird unterdosiert, weil die Medikamente nicht oder unregelmäßig genommen werden.

Meine Meinung ist, daß man bei der Initialbehandlung im Spital womöglich ein Medikament parenteral geben soll, damit es der Kranke auch wirklich erhält, daß ein weiteres, sehr gut verträgliches Mittel oral gegeben werden soll und ein drittes, hochwirksames, orales, aber eher etwas weniger verträgliches Mittel verabreicht werden sollte.

Meines Erachtens wäre dies beim frischen Fall eine Kombination von INH in einer Dosis von 600 mg/die, Streptomycin in einer Dosis von 0,75 g und Prothionamid in einer Dosis von 750 mg.

Mlczoch: Herr Sighart bringt also eine Kombination von INH, Streptomycin und Prothionamid zur Behandlung des frischen Falles zum Vorschlag. Als weitere Vorschläge stehen im Raum von heute vormittag der Vorschlag von Herrn Freerksen mit Rifampicin, Ethambutol und INH, weiters die bekannten Vorschläge von Herrn Trendelenburg und Herrn Virchow mit Streptomycin, INH und PAS (als Infusion); darüber hinaus gibt es wahrscheinlich auch andere Vorschläge, die ich jetzt zu bringen bitte, damit wir der Diskussion zunächst einmal eine Basis geben.

Zierski: Eine wichtige Frage: Wird nur von Fällen mit Bacillenausscheidung gesprochen?

Mlczoch: Vorerst nur von offenen Fällen.

Steinbrück: Sollten wir die Frage nach der optimalen Chemotherapie nicht erst später behandeln? Vielleicht würden wir uns jetzt schon zu sehr festlegen. Behandlungsempfehlungen müssen nämlich neben den wissenschaftlichen Erkenntnissen über Wirksamkeit und Anwendbarkeit auch ökonomische Gesichtspunkte berücksichtigen.

Der Wert der Kombination von Rifampicin mit INH und möglicherweise einem dritten Präparat ist aus den experimentellen Untersuchungen als groß erkannt. Wir müssen Rifampicin importieren, und die zur Verfügung stehenden Valutamittel sind bei uns begrenzt. Das würde bedeuten, daß wir unter Umständen ein Therapie-Schema empfehlen, das wir praktisch nicht anwenden können.

Mlczoch: Darf ich folgenden Gedanken zur Überlegung stellen: Sollten wir nicht vorerst über die medizinischen Gesichtspunkte einer optimalen Chemotherapie diskutieren? Die Einschränkungen, daß diese aus organisatorischen oder wirtschaftlichen Gründen in dem einen oder anderen Fall nicht möglich ist, ergeben sich in der Praxis zweifellos häufig. Diese Schwierigkeiten sollen aber nicht primärer Gegenstand unserer Diskussion sein, sondern es geht darum, die medizinisch optimale Behandlung des frischen positiven Falles zu besprechen, wobei dann selbstverständlich Variationen aus den jeweiligen Gegebenheiten heraus möglich sind. Wenn wir aber örtliche oder wirtschaftliche Differenzen in den Vordergrund stellen, dann kommen wir überhaupt zu keinem Urteil. Und wir wollen zu einem Urteil kommen, das ja nicht in jedem Fall ein zwingendes Werturteil ist.

Zierski: Ich glaube, wir haben schon genügende Erfahrung mit 3 Mitteln, mit Streptomycin, INH und PAS. Jetzt aber sind wir an einem Wendepunkt, wir haben neue Mittel, die sicher in die Erstbehandlung kommen werden bzw. schon gekommen sind. Ich möchte eine Tabelle zeigen, wo ich eine Wertung der Tuberkulostatica aufstelle. Wir sollen nicht mehr von Mitteln ersten, zweiten und dritten Ranges sprechen. Das ist vielleicht organisatorisch und ökonomisch brauchbar, aber wichtiger ist die Einteilung nach ihrer Wirksamkeit.

Tabelle 1. *Klassifikation der Tuberkulostatica*

Hauptmittel
Isoniazid
Rifampicin
Ethambutol
Streptomycin
Ethionamid (Prothionamid)
Pyrazinamid (Morfanzinamid)

Ergänzungsmittel (Hilfsmittel)
PAS
Capreomycin
Cycloserin
Viomycin
Kanamycin
Thioazethazone (Thiosemicarbazone)
Thiocarlid (Isoxyl)

Als Hauptmittel sind jetzt INH, Rifampicin, Ethambutol und Streptomycin anzunehmen. Ebenso sind Ethionamid und Pyrazinamid bakteriologisch sehr wirksam, aber nach dem, was Herr Trendelenburg gesagt hat, haben diese Mittel in über 2% Toxicität; deshalb kommen sie nicht gleichwertig in die Reihe der Hauptmittel.

Die Ergänzungsmittel sind PAS, Capreomycin, Cycloserin, Viomycin, Kanamycin, Thiosemicarbazon und Thiocarlid. — Erst nach einer solchen Einteilung können wir diskutieren, was für den frischen Fall, was für den chronischen Fall in Frage kommt.

Mlczoch: Wenn ich Sie richtig verstehe, ist also Ihr Vorschlag, beim frischen Fall aus der ersten Gruppe die am wenigsten toxischen Mittel für die Erstbehandlung vorzuschlagen. Das wäre eine Kombination aus den ersten 4 Präparaten Ihrer Einteilung.

Zierski: Ja, wobei Streptomycin an der letzten Stelle steht.

Mlczoch: Damit sind Sie genau beim Vorschlag von Herrn Freerksen. — Dies wollte ich nur klarstellen.

Bergsmann: Hier erhebt sich aber eine Frage: Geben die neuen Mittel die Gewähr, daß aus dem frischen Fall kein chronischer wird? Wenn diese Gewähr nämlich nicht gegeben ist, so muß ich aus organisatorischen Gründen in der ersten Phase der Behandlung, nämlich im Spital, den parenteral zu verabreichenden Mitteln den Vorzug geben, auch wenn sie nicht in der ersten Reihe stehen, denn sonst komme ich mit einer späteren ambulanten Therapie in Kollision.

Mlczoch: Theoretisch werden nach den Referaten des Vormittags alle Fälle mit der genannten Kombination negativ.

Riska: Ich möchte zwei Wege vorschlagen: einen Behandlungsplan für ältere Personen, also für Kranke über 60 Jahre: denen würde ich INH, Rifampicin und Ethambutol geben, also die eben vorgeschlagene Therapie; bei jüngeren Patienten könnte man mit INH, Streptomycin und PAS anfangen. Wenn PAS nicht möglich ist, sollte man auf Rifampicin wechseln. Der Beginn der Behandlung wäre demnach bei beiden Gruppen eine Dreifachtherapie, nach einigen Monaten kann man mit 2 Mitteln fortsetzen. Diese wären bei älteren Patienten INH und Rifampicin, bei jüngeren entweder INH, PAS oder INH, Rifampicin.

Mlczoch: Das wäre also ein Vorschlag, der die bisherigen Vorschläge miteinander kombiniert: daß man bei älteren Patienten die theoretisch wirkungsvollste Therapie — INH, Rifampicin und Ethambutol — anwendet, während man bei jüngeren bei der bisher als optimal gefundenen Therapie mit INH, Streptomycin, PAS bleibt und erst beim Versagen dieser Therapie auf Rifampicin wechselt.

Freerksen: Darf ich an Herrn Riska eine Frage stellen: Sind Sie der Meinung, daß die Kombination INH, Rifampicin, Ethambutol eine sehr gute ist, vielleicht sogar die beste?

Riska: Ja, ich habe sehr gute Erfolge damit gehabt.

Freerksen: Nicht schlechtere Erfolge, als mit der alten Standardtherapie?

Riska: Nein, wir hatten im ersten Monat 90% Konversionen.

Freerksen: Wenn Sie der Meinung sind, daß diese Kombination eine hochwirksame Therapie ist, darf man dann jüngeren Patienten etwas anderes geben als älteren?

Riska: Oh ja, weil bei den älteren Menschen die Unverträglichkeitserscheinungen größer sind als bei den jüngeren. Wir können den älteren Personen kein Streptomycin geben, aber wir können Streptomycin doch gut den jüngeren geben. Es wäre sehr einfach, INH und Rifampicin auch den jüngeren zu geben, aber das kostet phantastisch viel mehr.

Mlczoch: Das heißt also, Herr Riska hätte nichts gegen die von Herrn Freerksen vorgeschlagene Kombination, er würde sich aber aus praktischen — in diesem Fall finanziellen — Gründen bei Patienten mit geringerem Risiko, also bei den jüngeren, mit einer wirksamen, aber billigeren Therapie begnügen. Das ist ein klarer Standpunkt.

Böszörményi: Ich möchte von den Ausführungen des Herrn Freerksen ausgehen. Er hat uns heute Vormittag erklärt, daß es sehr verschiedene Krankheitsgruppen, Krankentypen gibt, die eine verschiedene Aussicht auf eine Heilung haben. Ich glaube, das stimmt vollständig. Das stimmt aber auch, wenn wir — was jetzt der Fall ist — nur von dem frisch erkrankten und bacillären Patienten sprechen. Die Kriterien der BK-Positivität sind nämlich nicht einheitlich definiert. Es gibt Fälle mit Minimaltuberkulose, die sich bei — 10- bis 15mal — wiederholter kultureller Untersuchung nur einmal als bacillär erweisen. Auf der anderen Seite stehen Neuerkrankte, die schon bei der ersten Untersuchung ausgedehnte Befunde zeigen und die auch mikroskopisch reichlich Bacillen ausscheiden. Zwischen diesen beiden Grenzgruppen sind natürlich noch andere Untergruppen zu unterscheiden. Nun, ich bin prinzipiell gegen die Auffassung, daß alle diese Gruppen, die von einander sehr gut zu unterscheiden sind und die sehr verschiedene Aussichten auf eine Heilung haben, immer und schematisch auf dieselbe Weise, und zwar immer mit einer maximalen Therapie, behandelt werden sollen. Meine Stellungnahme beruht nicht nur auf finanziellen Gründen. Ich bin nämlich überzeugt, daß die Vermeidung einer überflüssigen Medikation, einer Polypragmasie, ein sehr wichtiges Prinzip ist, das in der modernen Medizin leider zu oft vergessen wird.

Nach meiner Meinung soll der Patient natürlich immer die optimale Therapie bekommen, optimal ist aber nicht identisch mit maximal. Das ideale ist eine dem Individualfall angepaßte, adäquate Medikation. Die empfohlene Dreierkombination INH, Rifampicin, Ethambutol überschreitet ganz bestimmt in der großen Mehrheit der Fälle die Notwendigkeit einer adäquaten Behandlung.

Es muß natürlich gesagt werden, was ich als eine optimale, also genügende, aber nicht überflüssige tuberkulostatische Therapie betrachte: Bei den Minimalfällen ist nach unseren — und anderen — kontrollierten Untersuchungen eine Zweierkombination des Isoniazids der klassischen Dreierkombination gleichwertig. Wir empfehlen daher in den erwähnten Fällen weiterhin nur 2 Medikamente, und zwar INH mit Ethionamid oder Pyrazinamid oder Streptomycin. Das Entscheidende ist natürlich die INH-Behandlung, das Kombinationspräparat kann nach individueller Verträglichkeit ausgewählt werden. Ich muß betonen, daß die Zahl der Patienten, die für eine solche Zweierkombination geeignet sind, in Ungarn relativ hoch ist. In ungefähr 70% aller Neuerkrankungen können wir die Behandlung in diesem Minimalstadium beginnen. Die INH-Primoresistenz kommt in Ungarn nur in ungefähr 1,5% der Neuerkrankungen vor, ist also ziemlich selten.

Nur 13% der Neuerkrankungen sind mikroskopisch positiv. In diesen Fällen bin ich auch ein Verfechter der Dreierkombination, die INH-Behandlung ist aber auch bei diesen Patienten das Wesentliche, und die beiden Kombinationspartner können nach der Medikamentenverträglichkeit ausgewählt werden: Ethionamid und Pyrazinamid oder Ethionamid und Streptomycin, usw.

Ich bin also prinzipiell gegen die Routinebehandlung der frisch Erkrankten mit INH, Rifampicin, Ethambutol. Ich muß sagen, daß ich sehr glücklich wäre, wenn ich alle INH-resistenten Fälle mit Rifampicin, Ethambutol behandeln könnte. Unser Vorsitzender hat eben gesagt, daß wir von finanziellen Dingen nicht sprechen sollten. Ich glaube aber, daß dies verfehlt wäre und bedeuten würde, sich von den Realitäten zu abstrahieren. Ein Tuberkulosearzt ist prinzipiell nicht nur Kliniker, sondern auch Organisator. Er kann sich nicht auf die Probleme seiner Abteilung beschränken. Er muß in seiner Denkweise immer mehrere Tausende und Zehntausende von Kranken in Rechnung ziehen. Wenn er das macht, muß er zwischen maximaler und adäquater Therapie differenzieren, und dann scheint es doch viel rationeller, die sehr gute, wahrhaftig maximale, aber auch sehr teure, von Herrn Freerksen empfohlene Therapie jenen Kranken vorzubehalten, die keine andere Möglichkeit zur Heilung haben.

Mlczoch: Thomas von Aquin hat einmal gesagt: „Medium est optimum". Wir diskutieren hier nicht über das Medium, sondern wir wollen uns über das Optimum klar werden. Das heißt aber nicht, daß jeder Patient diese optimale Therapie benötigt. Wir müssen auch bei anderen Krankheiten und aus anderen Gründen eine theoretisch optimale Therapie in der Praxis variieren. Aber darüber sollte man erst in zweiter Linie diskutieren. — Trotzdem bleibt von dem, was Herr Böszörményi gesagt hat, folgendes zurück: Er hat gemeint, in leichteren Fällen komme er in der Regel mit einer Zweierkombination aus. Das ist immerhin heutzutage nicht mehr selbstverständlich.

Trendelenburg: Ich möchte zur Frage der optimalen Therapie sagen, daß ich nicht der Auffassung bin, daß die neuen Kombinationen etwas so grundsätzlich Neues bringen. Die 90% Negativierungen haben wir auch bisher mit einer Zweier-, insbesondere einer Dreierkombination erreicht, ebenso auch 80% bei den Rezidiven. Es kann sein, daß bei langfristigen Beobachtungen bei der neuen Therapie ein paar Prozent Rezidive weniger sein werden, oder daß die Negativierung um 2, 3 Wochen schneller geht. Mehr habe ich bisher aus den vorliegenden Ergebnissen nicht ersehen können. Und das ist doch kein Grund, nun alles auf den Kopf zu stellen. — Dies war aber nur eine Vorbemerkung. Ich möchte vor allem darauf hinweisen, daß die ganze Überlegung nach der optimalen Initialbehandlung sehr von der Frage der ambulanten Nachbehandlung abhängt. Dieses Problem kommt zunehmend auf uns zu. Wir wissen zwar noch nicht genau, wo sich diese einmal einpendeln wird, oder anders gesagt, wie lange die stationäre Standard-Behandlung der frischen Tuberkulose in der Zukunft dauern wird. Denn wenn die frischen Fälle 1, 2 oder 3 Monate stationär behandelt werden — irgendwo um diese Zeiten wird es sich ja einpendeln —, so würde ich die Überlegungen von Herrn Riska übernehmen, bei älteren Patienten auf die toxischen Mittel zugunsten der neueren Mittel zu verzichten. Bei allen anderen Patienten würde ich aber auch weiterhin die alten Mittel bevorzugen, die nun einmal — wir können einfach das Problem nicht ganz weglassen — billiger sind. Und vor allem bringen wir die parenteral gegebenen Mittel bei jüngeren und undisziplinierten Patienten mit Sicherheit „an den Mann". Wir sollten die neueren oralen Mittel gerade für die ambulante Weiterbehandlung dieser Patienten aufheben. — Ich ziehe also eines der alten Schemata vor und bin nicht festgelegt auf INH, Streptomycin oder PAS. — Ich möchte nur erwähnen, daß ich PAS nur in hochdosierter Infusion zu den Erstrangmitteln rechne, bei oraler Gabe gehört es nicht dazu. — Es sind also letzten Endes technische Überlegungen, die es nicht gestatten, eine bestimmte Dreierkombination für jeden Fall zu empfehlen, sondern die unter Berücksichtigung bestimmter Einschränkungen verschiedene Varianten ermöglichen.

Mlczoch: Wesentlich an dieser Bemerkung von Herrn Trendelenburg ist, daß er mit Recht darauf hinweist, daß die Wahl der Initialbehandlung wesentlich vom Gesichtspunkt einer späteren ambulanten Therapie beeinflußt wird. Auf diese wollen wir ja später zu sprechen kommen. — Zu der mehrfach erwähnten Frage nach den Vorteilen der parenteralen Therapie im Spital möchte ich darauf hinweisen, daß die Engländer im Gegensatz dazu empfehlen, die parenterale Behandlung für die ambulante Nachbehandlung aufzuheben, um die Patienten in dieser Phase der Behandlung mehr in der Hand zu behalten: Dieses Argument wird also von verschiedenen Richtungen für sich verwendet.

Trendelenburg: Damit sind wir aber bei dem Problem der intermittierenden Therapie ...

Mlczoch: ... auf die wir ebenfalls später noch zu sprechen kommen. Wir wollen vorerst bei der Initialtherapie bleiben.

Goldman: Ich möchte, daß festgelegt wird, wo der Beginn der Behandlung des frischen positiven Falles stattfinden sollte: stationär oder ambulant? Eine solche Festlegung wäre deshalb wichtig, weil Herr Freerksen heute vormittag angedeutet hat, daß man diese Therapie vielleicht auch ambulant beginnen könnte. Meiner Meinung nach gehört der frische positive Fall in das Krankenhaus.

Sighart: Ich bin ebenfalls der Überzeugung, daß im Regelfall — von Ausnahmen abgesehen — die ansteckende Tuberkulose vorerst in das Spital gehört. Dies ist ja auch einer der Gründe, warum ich Herrn Freerksen bezüglich seines neuen Therapievorschlages ein wenig widerspreche. — Wenn man dem Patienten im Spital die gesamte Medikation peroral gibt, fallen verschiedene psychologische Gründe weg, die dem Patienten auch klar machen, daß das Spital bei der Anfangsbehandlung einfach notwendig ist. Sicherlich soll man in der psychologischen Wirkung einer Injektionsbehandlung nicht allein die Grundlage für eine stationäre Behandlung sehen, man muß aber doch darauf hinweisen, daß der Patient die Einzelheiten der besonderen Überwachungsmöglichkeiten, der seuchenhygienischen Überlegungen, viel weniger versteht, als eine auch in seinen Augen etwas aufwendigere Therapie. Bei der peroralen Therapie, wie sie Herr Freerksen vorgeschlagen hat, muß der Patient im Tag ungefähr 11—12 Tabletten schlucken. Damit aber wird zumindest für das Wiener Krankengut bereits eine Grenze erreicht, wo man nicht mehr ganz sicher sein kann, ob der Patient diese Medikamente auch tatsächlich zu sich nimmt.

Mlczoch: Ich glaube, es sind nur 8 Tabletten, aber das wäre nicht wesentlich. Nur meine ich, hat der Gesichtspunkt, aus pädagogischen Gründen im Spital zu spritzen — so sehr er aus praktischen Gründen richtig sein kann —, mit der Suche nach einer optimalen Therapie im Prinzip nichts zu tun. — Ich habe einleitend gesagt, daß wir bei der Vielzahl der Kombinationsmöglichkeiten gar nicht die Hoffnung haben können, daß wir uns auf eine neue Standardtherapie einigen; also etwa, daß alle weggehen und sagen, das mache ich nun grundsätzlich so oder so; sondern wir wollen hören, was es für Möglichkeiten und Meinungen gibt, und wir wollen uns aus der Differenz der Meinungen ein Bild über die aktuelle therapeutische Situation machen. Es war nicht daran gedacht und ist auch nicht möglich, daß man etwa sagt, der eine habe recht und der andere unrecht, oder gar das und das sei verboten.

Trotzdem war es wichtig, daß die Frage des stationären Beginnes der Behandlung angeschnitten wurde, weil wir wohl alle überzeugt sind, daß der frische Fall in der Regel ins Spital gehört.

Unholtz: Ich wehre mich dagegen, eines der vorhandenen gut wirksamen Mittel zurückzusetzen, wie dies beispielsweise noch vor 10 Jahren für Streptomycin als „chirurgisches Mittel" galt. Solche Überlegungen sind heute nicht mehr aktuell. Wenn wir jetzt 3 hochwertige Mittel haben, sollten wir sie auch anwenden. Wird der Patient mit einer Dreierkombination in der Klinik exakt dosiert anbehandelt, kann man mit einer ambulant fortgesetzten Zweifachbehandlung gute Ergebnisse erzielen, ohne auf toxischere Mittel übergehen zu müssen. Zur Frage Zwei- oder Dreifachbehandlung offener oder geschlossener Fälle: Es ist dies eine Frage der Keimmenge, über die wir z. B. bei geschlossenen Lungentuberkulosen oder Lymphknotentuberkulosen nur sehr vage Vorstellungen haben. Deshalb sollten zu Beginn jeder Behandlung die drei besten Mittel gegeben werden, auch wenn damit eine — vielleicht über das Ziel hinausschießende — Maximaltherapie betrieben wird. Zur Behandlung der Tuberkulose alter Menschen: Unsere Standardkombination Streptomycin, INH und Ethambutol wurde — als wir nur wenig Rifampicin hatten — zunächst für die über 60jährigen wegen der Ototoxicität des Streptomycins auf Rifampicin, INH und Ethambutol umgestellt. Beim Vergleich von 30 so behandelten Fällen von Alterstuberkulose mit 30 früheren Fällen (Streptomycin, INH, Ethambutol) fand sich eine wesentlich raschere Entseuchung, die in den ersten 4 Wochen kulturell bestätigt bei 50% gegenüber 27% bei der Streptomycin-, INH-, Ethambutol-Gruppe lag.

Mlczoch: Wir können nach den Worten von Herrn Unholtz wenigstens für einen Teil unserer Frage zu einer Schlußfolgerung kommen: daß die Kombination von INH, Rifampicin und Ethambutol für die Erstbehandlung von älteren Patienten empfohlen werden kann. Dafür haben sich bis jetzt alle Diskussionsredner ausgesprochen bzw. es war keiner dagegen.

Nicht die gleiche Einhelligkeit herrscht über die Frage, ob man bei jüngeren Patienten diese „optimale" Therapie auch in gleicher Weise empfehlen soll. Wir haben zur Kenntnis genommen, daß es eine Reihe von stichhaltigen Gründen organisatorischer, finanzieller und psychologischer Natur gibt, wie auch Argumente der persönlichen Erfahrung, die bei jüngeren Patienten eine andere Erstbehandlung empfehlenswert bzw. wünschenswert erscheinen lassen. — Kann man die bisherige Diskussion so zusammenfassen?

Koss: Ich möchte mich einem der früher erwähnten Standpunkte anschließen, daß wir auf die alte Therapie mit INH und der parenteralen Applikation von Streptomycin und PAS nicht verzichten können, weil wir in unserem Bereich einen hohen Prozentsatz von undisziplinierten Patienten haben. Bei diesen ist eine theoretisch optimale Therapie nicht die optimale praktikable Behandlung, weil diese Patienten eben die optimalen Medikamente nicht nehmen. Vor dieser Tatsache müssen wir leider kapitulieren.

Mlczoch: Das meinte ich eben. Es sind dies verständliche Gesichtspunkte für eine individuelle Entscheidung bei dieser Art von Patienten. — Aber können wir uns über die Therapie bei den alten Patienten einigen?

Trendelenburg: Darf ich vorher noch eine Ergänzungsfrage stellen: Wenn wir bei Patienten über 60 Jahre wegen der Ototoxicität des Streptomycins Bedenken haben, warum haben wir nicht dieselben Bedenken beim Ethambutol wegen der Toxicität am *N. opticus*? Ist es begründet, da einen Unterschied zu machen?

Eule: Es ist mir nicht bekannt, daß bei über 60jährigen eine Häufung von Ethambutol-Toxicität am *Nervus opticus* nachgewiesen wurde. Aber es ist ganz sicher, daß ältere Patienten eine größere Empfindlichkeit am Octavus haben.

Zierski: Wir haben bei etwa 200 Patienten mit Ethambutol keine ernste Schädigung am *Nervus opticus* gefunden.

Mlczoch: Eule und Zierski meinen also, daß Bedenken gegen Ethambutol bei älteren Patienten nicht im gleichen Maße bestehen wie gegen Streptomycin. Damit ist eine vorläufige Antwort auf diese Frage gegeben.

Freerksen: Ich möchte gerne folgendes sagen: Einmal verbinden wir doch mit der Frage nach der optimalen Therapie eine Zielvorstellung, nämlich nach der theoretisch und praktisch besten und wirkungsvollsten Therapie. Natürlich ist es eine andere Frage, ob wir diese überall anwenden können. — Eine zweite Frage: Herr Trendelenburg hat gesagt, die Leute werden vielleicht 2—3 Wochen früher negativ; das sagten Sie doch?

Trendelenburg: ... Es ist möglich, daß im günstigen Falle die Negativierung um 2 Wochen früher eintritt; mehr Unterschied sehe ich nicht. Dieser Unterschied ist aber nicht sehr relevant für mich.

Freerksen: Ein Unterschied von 14 Tagen Spitalaufenthalt ist vom Gesichtspunkt der Kosten nicht ganz gleichgültig. Es kommt ja darauf an, die Therapiedauer zu verkürzen; und da sind 2 Wochen schon viel.

Trendelenburg: Der stationäre Aufenthalt meiner Patienten hängt aber keinesfalls vom Zeitpunkt der Negativierung ab, sondern ebenso von einer Reihe anderer Faktoren.

Eule: Ich möchte jetzt nur am Rande von der Ökonomie sprechen. Warum betrieben und betreiben wir noch eine Dreifachtherapie bei Ersttuberkulosen? Wegen der Möglichkeit einer primären INH-Resistenz. Wenn diese nicht bestünde, würde ich keinen Grund sehen, INH, Rifampicin und Ethambutol zu geben. Es würde genügen, INH und Rifampicin zu geben. Wir geben aber bei jedem frischen Fall Ethambutol dazu, bis wir wissen, ob eine Resistenz gegen INH besteht. Dann können wir auf 2 Mittel reduzieren, von denen zumindest eines billig ist. Und diese Therapie ist nach den bisherigen klinischen und experimentellen Erfahrungen ausreichend. Wir haben damit eine sehr rasche Negativierung und ich bin durchaus der Meinung, diesmal mit Herrn Freerksen, daß dies eine ganz große Rolle spielt, weil wir den Patienten damit früher entlassen können. Mit Herrn Riska bin ich der Meinung, daß diejenigen, die die Chance haben, beizeiten aus dem Spital herauszukommen, weil sie negativ geworden sind, besser kooperieren werden als diejenigen, die nicht herauskommen können, weil sie positiv geblieben sind. (Beifall)

Mlczoch: Beifall ist gut. Er zeigt, daß der Vorschlag, die Kombination INH, Rifampicin und Ethambutol auch bei jüngeren Ersttuberkulosen zu geben, doch auch viele Anhänger hat. Bevor wir diesen Punkt abschließen, sind noch zwei Diskussionsredner vorgesehen.

Favez: Ich bin auch der Auffassung, daß die geeignetste Initialtherapie für frische Fälle die Kombination INH, Rifampicin und Ethambutol ist. Aber es war zunächst notwendig, den Wert dieser Kombination mit der von INH und Streptomycin zu vergleichen, die bis jetzt als die wirksamste Kombination gilt. Wir haben daher frische, noch nicht behandelte Fälle zwei therapeutischen Programmen unterworfen, wobei die Zuteilung zu den einzelnen Gruppen nach einem vom Statistiker aufgestellten Verteilungsplan erfolgte. — In der ersten Gruppe bekamen die Patienten täglich Rifampicin 15 mg/kg und INH 5 mg/kg. In der zweiten Gruppe täglich INH 5 mg/kg und 3mal wöchentlich 1 g Streptomycin. Ein bakteriostatisches Mittel wurde in jedem Fall hinzugefügt, bis das Antibiogramm eintrifft, um im Falle einer primären Resistenz gegen INH das Risiko einer Resistenzentwicklung gegen Rifampi-

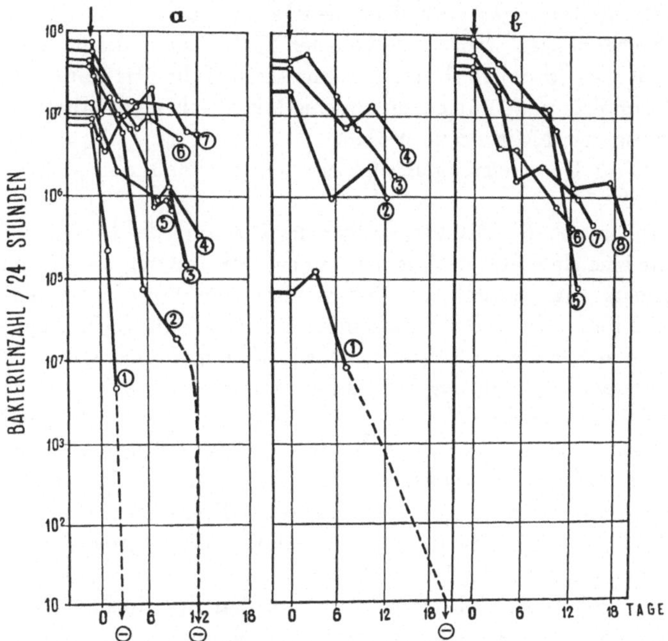

Abb. 1. Ergebnisse des kurzfristigen Monotherapietests mit RMP bei 7 neuen Patienten (a)
und 8 chronischen Patienten (b) mit Lungentuberkulose

cin oder Streptomycin zu verhindern. Bisher wurden 87 frische Fälle behandelt, die
Resultate in beiden Gruppen waren gleich, die Negativierung erfolgte zum gleichen
Zeitpunkt. Bis jetzt besteht also nach diesen Kontrollversuchen kein Unterschied
zwischen den beiden untersuchten Programmen. Wir haben keine Resistenzentwicklung beobachtet. Es scheint mir also die Kombination INH, Streptomycin weiterhin
die wirksamste zu sein.

Mlczoch: Herr Favez bricht also eine Lanze für die bisherige Therapie, weil er
davon die gleiche Wirkung sah wie von der neuen Therapie. Das ist ein Argument
für alle jene, welche die alte Standardtherapie aus irgendwelchen der angeführten
Gründe weiter verwenden wollen. — Herr Anastasatu wollte noch einige Worte zur
Monotherapie mit Rifampicin sagen.

Anastasatu: Es handelt sich um einen Behandlungsversuch mit einer Monotherapie zur Erprobung von Rifampicin. In der Frage der Routinebehandlung, der Stan-
dard- und Initialbehandlung bin ich derselben Meinung wie Herr Freerksen und alle
anderen. Aber als Behandlungstest können wir ohne Bedenken durch eine, zwei oder
drei Wochen solche kurzfristige Monotherapieversuche machen. Wir haben (gemein-
sam mit O. Bercea) 15 Fälle in Monotherapie mit Rifampicin behandelt, davon
7 Frühfälle und 8 chronische Fälle (siehe Abb. 1). Diese erhielten durch 12—15 Tage
hindurch täglich 600 mg Rifampicin. Die Wirksamkeit des Mittels wurde durch Bak-
terienzählung ermittelt. 2 der 15 Fälle wurden vor Beendigung der Therapie negativ,
bei 6 Fällen reduzierte sich die Bakterienmenge auf ein Hundertstel, bei weiteren
6 Fällen auf ein Zehntel des Anfangsbefundes. Der Rhythmus der Bacillenverminde-

rung gleicht damit dem einer INH-Kombination und einer Ethambutol-Monothera-
pie. Diese Untersuchungen haben uns von der Wirksamkeit des neuen Tuberkulose-
mittels überzeugt. — Ich wiederhole: Wir empfehlen nicht eine Initial-Monotherapie,
weder mit Rifampicin noch mit einem anderen Mittel, aber wir benützen diese Teste,
um den Wert von neuen Mitteln zu prüfen.

Mlczoch: Diese Untersuchungen sind eine weitere Bestätigung der Wirksamkeit
des Rifampicins.

Damit beenden wir die Diskussion über die Therapie des frischen Falles, die auf
der einen Seite eine einheitliche Meinung und auf der anderen Seite eine beträchtliche
Divergenz gezeigt hat. Einhelligkeit besteht über den Wert der neuen Mittel, insbesondere des Rifampicin und des Ethambutol. Keine Einhelligkeit besteht darüber,
ob man diese potenten neuen Mittel in jedem frischen Fall anwenden soll oder ob
man sie aus verschiedenen, in der Diskussion genannten Gründen nur in ausgewählten Fällen bei der Erstbehandlung frischer Fälle anwenden soll. Unwidersprochen
blieb in der Diskussion der Vorschlag, älteren Patienten, über 60 Jahre, diese neuen
Mittel zu geben und das Streptomycin wegen der bei diesen Patienten besonders zu
befürchtenden Komplikationen am Acusticus bei der Erstbehandlung zu vermeiden. —
Offensichtlich viel Zustimmung fand der Vorschlag, bei jüngeren Patienten die Ausdehnung des Ausgangsbefundes bei der Wahl der neuen Therapiemöglichkeiten heran-
zuziehen. Viele Diskutanten vertraten aber auch den Standpunkt, daß man bei den
jüngeren Patienten auch bei der alten Standard-Therapie mit INH, Streptomycin
und PAS bleiben kann und sich die neuen Mittel für die Nachbehandlung oder ein
eventuelles Rezidiv vorbehalten solle. Andere Redner traten dafür ein, daß man die
neue „optimale Behandlung" in jedem Fall einer Initialbehandlung eines frischen
offenen Falles stationär einsetzen solle.

Wir kommen nun zur Besprechung des chronischen Falles.

Die Behandlung der chronischen Erkrankung

Langer (Einleitung): Wir sollten uns vorher einigen, was wir als chronischen Fall
bezeichnen.

Der Rezidivfall scheidet aus: Ein Rezidiv setzt eine vorangegangene Inaktivität
voraus. Der chronische Fall war noch nicht inaktiv; er ist das Relikt einer insuffizien-
ten Behandlung des akuten Falles.

Unter „Chroniker" wollen wir demnach den vorbehandelten, nicht negativ ge-
wordenen Fall verstehen, bei dem gegen eines oder mehrere unserer wirksamsten
Mittel eine erworbene Resistenz vorliegt. Diese Definition scheint mir für die heutige
Diskussion zutreffender als die internationale Definition.

Nun gleich die erste Frage: Wo hat der Chroniker behandelt zu werden?

Der chronische Fall gehört wie der akute in stationäre Behandlung. Schon allein
deshalb, weil dies auf Grund der Ausführungen von Herrn Trendelenburg über die
Toxicität der einzelnen Mittel für unbedingt geboten erscheint.

Wie soll nun der chronische Fall behandelt werden? — Die Behandlungsregeln
sind im Grunde genommen die gleichen wie beim akuten Fall, nur ist die Behandlung
durch bereits vorliegende Resistenzerscheinungen gegen unsere bisher wirksamsten
Mittel, also gegen die Basistherapie, erschwert. Bisher war man genötigt, auf die
Mittel der Reserve zurückzugreifen. Diese sind bekanntlich weniger wirksam, toxi-

scher und dazu noch teurer. Die Aussichten auf eine erfolgreiche Behandlung von polyresistenten Chronikern haben sich seit Einführung von Ethambutol und Rifampicin beachtlich gebessert. Mit diesen Mitteln müßte man nach Erstellung eines wohldurchdachten und auf den Fall angepaßten Therapieplanes mit den Chronikern fertig werden. Das gleiche gilt für den akuten Fall. Bei richtiger Behandlung des akuten Falles dürfte es keinen chronischen Fall mehr geben und das muß künftig das Ziel der Chemotherapie sein. Dieses ist bei kooperativen Patienten mit den heute zur Verfügung stehenden Mitteln und einem richtig erstellten Therapieplan zu erreichen. Zu keiner Zeit war die Erstellung eines wohlüberlegten und auf den Einzelfall abgestellten Therapieplanes von größerer Bedeutung, als im gegenwärtigen Zeitpunkt. Die Wahl der Mittel ist nicht nur abzustimmen auf die Empfindlichkeit der Tuberkelbacillen, dem pathomorphologischen Prozeß, auf bekannte Kreuzresistenzen und eventuell vorliegende gleichgerichtete Toxicitäten sowie bestehende Organschäden, sondern auch auf die Notwendigkeit, nach einer stationären Behandlung die Therapie ambulant fortsetzen zu können, und zwar mit Mitteln, die noch wirksam und gut verträglich sind und daher auch vom Patienten genommen werden.

Auf diese Kriterien wird bei der Erstellung eines Therapieplanes und die Wahl der antituberkulösen Substanzen zu achten sein, wenn man vermeiden will, daß aus dem akuten Fall ein chronischer wird. Dies ist, wie schon vielfach ausgesprochen, mit den heute zur Verfügung stehenden Mitteln möglich.

Nun wird die gegenwärtige Tuberkulosesituation noch von den chronisch-polyresistenten Fällen geprägt. Für diese schwer zu behandelnden Fälle wurden uns in den letzten Jahren neue Substanzen in die Hand gegeben, von welchen eben das Rifampicin und das Ethambutol die wirksamsten und interessantesten sind. Diese Mittel entsprechen weitgehend den Wünschen und Anforderungen, die wir an ein Antituberkuloticum stellen. Diese Mittel waren es auch, die Anlaß gegeben haben, eine neue Wirksamkeitsskala der antituberkulösen Substanzen, wie auch rationelle Therapiepläne zu erarbeiten. Die Behandlung ist durch die neuen Mittel nicht einfacher, sondern verantwortungsvoller geworden. Gerade für die Behandlung des Chronikers muß das Auftreten einer Resistenz gegen diese wertvollen Mittel verhindert werden. Nun existieren bereits vereinzelt Ethambutol und Rifampicin resistente Fälle.

Radenbach hat auf die gar nicht so selten praktizierte Aufstockungstherapie aufmerksam gemacht, die die Gefahr einer indirekten Monotherapie beinhaltet.

Aus dieser Erkenntnis ergibt sich die Frage: Soll man beim Chroniker mit dem Behandlungsbeginn auf das Eintreffen der Sensibilitätsprüfung warten oder kann man auch ohne sichere Kenntnis über die Resistenzverhältnisse mit einer Chemotherapie beginnen? Eine derartige Therapie wird bis zum Eintreffen des Ergebnisses der Sensibilitätsprüfung eine provisorische sein, da mit zu vielen Unbekannten behandelt wird.

Wie soll also in dieser Initialphase behandelt werden? Auf jeden Fall mit den erwartungsgemäß wirksamsten Mitteln. Solange die Empfindlichkeitsverhältnisse nicht bekannt sind, also in der provisorischen Phase, behandeln wir mindestens mit einer Dreierkombination, oder — wenn der Prozeß und die Vorgeschichte es ratsam erscheinen lassen — wenden wir noch mehr Mittel an, da unter Umständen sogar eine Dreierkombination unzureichend und dadurch zu riskant sein könnte; sonst erscheint es angebrachter, mit dem Beginn der Therapie bis zum Eintreffen des Ergebnisses der

Resistenzprüfung zuzuwarten. Nach Vorliegen des Ergebnisses der Sensibilitätsprüfung prüfen wir das bisherige Behandlungsergebnis auf seine Wirksamkeit und machen davon die weitere Therapie abhängig. Grundsätzlich ist für den chronischen Fall das Erheben einer genauen Anamnese der bisherigen Chemotherapie zu fordern. Dies stößt bekanntlich meist auf große Schwierigkeiten. Aus diesem Grunde ist die generelle Einführung eines sogenannten Therapiepasses wünschenswert.

Wir behandeln bei bereits bekannten Resistenzverhältnissen in der Initialphase bis zur Sputumkonversion ganz allgemein, wenn möglich mit zwei wirksamen Basistherapeuticis, zu welchen wir neben den INH-Präparaten und dem Streptomycin nunmehr auch das Rifampicin und Ethambutol zählen. Die Wahl weiterer Kombinationspartner wird vom Sensibilitätstest, von eventuell bestehenden Kreuzresistenzen, gleichgerichteten Toxicitäten oder eventuell vorhandenen Organschäden abhängig gemacht. Bei der Wahl dieser Mittel wird von uns immer auch auf die Notwendigkeit einer ambulanten Weiterbehandlung durch noch wirksame und verträgliche Antituberkulotica Bedacht genommen. Unter diesen Voraussetzungen kommen für eine ambulante Weiterbehandlung nur INH, Rifampicin und Ethambutol in Betracht.

Wie soll man sich verhalten, wenn auf Grund vorliegender Resistenzen und bekannter toxischer Nebenwirkungen oder Organschäden kein dritter Kombinationspartner zur Verfügung steht? Zum Beispiel es besteht nur mehr eine Empfindlichkeit für Rifampicin und Prothionamid; soll man in einem solchen oder ähnlich gelagerten Fall — wie Herr Freerksen es empfiehlt — trotz vorliegender INH-Resistenz ein INH-Präparat jetzt aber wie ein Mittel der Reserve als Kombinationspartner heranziehen? Wir praktizieren dies seit langem. Stehen auf Grund der Sensibilitätsprüfung nur Rifampicin und Ethambutol wirksam zur Verfügung, dann halten wir es nach den bisherigen Erfahrungen für geboten, beide Mittel in ihrer vollwirksamen Dosis einzusetzen. Diese Mittel für eine anschließende ambulante Behandlung zu reservieren, halten wir für genauso falsch wie seinerzeit das Reservieren von Streptomycin für eventuelle chirurgische Maßnahmen.

In der Stabilisierungsphase, in der nach erfolgter Sputumkonversion noch eine Dynamik in der röntgenologischen Verlaufsbeobachtung zu erkennen ist, behandeln wir mit zwei Antituberkuloticis.

In der sogenannten Sicherheitsphase, d. i. bei einem sich stationär verhaltenden Röntgenbefund und dem Fehlen von Aktivitätszeichen, behandeln wir noch monovalent. Es ist aber nach all dem, was wir am Vormittag gehört haben, die Frage berechtigt, ob in dieser Phase überhaupt noch eine Behandlung erforderlich ist, zumal die Anwendung eines Mittels keine therapeutische Maßnahme mehr darstellt, sondern mehr von prophylaktischer Bedeutung ist.

Mlczoch: Zur Diskussion dieser Vorschläge haben sich viele Herren gemeldet.

Zierski: Ich glaube, wir müssen die Frage über die Behandlung des chronischen Kranken von zwei Gesichtspunkten aus betrachten: Einmal müssen wir die Behandlung der früheren Zeit vergleichen mit jener, die uns jetzt und in der Zukunft zur Verfügung steht. Zum zweiten müssen wir die chronischen Fälle teilen in solche, die gegen die sogenannte Standardtherapie (klassischen Mittel) resistent sind, und in jene Fälle, bei denen eine Polyresistenz besteht, die also auch gegen die sogenannten zweitrangigen Mittel resistent sind. Das sind zwei verschiedene Probleme. Bisher hatten wir eine Routinetherapie mit den sogenannten zweitrangigen Mitteln, die wir bei den Chronikern anwandten, die gegen die klassischen Mittel resistent waren. — Diese Therapie war sehr schwer durchführbar, sehr toxisch, aber sie war auch sehr wirksam, wenn sie der Patient vertragen hat. Das war zum Beispiel die Gruppe von Patienten, die mit Ethionamid, Cycloserin und Pyrazinamid behandelt worden waren und in der man 90% Konversion bekommen hat. Allerdings sind etwa 50% der Patienten, bei denen man eine solche Therapie angefangen hat, schon in den ersten Monaten der Behandlung ausgefallen. (Es sind allerdings auch bei der Standardtherapie mit INH, Streptomycin und PAS 30—40% der behandelten Fälle aus verschiedenen Gründen ausgefallen.) Auch die Spätergebnisse bei den mit der oben erwähnten Kombinationstherapie behandelten Patienten waren sehr gut — bei manchen ist diese Therapie schon 3—5 Jahre beendet und sie sind negativ geblieben.

Tabelle 2. *Ergebnisse der Therapie mit Ethionamid, Cycloserin und Pyrazinamid bei Chronikern, die gegen INH, Streptomycin und PAS resistent waren, nach vierjähriger Beobachtung*

Dauer der Chemotherapie	Zahl der Kranken	Bakteriologischer Zustand nach der Anstaltsbehandlung Sputum		Rückfälle	Zustand nach 4 Jahren Gesamt	Leben Sputum		Tot Sputum		Kontakt verloren
		negativ	positiv			negativ	positiv	negativ	positiv	
1¹/₂—2 Jahre	61	60	1	0	56	56	0	3	0	2
1 Jahr	11	10	1	0	6	6	0	1	0	4
Kürzer als 1 Jahr oder zweifelhaft	20	20	0	3	16	15	1	1	2	1
3—6 Monate, dann abgebrochen oder unsystematisch	49	39	10	12 [a]	29	21	8	2	11	7
Gesamt	141	129	12	15	107	98	9	7	13	14

[a] In 2 Fällen nach Erneuerung der Behandlung wieder Sputum-Negativierung.

Ich verteidige die damalige Therapie dieser chronischen Fälle jetzt nicht mehr, weil wir durch die neuen Mittel in einer ganz anderen Lage sind. Aber die gezeigte Tabelle wurde schon vor 2 Jahren gemacht. Dieses Modell der Chemotherapie war also ein gutes Modell, es war nur wegen der Toxicität nicht immer durchführbar, vor allem war diese Therapie unter ambulanten Bedingungen sehr schwer fortzusetzen. — Mit Rifampicin und Ethambutol haben wir neue Verhältnisse: Über die Behandlung der chronischen Fälle mit diesen Mitteln möchte ich erst bei der intermittierenden Therapie sprechen.

Mlczoch: Wir sehen aus den letzten Worten, daß die Frage der ambulanten bzw. der intermittierenden Therapie bei der Behandlung des Chronikers eine immer größere Rolle spielen wird.

Steinbrück: In der DDR stand im Jahre 1969 Rifampicin nur in ganz beschränktem Maße und Ethambutol noch längst nicht in ausreichender Menge zur Verfügung. 5% der im Jahre 1969 aus einer stationären Behandlung entlassenen Patienten mit einer Lungentuberkulose (einschließlich der Kurabbrüche und der disziplinarischen Entlassungen), bei denen bei der Aufnahme der Tuberkelbakteriennachweis gelungen war, schieden bei der Entlassung noch Tuberkelbakterien aus. Die meisten dieser positiv gebliebenen Patienten stammten aus der Gruppe der Rückfälle oder der chronischen Tuberkulösen.

Für die Therapie ist es ein großer Unterschied, ob es sich um eine Tuberkulose in der Wiederholungsbehandlung nach Rückfall oder um den nochmaligen und oft wiederholten Behandlungsversuch bei einem trotz Behandlung positiv gebliebenen Patienten handelt. Der gewiß gute Erfolg der Therapie in unserem Lande, obwohl uns Rifampicin und Ethambutol nur ungenügend zur Verfügung standen, ist auf die richtige Ausnutzung der zur Verfügung stehenden anderen Präparate durch systematische Resistenzbestimmung und Einsatz in Kombination von 3 Mitteln über längere Zeit erreicht worden.

Was tatsächlich mit Rifampicin, Ethambutol und anderen, bisher nicht so häufig verwendeten Mitteln erreicht werden kann, haben wir in unseren klinischen Abteilungen feststellen können. Wir haben systematisch Patienten mit chronischer Lungentuberkulose behandelt, deren Krankheit schon sehr viele Jahre bestand, im Durchschnitt 16 Jahre. Wir konnten, wenn es notwendig war, Rifampicin, Ethambutol, Kanamycin, Capreomycin und andere Präparate anwenden. Von den Patienten in der Erstkur wurden alle negativ, obwohl es sich auch bei den zur Erstbehandlung aufgenommenen Patienten um schwere Formen der Tuberkulose handelte.

Die Tabelle zeigt die Negativierungsquote in Abhängigkeit von der Therapiedauer.

Therapiedauer	Prozentsatz der Negativierungen	
	Erstkur	Wiederholungskur
6 Wochen	87	83
13 Wochen	91	90
26 Wochen	97	95
bei Entlassung	100	95

Von unseren 80 Patienten mit chronischer Tuberkulose, die in den letzten Jahren behandelt wurden, blieben nur 5 positiv. Zu diesen ausgezeichneten Ergebnissen hat Rifampicin entscheidend beigetragen.

Eine Beobachtung möge beleuchten, was mit Rifampicin zu erreichen ist: Ein mit Rifampicin und Ethambutol erfolgreich behandelter Patient mit einer anfangs schweren chronischen Lungentuberkulose mit Zustand nach Lungenresektion und mischinfizierter Empyemresthöhle erkrankte in der Grippezeit an einer Bronchopneumonie und erlag einer respiratorischen Insuffizienz. Die Obduktion ergab eine ausgedehnte Lungenfibrose ohne Zeichen einer Tuberkulose, eine gereinigte Empyemresthöhle. Hier war tatsächlich eine Ausheilung des tuberkulösen Prozesses eingetreten.

Wir haben mehrfach beobachtet, daß bei Personen mit chronischer Lungentuberkulose sich eine zu Beginn der Behandlung schon bestehende respiratorische Insuffizienz mit der Ausheilung verschlechterte und einige Patienten in der Folge an respiratorischer Insuffizienz starben.

Ich glaube, daß man das bei der Indikationsstellung zur Behandlung mit Rifampicin — besonders wenn das Mittel noch nicht in ausreichendem Maße zur Verfügung steht — mitberücksichtigen muß.

Wir sind der Ansicht, daß in Zukunft praktisch jeder Patient mit noch vorhandener TB-Ausscheidung, bei dem eine Rifampicin-Resistenz nicht besteht, negativ werden kann. Der zukünftige Einsatz des Rifampicins liegt aber allein schon bei dem schnellen Rückgang der chronischen Tuberkulose heute in der Behandlung der Ersterkrankungen mit TB-Ausscheidung. Die Sicherheit der Negativierung in Kombination mit INH ist so groß, die Verträglichkeit der Arzneimittelkombination so ausgezeichnet, die notwendige Behandlungsdauer ist anscheinend wesentlich kürzer als mit anderer Kombination, die Behandlungskosten sind trotz des hohen Preises des Rifampicins im ganzen so niedrig, daß in der Zukunft die Kombinationsbehandlung zumindest der TB-positiven Ersterkrankungen mit diesen Präparaten angestrebt werden sollte. Die Kosten erniedrigen sich noch in erheblichem Maße, weil diese Arzneimittelkombination auch ambulant ohne Schwierigkeiten verwendet werden kann und durch die intermittierende Behandlung noch wesentlich erleichtert wird.

Wir glauben, daß durch Rifampicin und Ethambutol in der Tuberkulose-Therapie ein entscheidender Fortschritt erzielt worden ist, die bisherigen Arzneimittelkombinationen für Erst- und Wiederholungsbehandlung überprüft werden müssen. Therapeutisch und ökonomisch sind in der Kombination von INH, Rifampicin und falls erforderlich Ethambutol am besten.

Mlczoch: Ich kann mir nicht vorstellen, daß Rifampicin (oder auch ein anderes Mittel) die Fibrosierungstendenz in der Lunge direkt steigert. Ist es nicht wahrscheinlicher, daß die wirksame Bekämpfung einer schwersten Tuberkulose erst die Möglichkeit zu überleben und damit erst die Möglichkeit zur Verschwartung und zur Fibrosierung gibt? — Trotzdem wird man — solange Rifampicin nicht in genügender Menge zur Verfügung steht — auf die Möglichkeit eines derartigen Verlaufes achten.

Toušek: Ich möchte zu der wichtigen Frage Stellung nehmen, ob wir bei den chronischen polyresistenten Fällen die Therapie mit einer Dreier- oder mit einer Zweierkombination beginnen sollen. Wir bevorzugen eine Dreierkombination. Aber was sollen wir mit jenen Kranken tun, bei denen uns nur 2 wirksame Mittel zur Verfügung stehen? — In dieser Frage haben wir folgende Erfahrung: Wir haben eine Gruppe von 55 polyresistenten Fällen behandelt. Alle Patienten bekamen Ethambutol, die eine Hälfte Rifampicin, die andere Hälfte neben Ethambutol 2 andere Mittel. — Bei der Rifampicin-Gruppe bekam wieder die Hälfte ein drittes Medikament dazu. Nach 6 Monaten waren alle Patienten negativ. Wir konnten demnach keinen Unterschied zwischen den Zweifach- und den Dreifachbehandelten feststellen.

Bei dieser Untersuchung war also eine Zweierkombination Rifampicin–Ethambutol so wirkungsvoll wie eine Dreierkombination Rifampicin, Ethambutol mit einem zusätzlichen Mittel. Es ist also die Frage, ob wir auch bei frischen Fällen immer eine Dreifachkombination geben müssen oder nicht.

Mlczoch: Das ist eigentlich eine Frage zur Behandlung des frischen Falles, und wir haben schon bei der vorhergehenden Diskussion gehört, daß man auch bei schweren Fällen mit zwei wirksamen Mitteln das gleiche erreicht wie mit dreien.

Favez: Wir gaben Patienten, die wegen eines Rückfalles oder wegen einer chronischen Tuberkulose behandelt wurden, täglich 15 mg/kg Rifampicin und 25 mg/kg Ethambutol, nach 60 Tagen 15 mg/kg. Um die Wirksamkeit dieser Kombination zu prüfen, haben wir auf ein drittes bactericides Präparat verzichtet. Wir haben 43 Patienten in dieser Art behandelt und haben bis jetzt mit keiner anderen Kombination eine derartige Negativierung erreicht; wir hatten Patienten, die 5, 7, 20 und 33 Jahre lang krank waren. Ich glaube, daß wir mit der Kombination Rifampicin–Ethambutol wirklich etwas Neues zur Verfügung haben; sie hat sich sowohl bei den Rückfällen wie auch bei den chronischen, das heißt polyresistenten Tuberkulosen außerordentlich bewährt. Diese Kombination scheint demnach berufen zu sein, alle bisherigen Kombinationen zu ersetzen, die sich als weniger wirksam und als toxischer erwiesen haben.

Mlczoch: Diese Ergebnisse wären also ein Argument für den Vorschlag von Herrn Toušek für eine Zweierkombination. Herr Sighart will dazu Stellung nehmen.

Sighart: Ich bewundere die Ergebnisse von Herrn Toušek und Herrn Favez. Ich habe kein vergleichbares Krankengut von Chronikern, die 6 Monate bei mir bleiben, die meisten laufen früher davon. Möglicherweise ist das in anderen Ländern nicht der Fall, aber bei uns schon. Und deshalb möchte ich eine konkrete Frage an Herrn Freerksen richten: Bei manchen Chronikern hat man den Eindruck, daß eine Art „Überfallsbehandlung" nicht nur mit 2, sondern mit 4 oder 5 Mitteln unter Umständen mehr Erfolg hat, da der Patient dadurch in wesentlich kürzerer Zeit entseucht und wenigstens etwas stabilisiert wird. Meine Frage ist daher, ob man aus dem Tierexperiment eine derartige Überlegung stützen könnte.

Freerksen: Wir kontrollieren die Wirksamkeit der Therapie bei Polyresistenten an der Aktivität der Blutspiegel des individuellen Falles und suchen danach die geeigneten Mittel für eine Kombinationstherapie. — Normalerweise wird es aber heute doch so sein, daß alle Fälle, die Sie als polyresistent bezeichnen, gegen Rifampicin und Ethambutol nicht resistent sind, weil diese ja bisher noch nicht zur Verfügung gestanden waren. Sie können also in diesen Fällen unter allen Umständen diese beiden Stoffe anwenden; ich würde in solchen Fällen außerdem noch INH dazugeben. — Problematisch wird es erst in näherer Zukunft werden, wenn es auch eine Resistenz gegen die neuen Mittel gibt. Und in diesen Fällen prüfen wir — wie erwähnt — die individuelle Serumaktivität. Damit kann ich auch die Frage von Herrn Sighart beantworten: Wir haben keine Bedenken, 4 oder 5 oder auch 6 Stoffe zu geben, die wir aber nach der individuellen Prüfung auswählen. Wir schütten sie also nicht einfach in den Patienten hinein, sondern wir suchen die Kombination für jeden einzelnen Fall.

Goldman: Zur Frage zwei Medikamente oder mehrere: In den letzten Jahren behandelten wir (neben vielen anderen Kranken) über 200 Kranke mit nur 2 Medikamenten in verschiedenen Kombinationen; es waren alles gleich schwere Fälle. Die besten Resultate erhielten wir mit der Kombination Rifampicin und Ethambutol.

Wir hatten bei diesen im ersten Monat 60% Negativierungen, das Maximum war am Ende des sechsten Monats mit 89% Negativierungen erreicht.

Das zweitbeste Resultat wurde mit einer Kombination von Rifampicin und einem Medikament der zweiten Reihe erzielt: Negativierung in 73% der Fälle mit einer Konversion im ersten Monat bei 37%.

Die Kombination von Ethambutol mit einem Medikament der zweiten Reihe brachte 67% Negativierungen, im ersten Monat nur 34%, schließlich bei 2 Medikamenten der zweiten Reihe (Kombination von Ethionamid, Pyrazinamid, Cycloserin usw.) wurde eine endgültige Negativierung nur in 33% erreicht, im ersten Monat waren es nur 20%.

Die Auswahl der Patienten für die verschiedenen Regimes hing natürlich von der vorliegenden Resistenz ab, aber auch von der Möglichkeit der Beschaffung von Rifampicin und Ethambutol.

Wenn wir unsere Resultate mit jenen anderer Länder vergleichen, so müssen wir uns darüber im klaren sein, daß wir in verschiedenen Ländern anscheinend auch ein verschiedenes Krankengut haben: Wenn ich nämlich von einer Negativierung schwerer Chroniker in über 95% der Fälle höre, dann fühle ich mich mit meinen Resultaten sehr eingeschüchtert. Wir verstehen nämlich unter schweren Chronikern Fälle mit maximaler beiderseitiger Tuberkulose, mit großen Kavernen und Polyresistenz.

Unsere Untersuchungen haben aber klar gezeigt, daß die Kombination von Rifampicin und Ethambutol die weitaus überlegenste ist, da das Hinzugeben eines dritten Medikamentes der II. Reihe überflüssig ist. Und wenn wir die Toxicität dieser Medikamente in Betracht ziehen, können wir von den Mitteln der II. Reihe mehr Schaden als Nutzen erwarten.

Mlczoch: Ich fürchte, 2 Medikamente werden beim Chroniker nur solange günstige Erfolge haben, solange es keine Resistenz gegen Rifampicin und Ethambutol gibt.

Blaha: Eine Frage zur Definition: Wir sprechen doch vom Chroniker, wenn ein Patient über 2 Jahre Bakterien ausscheidet, oder nicht?

Langer: Sie meinen die internationale Definition, nach der ein Fall als chronisch bezeichnet wird, wenn er durch mehr als 2 Jahre Tuberkelbacillen ausscheidet. Ich habe einleitend eine Definition vorgeschlagen, die ich für die heutige Diskussion für angebrachter halte als die internationale.

Blaha: Damit wird vieles klar: deswegen vielleicht die verwirrenden Berichte. Die ausgezeichneten Ergebnisse mancher Sprecher könnten dadurch erklärt werden, daß es sich sozusagen um Pseudochroniker handelt, die möglicherweise gegen alle Medikamente sensibel waren. Die Zukunft sieht allerdings nicht ganz so rosig aus, denn bei uns treten schon Resistenzen gegen Ethambutol und Rifampicin auf.

Mlczoch: Man kann dazu nur hoffen, daß dann bis zur nächsten Konferenz wieder neue wirksame Mittel vorhanden sind, und wenn in der Zwischenzeit die Zahl der Chroniker durch die jetzt mögliche Behandlung immer geringer wird, so ist dies nur ein Vorteil.

Böszörményi: Zur Frage von Herrn Toušek, ob man neben Rifampicin und Ethambutol noch ein drittes Medikament geben soll:

Ich möchte an die Untersuchungen der Internationalen Union erinnern: Da wurde bewiesen, daß man mit Ethambutol und Cycloserin ähnliche therapeutische Ergebnisse erzielen kann, wie wenn man diese Zweierkombination mit einem schwachen dritten Partner ergänzt. Ähnlich kann man — auch nach unseren Ergebnissen — erwarten, daß bei einer Kombination von Rifampicin und Ethambutol ein drittes Präparat überflüssig ist. — Selbstverständlich bei Sensibilität der Keime gegen diese Mittel.

Letztlich benützt man die Dreierkombination auch in frischen Fällen, wie bereits erwähnt, nur wegen der Möglichkeit einer Primoresistenz. Da aber eine Primoresistenz gegen Rifampicin oder Ethambutol bis jetzt äußerst selten ist, ist auch in dieser Hinsicht bis jetzt eine Dreierkombination bei Anwendung von Rifampicin meiner Meinung nach nicht nötig.

Ich möchte noch auf eine Beobachtung hinweisen: Da wir verhältnismäßig wenig Rifampicin zur Verfügung hatten, mußten wir in jedem Fall entscheiden, wie lange die Rifampicin-Behandlung fortgesetzt werden muß. Wir haben beobachtet, daß ein chronisch Kranker, der nach einer dreimonatigen kombinierten Rifampicin-Behandlung nicht BK-negativ wurde, bei Fortsetzung der Behandlung sehr wenig Aussichten auf eine spätere Negativierung hat. — Andererseits muß in den Fällen, bei denen die Negativierung in den ersten 3 Monaten gelungen ist (das war die Regel), die Behandlung wenigstens weitere 6 Monate hindurch fortgesetzt werden, da man sonst ein bakteriologisches Rezidiv befürchten muß.

Zierski: Zur Bemerkung von Herrn Böszörményi über die Ergebnisse der Union: Dr. Bignall hat diese Resultate, die in Amsterdam veröffentlicht wurden, korrigiert. Es stimmt, die Gruppe, die mit Ethionamid und Cycloserin behandelt war, hatte 90% Konversion, und die Gruppe Ethionamid, Pyrazinamid und Cycloserin dasselbe Ergebnis. Aber später hat man die beiden Gruppen analysiert und fand, daß in der ersten Gruppe, die mit Ethionamid und Cycloserin behandelt worden war, sich die leichteren Fälle fanden mit einer nicht so reichen Bacillenpopulation wie in der Gruppe der Dreifachkombination Ethionamid, Pyrazinamid und Cyloserin. Demnach war die Dreierkombination also doch stärker als die Zweierkombination. — Zur Frage der Behandlung mit INH bei nachgewiesener Resistenz gegen dieses Mittel: In der Studie der Union wurde nicht nachgewiesen, daß dies einen Vorteil habe.

Toušek: Die Differenz zwischen den beiden erwähnten Gruppen bestand darin, daß die Resistenzentwicklung bei der Dreierkombination weniger deutlich ausgeprägt war. — Ich möchte die Frage von Herrn Sighart beantworten, ob es einen Sinn hat, 4, 5 oder 6 Mittel zu kombinieren: In dieser Richtung wurden gute und präzise Untersuchungen in Japan durchgeführt. Dabei wurde nachgewiesen, daß eine Kombination von 4, 5 oder 6 Mitteln keine praktische Bedeutung hat.

Trendelenburg: Eine Überlegung zu der immer noch nicht endgültig beantworteten Frage nach der Zweckmäßigkeit einer Zweifachkombination bei Rezidiven: Ich halte diese Frage für rein akademisch. Ich bekomme heute keine Patienten mehr, weder ein Rezidiv noch einen chronischen Fall, der nicht schon ambulant behandelt worden ist, und dann sicher entweder mit offener oder mit maskierter Monotherapie. Wir müssen also schon jetzt mit einem solchen Prozentsatz von Resistenzen rechnen, daß es nicht mehr erlaubt ist, nur mehr 2 Mittel zu kombinieren.

Mlczoch: Ich halte das für eine sehr wichtige Bemerkung, weil damit etwas beantwortet ist, das man mit theoretischen Argumenten nicht beantworten kann. Ich darf wiederholen: Es war die Frage gestellt, wenn eine gute Zweierkombination genügt, wozu dann ein drittes Mittel? Theoretisch würde die Zweierkombination offensichtlich genügen, die Antwort der Praxis ist aber, daß möglicherweise heute schon viele unserer Patienten auch gegen eines der neuen Mittel bereits resistent sind. Man wird aus diesen Gründen in der Regel also auch heute bei der Dreierkombination bleiben müssen. Regel heißt allerdings nicht Gesetz!

Verbist: Ich möchte nur eine Frage über die Serumaktivitätsbestimmung stellen, wie sie von Herrn Freerksen vertreten wurde. Ich glaube nämlich nicht, daß solche Bestimmungen wichtig sind, überhaupt dann nicht, wenn es sich um eine Therapie mit einer Kombination verschiedener Medikamente handelt. Wir wissen nämlich, daß verschiedene Medikamente in verschiedenen Nährböden eine andere Hemmkonzentration haben, und das stärkste Medikament wird den Ausschlag geben. So ist zum Beispiel — allerdings nur in vitro — eines der besten Medikamente die PAS, die hemmt schon bei 0,25. Ich glaube demnach nicht, daß derartige Serumbestimmungen ein guter Hinweis sind für die Gewebespiegel, und diese sind entscheidend für die Therapie.

Mlczoch: Das ist ein direkter Angriff auf Herrn Freerksen, der bei Problempatienten anstelle der Resistenzbestimmungen die Sensibilitätsprüfung der Bacillen auf individuellem Nährboden empfohlen hat.

Virchow: Noch eine Zusatzfrage: Wie sieht Herr Verbist die Bedeutung des Blutspiegels nach 24 Std?

Verbist: Das werde ich mit den Ergebnissen der intermittierenden Therapie beantworten. Wenn es so wäre, daß der 24-Std-Wert entscheidend ist, so würde eine intermittierende Therapie keinen Erfolg haben, vor allem dann nicht, wenn man die Therapie nur einmal in der Woche macht.

Freerksen: Das ist nicht richtig. Wenn ich sagte, daß es im Idealfall auch nach 24 Std Serumaktivität geben sollte, so heißt das, daß dies die bestmögliche Form einer Therapie ist. Das heißt aber nicht, daß andere Formen unwirksam sind. Ich habe Ihnen eine Tabelle gezeigt, auf der Sie deutlich ersehen konnten, daß auch eine intermittierende Therapie wirksam ist. Die Frage nach der praktischen Bedeutung der intermittierenden Therapie ist also nicht in dem Sinne zu verstehen, daß diese wirkungslos wäre, sondern wir wollten ja davon ausgehen, daß wir unter unseren Bedingungen die bestmögliche Therapie machen wollen. Und diese bestmögliche Therapie ist eben eine kontinuierliche, eine tägliche Therapie. — Wenn wir Ihr Beispiel vom Kongo nehmen: Wenn wir dort vor der Frage stehen, daß wir nur die Möglichkeit haben, entweder einmal in der Woche Therapie zu machen oder gar keine, dann bin ich natürlich dafür, daß man eine intermittierende Therapie macht. Es wäre eine nicht gerechtfertigte Unterstellung, zu meinen, ich würde die Meinung vertreten, daß diese unwirksam sei. Das ist sie sicher nicht, aber es ist nicht die beste Therapie. Dieser Meinung sind Sie doch wohl auch, Herr Verbist?

Verbist: Das weiß ich noch nicht.

Freerksen: Aber ich weiß es sicher. — Nun noch ein zweites Argument: Unsere gesamte Tuberkulosetherapie beruht doch auf Keimhemmung, ist also eine antibakterielle Therapie. Die Tatsache aber, daß antibakterielle Therapie um so wirksamer ist, je dauernder wir den Kontakt einer genügend hohen Konzentration des Mittels mit dem Keim herstellen, läßt sich fast in jedem beliebigen Versuch zeigen. — Als Kriterium für die Anwesenheit einer antibakteriell wirksamen Substanz nehmen wir das Serum. Wenn wir im Serum Aktivität sehen, so können wir sicher sein, daß auch im Gewebe eine ausreichende Verteilung der Substanz besteht. Es gibt ausgedehnte Vergleichsuntersuchungen zwischen der Serumaktivität und der Aktivität im Gewebe von verschiedenen Organen, die gezeigt haben, daß zwar eine nicht völlig identische, aber eine ausreichende Verteilung der Substanz in den Geweben besteht.

Verbist: Aktivität in vivo und Aktivität in vitro können verschieden sein. Zum Beispiel gibt es in vitro sehr viel Antagonisten, und solche kann man auch beim Menschen haben. Und das wäre für die Therapie nicht ganz günstig.

Freerksen: In diesem Punkt gebe ich Ihnen recht. Die Frage der Leistung einer Substanz ist davon abhängig, was sie in vivo kann.

Nun möchte ich noch etwas erwähnen, weil in diesem Punkt immer dasselbe Mißverständnis entsteht: Es gibt ja keine uniforme Krankheit „Tuberkulose", sondern jeder Einzelfall ist für sich etwas Besonderes. — Ich habe am Vormittag versucht, ein Schema aufzustellen und verschiedene Formen von Tuberkulose aneinandergereiht, um zu zeigen, daß der Therapieanspruch je nach dem individuellen Fall ein ganz verschiedener ist. Es wäre demnach völlig falsch zu sagen, man müsse alle Tuberkulosekranken nur mit der von mir vorgeschlagenen Dreiertherapie behandeln, oder — bei einem anderen Vorschlag — nur mit einer Zweiertherapie. Nach den bisher vorliegenden Erfahrungen besteht die wirksamste Therapie, experimentell und klinisch, in der Kombination aus INH, Rifampicin und Ethambutol. Wenn wir diese Kombination in allen Fällen anwenden, so treiben wir in vielen Fällen eine überdimensionierte Therapie. Der Grund, den ich dafür sehe, dies trotzdem zu tun, liegt darin, daß wir im Einzelfall nie genau wissen, was für eine Tuberkulose wir vor uns haben. Deshalb mein Vorschlag dieser Dreiertherapie nach dem Grundsatz, lieber das Bestmögliche zu tun, um möglichst alle Möglichkeiten abzudecken. Das heißt aber nicht, daß im konkreten Fall irgendwelche andere Formen der Therapie unwirksam wären.

Mlczoch: Wir sind jetzt unbeabsichtigt in der Diskussion auf die Frage der intermittierenden Therapie gekommen. Wir wollen also auf diesen Punkt übergehen.

Die intermittierende Therapie

Verbist (Einleitung): Eine intermittierende Therapie ist bei Lungentuberkulose bisher niemals als Idealtherapie angesehen worden. In den Entwicklungsländern herrschen aber andere Voraussetzungen für die Therapie als bei uns: Es gibt nicht genug Krankenhausbetten, die Therapie muß hauptsächlich ambulant durchgeführt werden, außerdem gibt es größere Entfernungen zum Behandlungsort. Unter diesen Voraussetzungen ist eine intermittierende Therapie ein- oder zweimal in der Woche die einzige praktikable Möglichkeit einer Behandlung.

Aber auch in unseren Ländern gibt es neue Probleme. Unter den Patienten mit einer Lungentuberkulose findet man eben immer mehr Alkoholiker und undisziplinierte Patienten, die man nicht lange im Krankenhaus behalten kann. Für diese Fälle könnte eine überwachte ambulante Behandlung, bei der die Mittel ein- oder zweimal wöchentlich gegeben werden, die beste Behandlungsmöglichkeit sein.

Nicht alle Tuberkulosemittel sind für die intermittierende Therapie geeignet. Sie müssen folgende Voraussetzungen erfüllen:

1. Eine bactericide oder zumindest eine lang anhaltende Hemmung des Mycobacteriums.

2. Eine geringe akute Toxicität und eine gute Verträglichkeit.

3. (Damit verbunden) Die Möglichkeit, sie in hoher Dosierung zu verabreichen.

4. Im Tierexperiment muß eine gleich gute Wirkung wie bei der täglichen Verabreichung bewiesen sein.

Diese Bedingungen werden am besten von Rifampicin, Ethambutol und INH erfüllt, die deshalb in einer Zweifach- oder Dreifachkombination miteinander zu geben sind.

Zur Diskussion stehen folgende Fragen:

1. Die Frage der Dosierung.
2. Die Zeit zwischen den verschiedenen Verabreichungen.
3. Die Frage der Verträglichkeit und Toxicität nach hoher Dosierung.
4. Die Frage der Effektivität beim Menschen.
5. Die Kriterien für die praktische Anwendung.

Mlczoch: Danke sehr. Es ist schade, daß die Diskussion vorher mehr Differenzen über diese Therapie aufscheinen hat lassen, als notwendig ist. Denn ich glaube, daß jeder mit den Vorschlägen, die Sie jetzt gemacht haben, einverstanden sein wird: Für Entwicklungsländer wird man wohl kaum einen praktikableren Vorschlag machen können. Aber auch Ihr weiterer Gesichtspunkt erscheint mir so wichtig, daß ich ihn wiederholen möchte: Es erscheint möglich, daß auch bei unseren Verhältnissen eine kontrollierte intermittierende Therapie angezeigt sein kann, und zwar nicht mit der Begründung, daß diese besser sei als die konventionelle Therapie, sondern aus praktischen Gründen, im wesentlichen wegen der disziplinären Schwierigkeiten einer Gruppe von Patienten. — Mit dieser Formulierung könnte die bisherige Meinungsverschiedenheit aus der Welt geschaffen werden.

Zierski: Heute vormittag hat Herr Freerksen die Frage aufgeworfen, ob eine intermittierende Therapie besser sei als eine tägliche. Er war der Meinung, daß eine intermittierende Chemotherapie nur für die unterentwickelten Länder geeignet sei. — Ich möchte einen anderen Standpunkt einnehmen. Ich glaube, gerade in den entwickelten Ländern muß eine intermittierende, überwachte Chemotherapie durchgeführt werden. Wir sollten ein Beispiel geben, wie so eine intermittierende Chemotherapie geführt werden soll, damit sie so erfolgreich ist wie die tägliche Chemotherapie. Das ist ein ganz neues Problem. Ich bin nämlich nicht sicher, ob wir in Europa wirklich eine gute, tägliche Chemotherapie betreiben. Das gilt nicht nur für die Behandlung im Krankenhaus, das gilt vor allem für die Fortsetzung der Therapie für ein oder zwei Jahre. Ich weiß nicht, ob ein Patient heute bei dem Lebenstempo und den vielen Berufsbelastungen eine zweijährige tägliche Therapie aushalten kann.

Wir sind jetzt an einem gewissen Wendepunkt. Ich koordiniere derzeit drei kontrollierte Untersuchungen mit intermittierender Chemotherapie. Die eine in Lodz mit den klassischen Mitteln Streptomycin und INH. Eine zweite im Rahmen der Internationalen Union, deren Koordinator Kollege Eule ist, intermittierend Ethambutol und die klassischen Mittel. Eine dritte Studie wird bei chronischen Fällen durchgeführt, die sowohl gegen die klassischen Mittel als auch gegen die sogenannten zweitrangigen Mittel resistent sind. Diese erhalten intermittierend Rifampicin und Ethambutol. Die Studie wird mit Hilfe der Weltgesundheitsorganisation und der Firma Lepetit durchgeführt, die uns für diese Untersuchungen Rifampicin zur Verfügung gestellt hat.

In der ersten Phase der Behandlung wird die Therapie täglich durchgeführt. Nun ein kurzer, vorläufiger Bericht über diese drei Untersuchungen. In der ersten Gruppe (mit klassischen Mitteln) sind bis jetzt 111 Patienten, neu erfaßte Kranke mit offener

Lungentuberkulose behandelt worden: 8 Wochen in der Klinik täglich mit regelmäßiger Standard-Chemotherapie mit Streptomycin, INH und PAS. Ab der 9. Woche bekommen die Patienten eine intermittierende Chemotherapie, zweimal wöchentlich Streptomycin und INH in einer Dosierung von 15 mg/kg (Abb. 2); der Patient ver-

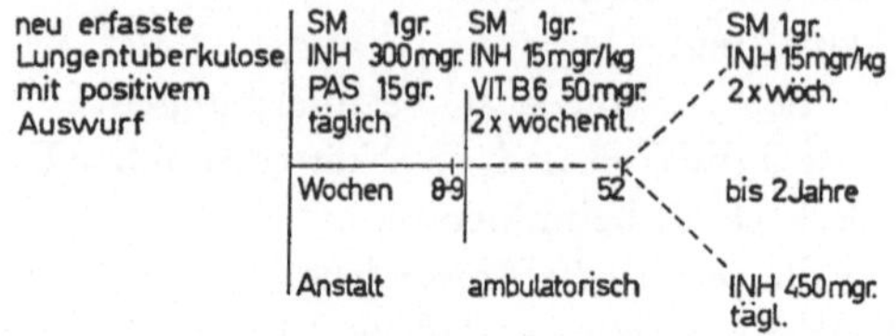

Abb. 2. Intermittierende Chemotherapie mit klassischen Tuberkulostatica

läßt das Krankenhaus nach der 9. Woche, sei er negativ oder auch positiv. Nur Patienten mit Nebenerkrankungen, wie kardiale oder respiratorische Insuffizienz, gastrointestinale Störungen, Arteriosklerose usw., bleiben weiterhin in der Anstalt. Die intermittierende Chemotherapie wird bei diesen Patienten in der Anstalt weitergeführt. Wir arbeiten mit der Tuberkulosefürsorge eng zusammen, die die Durchführung der intermittierenden ambulanten Behandlung durch das ganze Jahr überwacht. Eine Gruppe der Patienten bekommt am Tage der Applikation der Mittel zusätzlich 50 mg Vitamin B-6. Nach einem Jahr — wieder nach Random selection — wird bei einer Gruppe die intermittierende Therapie in der bisherigen Form mit Streptomycin und INH zweimal wöchentlich fortgesetzt, während die andere Gruppe im zweiten Jahr nur INH ohne Überwachung der Einnahme bekommt. Alle 2 Wochen sollen diese Patienten zum Arzt kommen, wobei gelegentlich eine Harnuntersuchung auf INH erfolgt. Die Dosierung des INH beträgt 450 mg pro Tag in einmaliger Dosis. Die vorläufigen bakteriologischen Ergebnisse zeigt Tabelle 3. Nach 8 Wochen sind 86% der Patienten mikroskopisch negativ, 79% auch kulturell. In der Kultur wurden meist nur einzelne Kolonien gefunden. — Nach einem halben Jahr hatten wir keinen Fall, der bei der intermittierenden ambulanten Behandlung positiv geblieben war. Auch nach einem Jahr der Behandlung blieben alle Fälle weiterhin mikroskopisch und kulturell negativ. Nur 4% der Patienten sind bis jetzt ausgefallen, weil

Tabelle 3. *Vorläufige bakteriologische Ergebnisse (109 Kranke mit positivem Auswurf)*

Behandlung	Woche der Auswertung	Zahl der Fälle	Auswurf negativ [a]		Kultur negativ [a]	
			Zahl	%	Zahl	%
tägliche	0	109	0	0	0	0
	4	109	91	83	72	66
	8	109	94	86	86	79
intermittierende	12	95	93	88	91	96
	28 [b]	76	76	100	76	100
	52 [b]	45	45	100	45	100

[a] Bakteriologische Untersuchungen alle 4 Wochen. [b] 3 Untersuchungen in 3 folgenden Tagen

sie nicht mitarbeiten wollten, oder auch aus anderen Gründen (primäre Resistenz u. ähnl.).

Hingegen fallen bei der täglichen Behandlung wegen mangelnder Mitarbeit der Patienten 20—30, ja auch 50% aus. — Bei der intermittierenden Chemotherapie ist also der Ausfall bedeutend geringer. Die meisten Patienten verweigern Streptomycin, insbesondere asoziale Patienten. 3% sind wegen primärer Resistenz ausgefallen; für diese mußte eine andere Therapie eingeschlagen werden. Ungefähr 5% sind durch Tod wegen anderer Erkrankungen ausgefallen. Unserer Erfahrung nach wird also eine intermittierende Therapie von den Patienten wesentlich besser akzeptiert als eine tägliche.

Diese Ergebnisse zeigen, glaube ich, jetzt eine ganz neue Möglichkeit für eine überwachte richtige Chemotherapie. Diese Form der intermittierenden Therapie verlangt allerdings eine sehr gute Organisation, eine gute Mitarbeit der Fürsorgestelle oder des praktischen Arztes. Wenn diese erreicht werden kann, dann haben wir das Problem der sogenannten guten Chemotherapie gelöst. Die Patienten akzeptieren diese intermittierende Therapie ausgezeichnet, sie sind sehr zufrieden, daß sie nur zweimal in der Woche die Mittel einnehmen müssen und nicht soviele Injektionen bekommen. Außerhalb der Anstalt kann die Behandlung auch durch den Betriebsarzt oder in anderen Ambulatorien durchgeführt werden; aber auch zu Hause durch die Fürsorgeschwester, wenn der Patient nicht imstande ist, die Ambulanz aufzusuchen.

Tabelle 4. *Art der Behandlung*

Kombination	Dosierung		Zeit der Behandlung	Platz
EMB RMP	25 mg/kg 600 mg	} täglich	12 Wochen	Anstalt
EMB RMP	50 mg/kg 1200 mg	intermittierend 2mal pro Woche oder 1mal pro Woche	ab 13. Woche	bis 16. Woche Anstalt, dann ambulatorisch

Jetzt zu den chronischen Fällen (s. Tabelle 4). Wir haben eine Pilotstudie gemacht bei resistenten oder polyresistenten Fällen mit einer Kombination von Ethambutol und Rifampicin; Dosierung 25 mg/kg Ethambutol, 600 mg Rifampicin, täglich eine halbe Stunde vor dem Frühstück; durch 12 Wochen Behandlung im Krankenhaus. Von der 13. bis zur 16. Woche an wurden die Patienten intermittierend behandelt und bekamen zweimal wöchentlich 50 mg/kg Ethambutol und 1200 mg/kg Rifampicin. Eine andere Gruppe (nach Random selection) erhielt die intermittierende Behandlung in derselben Dosierung nur einmal in der Woche. Die Kranken bleiben in der Anstalt bis zur 16. Woche, dann werden sie ambulant behandelt. Die Mittel bekommt der Patient in der Fürsorgestelle, wo jeder Patient seine eigene Flasche mit seinen Mitteln hat oder zu Hause, bei Überwachung durch das Pflegepersonal. Die vorläufigen Ergebnisse zeigten etwa 90% Negativierung: von 22 Fällen sind 20 negativ geworden; einige beobachten wir schon über 1 Jahr, sie sind weiterhin negativ geblieben. Nur 2 Fälle, die früher schon mit Ethambutol behandelt worden waren und die eine bak-

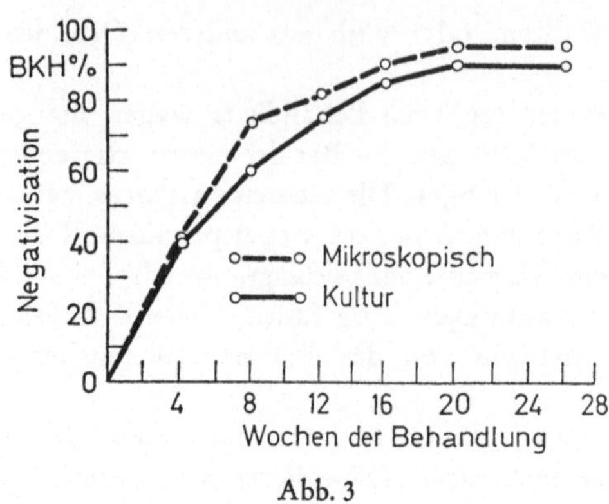

Abb. 3

terielle Resistenz gegen dieses Mittel aufwiesen, blieben weiterhin positiv. In diesen 2 Fällen hatten wir also keinen Erfolg und es kam zur Entwicklung einer hohen Resistenz gegen Rifampicin und selbstverständlich auch gegen Ethambutol. Hingegen wurden alle Fälle, die vorher kein Rifampicin oder Ethambutol bekommen hatten, bei dieser Studie mit der intermittierenden Therapie im Sputum negativ. Die Kurve zeigt die Ergebnisse nach 8 Wochen.

Bei der Studie der Weltgesundheitsorganisation sind bisher 75 Patienten erfaßt. Von diesen haben wir nur vorläufige Ergebnisse, nach 4 Wochen waren 69% mikroskopisch im Sputum negativ, nach 8 Wochen 86% (von 41 Patienten) und nach 12 Wochen 89% (Abb. 3)[2]. Die meisten dieser Patienten sind Alkoholiker, asozial und waren bisher schwer zu einer Behandlung in der Anstalt zu bewegen: Sie benehmen sich jetzt sehr gut, akzeptieren die Behandlung, sind zufrieden und diszipliniert. Ich bin überzeugt, daß ein großer Teil derselben zur Fürsorge und zum Arzt kommen wird, um die Mittel zu bekommen. Wir sind also auf diese Art auf einem ganz neuen Weg.

Das Problem ist deshalb so wichtig, weil es in den meisten Ländern bis jetzt keine Organisation gibt, die eine intermittierende Therapie überwachen und sichern könnte. Wenn diese Therapie aber schlecht gemacht wird, so fügen wir diesen Patienten kolossalen Schaden zu. Deshalb erscheint es mir so wichtig, daß diese neuen Modelle der Behandlung der frischen, und besonders der chronischen Fälle unter guten fachlichen und organisatorischen Bedingungen ausgeführt werden.

Mlczoch: An der Bewegung im Saal ist die Erregung zu merken, die dieser Vorschlag von Herrn Zierski hervorgerufen hat. Ich möchte daher den bisherigen Stand der Diskussion versuchen zu fixieren und eine Art Zwischenbilanz ziehen: Grundsätz-

---

2 Ergänzung bei der Korrektur: Die weitere Verlaufsbeobachtung über 28 bzw. 32 Wochen der Behandlung zeigte, daß alle Patienten, die nach 12 Wochen einer stationären täglichen Behandlung in die intermittierende Therapie mit Rifampicin kamen (1200 mg RMP + 50 mg Ethambutol/kg) mikroskopisch und kulturell negativ wurden; sowohl jene, die diese Dosis 1mal wöchentlich wie auch jene, die sie 2mal wöchentlich bekamen. — Es war also bis jetzt kein Unterschied zwischen der einmal wöchentlichen oder zweimal wöchentlichen Verabreichung zu finden. — Bei keinem Fall mußte bis jetzt die Therapie wegen einer RMP-Toxicität abgebrochen werden. — Bei 6monatiger Beobachtung mußten wir bis jetzt nur 1 Fall wegen Undiszipliniertheit des Patienten ausscheiden.

lich gilt die Frage des heutigen Tages der optimalen Chemotherapie der Tuberkulose. Eine optimale Therapie ist aber nach den Vorträgen des Vormittags eine kontinuierliche tägliche Therapie. Diesem Standpunkt wurde auch nachmittags jetzt in der Diskussion nicht grundsätzlich widersprochen. Hingegen wurde jetzt nachmittag hinzugefügt, daß es unter Umständen erwünscht sein kann, eine stationär begonnene, kontinuierliche Therapie nach relativ kurzer Zeit in ambulanter Form intermittierend weiterzuführen, und daß ein solche Therapie imstande ist, eindrucksvolle Resultate zu erzielen. — Es ist wiederholt gesagt worden, daß es nicht darum geht, ob eine solche intermittierende Therapie besser oder schlechter sei als eine kontinuierliche, sondern daß es darum geht, die Verhältnisse zu diskutieren, unter denen es empfehlenswert sein kann, eine intermittierende Therapie zu versuchen. — Daß dies für die Entwicklungsländer notwendig ist, scheint außer Frage zu stehen. Dort fehlen allerdings unter Umständen die technischen und organisatorischen Möglichkeiten dafür. Sollte daher die intermittierende Therapie aus diesen Gründen keine guten Ergebnisse liefern, so dürfte dafür nicht die Form der Therapie an sich verantwortlich gemacht werden.

Wir haben also im wesentlichen die Frage zu diskutieren, wie die Verhältnisse in jedem Land sind: Wenn Herr Zierski seine Patienten zweimal in der Woche zur Behandlung bekommt, glauben wir seine Ergebnisse gerne und würden diese Form der Therapie gerne mitmachen. Die große Frage ist nur, ob eine derartige Behandlung als Routinebehandlung unter unseren Verhältnissen durchführbar ist.

Trendelenburg: Ich wollte auf ähnliche Gesichtspunkte zu sprechen kommen. Herr Verbist hat — wenn ich ihn nicht falsch verstanden habe — gesagt, die intermittierende Therapie nach seinem Schema sei nicht eine Idealtherapie. Nach den von ihm vorgelegten Ergebnissen müßte man das gar nicht so sagen, von der Wirkung her gesehen ist seine Therapie gut. Aber es wurde jetzt das Problem der Durchführbarkeit dieser Therapie angesprochen. Und da muß ich nun sagen, wenn sich diese Therapie von der Wirkung her als ebenbürtig mit der bisherigen stationären Behandlung erweist, so sollten wir die Voraussetzungen schaffen, diese Form der Therapie auch in den Ländern durchzuführen, in denen wir das bisher noch nicht konnten. Und dies auch, wenn für manche oder für viele von uns die Durchführbarkeit dieser Therapie schwierig erscheint. — Dies erschiene mir für außerordentlich wichtig. Darin sehe ich eine *Wende der Therapie.* — Es kommt dabei nicht auf Differenzen zwischen 90 oder 92% Erfolge an, das wäre nichts Entscheidendes. Das entscheidend Neue wäre die echte Möglichkeit der Verkürzung der stationären Behandlung. Dabei geht es nämlich nicht mehr um Tage, sondern um ganze Monate und — was viel entscheidender ist — wir hätten endlich einmal die Möglichkeit, mit den psychisch schwierigen Patienten in den Anstalten auf bessere Weise fertig zu werden als bisher.

Ich möchte daher Herrn Verbist direkt fragen: Würden Sie auf Grund Ihrer bisherigen Ergebnisse sagen können, daß Sie vom rein therapeutischen Standpunkt aus diesen Weg der intermittierenden Behandlung empfehlen? Dies natürlich unter der Voraussetzung, daß wir die organisatorischen Bedingungen dafür schaffen können. Ob wir sie schaffen können, ist allerdings eine andere Frage. Wenn ja, so würde ich dies als eine außerordentliche Wende für die kommende Situation empfinden, als eine positive Wende.

Verbist: Wir haben mit unseren Behandlungen im November des Vorjahres angefangen und ich könnte vielleicht die Resultate ergänzen mit den mikroskopischen

Befunden. Im 4. Monat sind in der Therapiegruppe A, das heißt bei den frischen Fällen, nur 2 positive Befunde, das ist 1 Patient von 55 Behandelten. Und in der Gruppe B, das sind die Rezidivfälle, sind 4 Patienten positiv geblieben, das sind 10% von 42 Patienten. Das ist eine Ergänzung der Ergebnisse von heute vormittag. Allerdings ist die Zeit der Beobachtung noch zu kurz, um sagen zu können, daß diese Form der Therapie ebenso gut ist oder vielleicht besser oder auch nicht so gut wie die tägliche Behandlung. Um das zu beurteilen, braucht man vielleicht ein bis zwei Jahre.

Trendelenburg: Sie können aber ebensowenig sagen, daß die intermittierende Therapie weniger qualifiziert ist als die kontinuierliche.

Verbist: Das habe ich auch nicht gesagt. Ich habe nur gesagt, daß die intermittierende Therapie bis heute nicht als Idealtherapie anzusehen ist.

Mlczoch: Ich möchte jetzt nur meine eigenen Gedanken in Ordnung bringen. Sind wir nicht auf dem Wege, einen Denkfehler zu machen? Herr Trendelenburg hat gesagt, die eigentliche Wende wäre in der Tatsache zu suchen, daß wir die Leute mit der intermittierenden Therapie viel kürzer behandeln könnten. — Das Entscheidende an dieser Verkürzung wäre aber dann die ambulante Behandlung und nicht die intermittierende Behandlung. Das würde bedeuten: Ich kann genauso einen Patienten relativ früh aus der stationären Behandlung entlassen, wenn er die Tabletten nachher regelmäßig einnimmt, wie einen anderen, der sie zweimal in der Woche nimmt. — Wir dürfen also den Fortschritt, der möglicherweise in der ambulanten Weiterbehandlung liegt, nicht der intermittierenden Behandlung anrechnen. Für den disziplinierten Patienten wäre demnach nicht die intermittierende Behandlung anzustreben, sondern die tägliche. — Ich glaube, darauf könnten wir uns einigen.

Die Frage der Organisation und ihre Schwierigkeiten würde sich dann auf die Gruppe der Patienten mit disziplinären Problemen beschränken, also auf jene Patienten, bei denen man nicht erwarten kann, daß sie eine tägliche Therapie durchführen würden. — Ich will der Diskussion nicht vorgreifen: Aber die Vorstellung, daß wir gerade für die schwierigen Patienten eine Organisation aufziehen, daß sie zweimal in der Woche kommen und die Medikamente nehmen, die ist für uns noch nicht realisierbar. Und darum würde ich glauben, daß man die Ausführungen über die intermittierende Chemotherapie der chronischen asozialen Patienten vorerst nur als geistige Bereicherung unserer Möglichkeiten ansieht, aber nicht als konkreten Weg. — Ist diese Zwischenbilanz richtig?

Sighart: Mit diesem Problem gehe ich die ganze Zeit seit der letzten Tagung der Union in New York herum. Die Schaffung einer eigenen Organisation für diese Behandlung würde bedeuten, daß wir in unseren Breitengraden unsere ganze Medizin plötzlich umfunktionieren müßten. Denn die Basis unserer Behandlung ist ja nicht Behandlung in der Fürsorge, sondern die Basis der Behandlung trägt der praktizierende Arzt. Und das ist nicht ganz so einfach, wie Herr Zierski es meint. Eine kontrollierte Medikamenteneinnahme zweimal in der Woche beim praktizierenden Arzt oder durch eine Krankenschwester, die die einzelnen Patienten zu Hause aufsucht, — dies entspricht einfach nicht den Gegebenheiten, die wir in unseren Ländern haben. — Gerade diese Frage führt uns unweigerlich in die Gesellschaftspolitik, ob dies nun erwünscht ist oder nicht. Man kann eben über eine optimale Chemotherapie nicht rein vom medizinischen Standpunkt aus diskutieren, sondern man muß diese Frage zusammen mit den Fragen der Gesellschaftsordnung, mit der Organisation und mit dem Verhalten der Gesamtbevölkerung einschließlich der Ärzte zusammen betrachten und diskutieren.

Mlczoch: Nein, das müssen wir nicht. Man kann doch die Standpunkte rein theoretisch abgrenzen. Darum ja meine Vermittlungsversuche: Beim disziplinierten Patienten sehe ich bis jetzt keine Notwendigkeit, wenn ich eine ambulante Nachbehandlung für möglich halte, eine intermittierende Therapie zweimal in der Woche durchzuführen, da der disziplinierte Patient ja die Medikamente auch täglich nimmt. Und beim undisziplinierten Kranken müssen wir nicht von Gesellschaftssystemen sprechen, sondern wir haben alle Bedenken, daß es unter unseren Verhältnissen möglich ist, diese für längere Zeit zweimal in der Woche irgendwohin zu zitieren; das liegt ja in der Definition des Patienten als „undiszipliniert". — Wir gratulieren allen, die diese Möglichkeit haben.

Jetzt gibt es aber eine Reihe von Wortmeldungen.

Levendel: Einige Worte zu dieser Frage, zum bekannt schwierigen Problem der asozialen und Alkoholiker-Patienten. Heute vormittag hat uns Herr Trendelenburg eine Tabelle gezeigt, deren letzte Zeile lautete: „Bei Alkoholismus cave Cycloserin, Ethionamid, Pyrazinamid und INH." Ich glaube, wenn wir die Alkoholikerpatienten wenigstens von ihrer Tuberkulose heilen wollen, so muß man den zitierten Satz umkehren und sagen: Bei Gabe von Cycloserin, Ethionamid oder anderen Tuberkulostatica cave Alkohol. Parallel mit dem Alkoholgenuß steigt die Proportion der Intoleranz gegenüber den Tuberkulostaticis, insbesondere gegenüber jenen der zweiten Reihe. Und was noch schlimmer ist, parallel mit dem Alkoholgenuß steigen auch die bei chronischen Tuberkulosekranken immer vorhandenen Kooperationsschwierigkeiten. Unter anderem bin ich aus diesem Grunde skeptisch, was den hier gemachten Vorschlag einer intermittierenden und vor allem einer ambulanten Behandlung der tuberkulösen Alkoholiker betrifft — auch bei Rifampicin-Kombinationen. — Ein großes Hindernis für die erfolgreiche Behandlung der tuberkulösen Alkoholiker bilden heute der Pessimismus und die Skepsis in dieser Frage —, aber wenn man die Schwierigkeiten in der Behandlung dieser Kranken bagatellisiert, so werden damit nur die negativen Erfahrungen der Lungenfachärzte weiter vermehrt. Der Alkoholismus ist eine multifaktorielle Krankheit, genau wie die chronische Tuberkulose. Das Zusammenfallen der beiden chronischen Krankheiten erhöht die Schwierigkeit und die Behandlung erfordert eine außerordentlich intensive und vielseitige therapeutische Tätigkeit. Wenn man eine definitive Lösung anstrebt, muß man auch die chirurgischen Möglichkeiten weitgehend in Betracht ziehen.

Mlczoch: Ich will einen Punkt hinzufügen, der in der schriftlichen Diskussionsbemerkung von Herrn Levendel enthalten war: Er behandelt die tuberkulosen Alkoholiker mit Antabus und kann damit bei diesen Patienten eine reguläre Chemotherapie durchführen. — Das haben wir bisher noch nicht versucht, und diese Anregung wollen wir gerne zur Kenntnis nehmen.

Jetzt aber weiter zur Diskussion der intermittierenden Behandlung, nicht der ambulanten Behandlung; dieser Punkt kommt später. Wir sehen jetzt, daß es ein Fehler war, die ambulante Therapie nicht vor der intermittierenden zu besprechen.

Eule: Herr Vorsitzender, lassen Sie mich nicht entgelten die Fehler, die andere gemacht haben. Deshalb darf ich vielleicht noch einmal auf das Pro und Contra der intermittierenden Chemotherapie zurückkommen, die ja auch die ambulante Behandlung impliziert. Herr Sighart, Sie können es sich nicht vorstellen, daß Ihre Patienten bei einer ambulanten intermittierenden Behandlung kooperieren. Sie können sich aber vorstellen, und Sie akzeptieren das, daß Ihre Patienten bereits jetzt Keime ausscheiden, die gegen Rifampicin und Ethambutol resistent sind. Liegt das an der Disziplinlosigkeit Ihrer Patienten oder an der mangelhaften Erziehung Ihrer Ärzte? Die Frage, die hier zu stellen ist, ist doch: „Wie können wir die Ärzte zur Kooperation gewinnen und nicht nur die Patienten?" Ich glaube, da ist auch ein ökonomisches Problem dabei. Wenn Sie also den Ärzten sagen: „Nach 6 Wochen Spital bekommst Du den Patienten wieder und er bringt Dir wieder die Scheine" — vielleicht sage ich das falsch —, dann wird der Arzt eher bereit sein, den Patienten für die Einstellungsphase in die Klinik zu geben. Und der Patient wird dann vielleicht auch von seinem Arzt beeinflußt werden, ins Spital zu gehen. Auf keinen Fall aber können wir einen ablehnenden Standpunkt akzeptieren, weil theoretische Bedenken gegen die intermittierende Behandlung bestehen, die als einzige ambulant durchführbar und überwachbar ist, und die uns damit als einzige Behandlungsform eine genügende Garantie einer Wirkung gibt. Auf keinen Fall können wir wegen theoretischer Bedenken, die bisher nicht belegt sind, da wir von den bisherigen klinischen Resultaten nur Positives gehört haben, eine Behandlungsart ablehnen, nur weil man sich nicht vorstellen kann (im Augenblick noch nicht), daß die Patienten zur Behandlung kommen. Wir können nicht akzeptieren, daß man es weiterhin hinnimmt, daß die Ärzte unkorrekt behandeln und man dadurch Resistenzen gegen die letzten großen Medikamente provoziert. Gestatten Sie mir, das zu sagen.

Sighart: Herr Eule, wir reden aneinander vorbei. Ich bin mit Ihnen grundsätzlich einer Meinung, aber ich muß Ihnen noch einmal sagen, wir haben andere Gesellschaftsverhältnisse, und unter diesen anderen Verhältnissen sind diese Überlegungen von Ihnen nicht durchführbar. Ich darf nochmals darauf hinweisen: Diese Schwierigkeiten beginnen bei den Patienten, sie gehen weiter bei den Kostenträgern, bei den Ärzten, und dies ist eine sehr komplexe Situation. Und wo immer man anfängt, diese Situation zu reformieren, so stößt man auf die größten Schwierigkeiten. Die optimale Chemotherapie, wie sie heute von Herrn Freerksen dargestellt wurde, ist theoretisch gesehen unbestritten. Nur aus praktischen Gründen heraus habe ich andere Überlegungen vorgeschlagen. Aus meinen persönlichen Erfahrungen weiß ich, daß der Arzt im Regelfall glücklich sein muß, wenn ein Patient außerhalb des Spitales einmal im Monat in seine Sprechstunde kommt. Es gibt genug Fälle, wo man schließlich noch 2—3 Wochen zuwartet, und dann — sofern man nicht durch Überlastung es einfach übersieht — die Fürsorge verständigt, daß sie sich um den Patienten kümmern soll, daß er endlich einmal wiederum kommen soll, daß man als einzig mögliches pädagogisches Mittel ihm die Kürzung der Wirtschaftshilfe androht. Und nur zu oft passiert es, daß weder der Arzt noch die Fürsorge solche Patienten dann überhaupt findet.

Ihr Vorschlag, Herr Eule, daß man endlich einmal eine Methode hat, zweimal in der Woche kontrolliert dafür zu sorgen, daß ein Patient eine hohe Dosis von zwei wirksamen Medikamenten einnimmt, ist zwar sehr schön, aber unter unseren Verhältnissen bei den asozialen Patienten nicht realisierbar. Auf Ihren Einwand, „Erziehen Sie die Ärzte", muß ich Ihnen natürlich auch eines sagen, daß wir sicherlich bereit sind, immer wiederum die ärztliche Fortbildung zu fördern. Wir sind aber immerhin ein Land, wo wir keinerlei verpflichtende Richtlinien erlassen wollen und möchten, um den einzelnen Arzt um jeden Preis an ein bestimmtes Behandlungsschema zu zwingen.

Mlczoch: Wir haben etwas den Faden verloren. Wir wollen über die optimale medizinische Therapie sprechen und nicht nur über die Schwierigkeiten, die sich für diese Therapie aus lokalen Gründen ergeben. Diese Gesichtspunkte muß man trennen. — Natürlich hat Herr Sighart für einzelne Patienten recht, nur zu sehr recht; aber das ist kein grundsätzliches Argument gegen die Richtigkeit einer Therapie.

Wichtiger erscheint mir, daß wir aus den Worten von Herrn Eule die Anregung heraushören, daß man die Patienten unter dem Versprechen der Verkürzung einer stationären Therapie möglicherweise wieder besser in die Hand bekommt. Es ist dies ein Weg, den ich praktisch sehr oft beschreite, und ich habe den Eindruck, daß er bei disziplinierten Patienten gangbar ist. Daß es in manchen Fällen möglich ist, dem Patienten die Bedrückung einer monatelangen Spitalsbehandlung zu nehmen, wäre ein wertvoller Gesichtspunkt, der von der heutigen Diskussion zurückbleiben sollte.

Koß: Ich glaube, wir müssen umdenken. Die intermittierende Therapie gibt uns doch die Möglichkeit, jene Patienten, die bisher nicht kooperativ waren — ich denke an Asoziale oder Alkoholiker, die aus den Heilstätten vorzeitig flüchten —, mit Hilfe des finanziellen Druckes in Zukunft dazu zu bringen, daß sie zweimal in der Woche zu einer Medikamenteneinnahme kommen. Bisher haben diese Patienten nichts eingenommen, sind rückfällig geworden, und die ganze bisherige Therapie, das ganze Geld, das monatelang investiert wurde, war vergeudet. Vielleicht gelingt es uns durch neue Methoden, sei es mit Hilfe der Pension, sei es mittels der Wirtschaftshilfe, diese ambulanten Patienten zu einer kontrollierten Medikamenteneinnahme zu bringen. Beim Geldsack sind diese Leute noch am ehesten zu erwischen. So neu der Gedanke für uns ist, so wäre er doch eingehender Überlegungen wert.

Mlczoch: Herr Koß hat einen herrlichen Vorschlag gemacht: Das Problem der Tuberkulosebekämpfung wäre in Österreich zu lösen, wenn man die Tuberkulosehilfe in zweimal wöchentlichen Raten bei der Einnahme der Medikamente auszahlen würde...

Blaha: Ich möchte von den erfahrenen Theoretikern wissen, ob ein Zusammenhang besteht zwischen der Wirksamkeit der Behandlung und der Dauer und der Höhe des Serum- oder Gewebespiegels; ob also grundsätzliche theoretische Erwägungen gegen die intermittierende Therapie sprechen.

Freerksen: Zu dieser Frage: Es gibt Befunde dafür, daß die kontinuierliche Therapie wirksamer ist als die diskontinuierliche. Dazu habe ich Ihnen ein Beispiel gezeigt. Es war zu sehen, daß dreimal täglich 5 mg/kg INH wirksamer sind als einmal täglich, und man kann leicht zeigen, daß die Wirksamkeit noch weiter abnimmt, wenn die Abstände zwischen den Gaben größer werden. Theoretisch ist also das Problem völlig gelöst. Praktisch möchte ich für die Therapie am Menschen noch einmal ausdrücklich wiederholen, was ich schon gesagt habe: Es gibt sehr viele wirksame Therapieformen und sie sind alle irgendwie auch möglich und vernünftig. Aber bei der Diskussion handelt es sich um die Zielstellung, welche Therapieform ist die erwiesenermaßen beste? Die Frage, ob wir sie auch anwenden können oder nicht, wird im Einzelfall verschieden zu beantworten sein.

Nun hätte ich aber noch eine Frage an Herrn Zierski. — Alle Fälle, die Sie in die ambulante Weiterbehandlung entlassen haben, waren offen, oder nicht?

Zierski: Nicht alle, nur wenige.

Freerksen: Gut, das habe ich auch vermutet. Das heißt aber, daß Sie gar nicht über die intermittierende Therapie gesprochen haben, Herr Zierski, sondern über eine kontinuierliche Therapie, die Sie durch 2—3 Monate durchgeführt haben und die Sie dann anschließend mit einer intermittierenden Therapie fortgesetzt haben. — War das so, oder nicht?

Zierski: In der Initialphase wurde die Chemotherapie täglich durchgeführt, bei den frischen Fällen 8 Wochen, bei chronischen Fällen 12 Wochen. Das war eine Bedingung für die intermittierende Chemotherapie. Das habe ich vorher schon gesagt.

Freerksen: Sie haben mich also bestätigt. Ich vermute, daß Sie die Therapie kontinuierlich beginnen, weil Sie dies für sicherer halten, denn sonst könnten Sie doch gleich diskontinuierlich behandeln.

Zierski: Aber wir kennen ja die Ergebnisse von anderen Untersuchungen, wonach die intermittierende Therapie schlechtere Resultate hat, wenn vorher keine Phase einer täglichen Behandlung vorausgegangen ist. Aber wenn Sie eine Initialphase mit täglicher Behandlung haben und dann die Gesamtdauer der Behandlung durch eine überwachte intermittierende Chemotherapie verkürzen können, so ist das doch sehr wichtig.

Freerksen: Das ist eine ganz andere Frage. Ich meine, es ist also doch so, daß Sie den ersten Teil der Therapie, er mag lange oder kurz sein, kontinuierlich gemacht haben, weil wir wissen, daß diese Form der Therapie besser ist, als eine intermittierende in der Initialphase.

Zierski: Sicher.

Freerksen: Das ist auch meine Meinung.

Verbist: Ich möchte zu der Frage Stellung nehmen, ob eine initiale, intermittierende Therapie weniger aktiv ist als eine kontinuierliche. — Darauf gibt es zwei Antworten: eine theoretische durch in vitro- und in vivo-Versuche, und eine praktische Antwort durch den Patientenversuch. Theoretisch: Heute morgen konnte ich zeigen, daß es mit einer intermittierenden Therapie im Tierversuch genauso gute Resultate gibt wie mit der kontinuierlichen Behandlung. Natürlich ist nicht jedes Tuberkulosemittel für diese intermittierende Therapie in gleicher Weise geeignet, und INH ist hierfür kein gutes Beispiel. Aber Dickinson und Mitchenson haben in vitro gezeigt, daß 2 Medikamente, nämlich Rifampicin und Ethambutol, für diese Anwendung speziell geeignet sind. Wenn sie in vitro dieselbe wöchentliche Gesamtdosis als höhere Einzelgaben mit längerer Pause verabreichten oder in niedriger Dosis mit kürzerer Pause, so war die intermittierende Therapie wirksamer als die tägliche. Im Patienten-Versuch: Unsere Patienten sind von Anfang an intermittierend behandelt worden mit Rifampicin 30 mg/kg und INH 15 mg/kg, oder mit Ethambutol 100 mg pro kg. Nur während der ersten Woche haben sie diese hohe Dosis dreimal bekommen als loading-Dosis, aber nachher sind sie nur einmal in der Woche behandelt worden. Die vorläufigen Resultate, allerdings nur mikroskopische Befunde, zeigten nach 4 Monaten Therapie nur 5% positiv gebliebene Fälle bei den Frischbehandelten und 8% positive bei den Rezidivfällen. — Das sind doch recht gute Resultate.

Mlczoch: Ich glaube, das Problem der intermittierenden Behandlung ist jetzt abdiskutiert. Ich will versuchen, zusammenfassend eine Meinung zu vertreten, die den differenten Anschauungen der Diskussion etwa in gleicher Weise Rechnung trägt.

Ich glaube, wir können uns darüber einigen, daß in unserem mitteleuropäischen Raum jede Form einer offenen Tuberkulose anfangs stationär mit einer kontinuierlichen täglichen Chemotherapie zu behandeln ist. Beim frischen Fall zumindest durch 2 Monate, beim chronischen Fall zumindest durch 3 Monate. Wenn der Patient unter dieser Behandlung mikroskopisch negativ geworden ist, so kann die Fortsetzung der Behandlung ambulant erfolgen. Die positiv gebliebenen Fälle wollen wir solange wie möglich weiterhin stationär behandeln. — Für die ambulante Nachbehandlung wird in der Regel die kontinuierliche Weiterbehandlung zu empfehlen sein. Für gewisse Fälle bietet sich aber die intermittierende Behandlung in Form von zweiwöchig kontrollierter Einnahme höherer Dosen als neue Möglichkeit an, da die bisherigen Behandlungen mit der intermittierenden Therapie günstig zu sein scheinen. (Beifall)

Es muß aber wiederholt werden: Das wesentlich Neue an diesem Vorschlag („Die Wende", wie es Herr Trendelenburg, das „Umdenken", wie es Herr Koß gesagt hat) liegt für unsere Gegend nicht in der Möglichkeit der Fortsetzung einer stationären Behandlung mit intermittierender Therapie, sondern in der Verkürzung der stationären Behandlungszeit. Es besteht also offensichtlich die Möglichkeit, mit einer ambulanten Fortsetzung der Behandlung gleich gute Erfolge zu erzielen. Die intermittierende Therapie ist nur eine spezielle Form der ambulanten Nachbehandlung mit allen ihren Problemen.

Teilnehmer [3]: Es ist noch eine Frage vom Vormittag offen: der Wert der Resistenzprüfung. — Muß nicht gefordert werden, daß vor dem Übergang auf eine intermittierende Zweierbehandlung die Sensibilität der Keime gegen diese Medikamente festgestellt wird, damit man auch weiß, daß diese Mittel tatsächlich wirken? (Beifall) — Heute morgen wurde nämlich von Herrn Trnka gesagt, daß bei frischen Fällen die Resistenzbestimmung überflüssig ist. Und später hat Herr Freerksen gesagt, daß die Resistenzbestimmung ihre Bedeutung verlieren wird, vielleicht noch nicht jetzt, aber in Kürze . . .

Trnka: Da die Frage der Resistenzbestimmung zu Beginn einer Behandlung zu Meinungsverschiedenheiten geführt hat, die vielleicht zu Fehlinterpretationen führen könnten, möchte ich zu diesem Punkt noch einmal Stellung nehmen:

Erstens muß betont werden, daß ich bei meinen Erwägungen an die Behandlung von frischen Fällen mit einer Standardtherapie von INH, Streptomycin und PAS bzw. INH und PAS gedacht hatte. Zweitens, daß ich keine Vorschläge für eine sofortige Änderung der bisherigen Praxis bringen möchte, sondern nur logische Schlußfolgerungen aus allgemein bekannten Tatsachen ziehen wollte. — Die wichtigste Tatsache ist, daß in den meisten Ländern die Primoresistenz gegen INH, Streptomycin und PAS niedrig ist und in den letzten Jahren kaum zugenommen hat. Die zweite Tatsache betrifft die Ergebnisse des internationalen klinischen Versuches, in dem eindeutig festgestellt wurde, daß eine INH-, Streptomycin-, PAS-Kombination auch bei Kranken wirksam war, die gegen eines oder zwei der verabreichten Mittel primär resistent waren. — Daraus ergibt sich, daß wir überall dort, wo die notwendigen Vorbedingungen bestehen (keine Gefahr der unkontrollierten Chemotherapie, günstige epidemiologische Lage), die Möglichkeit erwägen, bei frisch entdeckten Patienten auf die Resistenzbestimmung am Beginn der Behandlung zu verzichten. — Das soll aber keine Vorschrift sein, sondern viel mehr ein Stimulus zum Nachdenken über die konkrete Situation in diesem oder jenem Lande. Die Leitidee meines Vortrages vom Vormittag war ein Aufruf zum rationellen Denken in der Frage der Resistenz-

---

3 Der Name konnte vom Tonband leider nicht festgestellt werden.

bestimmungen. Da sie weder technisch einfach noch auch so billig sind, sollen sie uns die rationellsten Unterlagen für unsere therapeutischen Erwägungen liefern. Weniger wäre manchmal mehr.

Freerksen: Ich habe gesagt, wenn wir eine wirklich wirksame Therapie anwenden, die unsere Patienten in 4—6 Wochen negativiert, so erledigt sich das Problem der Resistenzbestimmung. Das heißt nicht, daß ich sie für überflüssig halte, wenn es nötig ist.

Sighart: Ich möchte dem Gesagten sehr widersprechen: Wir wollen, daß größter Wert darauf gelegt wird, daß man zu Beginn jeder Behandlung eine Kultur mit einer Sensibilitätsbestimmung macht. Und nun könnte man die jetzige Diskussion so verstehen, daß dies gar nicht notwendig sei, weil ja bei einer klassischen Behandlung sowieso alles gut gehe. — Statt daß wir dafür arbeiten, daß man ja eine Resistenzbestimmung macht, könnte man irgendwo, wo man diese Untersuchung bis jetzt nicht gemacht hat, aus den gesagten Worten herauslesen, daß man sowieso darauf verzichten könne ...

Mlczoch: Das wollen wir aber nicht: Ich glaube, wir sind alle darüber einig, daß man dort, wo dies möglich ist (und das ist in allen unseren Ländern der Fall), am Beginn jeder Behandlung eines Patienten mit einer offenen Tuberkulose eine Kultur mit Resistenzbestimmung macht, weil man ja nicht wissen kann, ob der betreffende Fall positiv bleiben wird. — Die Tatsache, daß diese Resistenzbestimmung in vielen Fällen keinen praktischen Wert hat, weil der Patient unter der Initialtherapie gesund geworden ist, kann für unsere Verhältnisse nicht als Argument dafür angeführt werden, am Beginn der Behandlung auf eine Resistenzprüfung zu verzichten und sie erst dann zu verlangen, wenn die Tuberkulose des Patienten chronisch geworden ist. Die Überlegungen von Herrn Trnka entsprechen den Überlegungen der Weltgesundheitsorganisation, wobei auf Länder Rücksicht genommen werden muß, in denen die Durchführung einer Resistenzbestimmung mehr Schwierigkeiten bereitet als bei uns.

Wir bleiben also für unsere Länder dabei, daß eine Resistenzbestimmung in jedem Fall einer offenen Tuberkulose am Beginn der Behandlung und später so oft wie nur möglich durchgeführt wird, solange der Patient Bacillen ausscheidet. — Sind alle mit diesem Standpunkt einverstanden? — Ja.

Die ambulante Therapie

Dissmann (Einleitung): Ich möchte vorerst die ambulante Chemotherapie bei frischen Tuberkulosen, bei Erstbehandlungen, von der Diskussion ausklammern; wir haben uns ja geeinigt, daß eine offene Tuberkulose vorerst stationär behandelt werden soll.

Das Problem der Ambulanten liegt bei der Nachbehandlung. Und zwar ist dies nicht nur eine medizinische Frage — nach der optimalen Kombination der Mittel —, sondern vor allem eine Frage der Organisation, der Überwachung, Kontrolle und Sicherung der durchzuführenden Behandlung nach der Anstaltsentlassung. — Ich habe aus unserer Ambulanz-Kartei 100 Fälle wahllos nach dem Alphabet herausgesucht, die nach der Spitalsbehandlung mit negativem Sputum entlassen worden sind. Alle Patienten hatten eine Anweisung zur Durchführung der ambulatorischen Chemotherapie mitbekommen. Mit dieser Empfehlung gehen die Patienten zu ihrem Hausarzt, einem praktischen Arzt oder Facharzt, der die empfohlenen Mittel aufzuschreiben hat. Dem Patienten war je nach Ausgangsbefund eine Zweier- oder Dreierkombination empfohlen worden. Nur bei knapp einem Drittel dieser Patienten wurde die empfohlene Therapie im nächsten halben Jahr oder Jahr korrekt durchgeführt. Beim größten Teil der Patienten wurde die vorgeschriebene Behandlung vom Patienten selbst modifiziert: 20 davon ließen das empfohlene PAS und Ethionamid weg und führten eine inkorrekte Monotherapie mit INH durch. 10 Patienten haben überhaupt keinen Arzt aufgesucht, sie waren froh, daß sie aus der Anstalt entlassen waren und haben gar nichts genommen. Bei 18 Patienten erlebten wir folgende komische Situation: Die vorgeschriebenen Medikamente wurden vom behandelnden Arzt nicht rezeptiert, entweder mit der Begründung, daß sie zu teuer seien, oder daß sie zu toxisch seien. Diese Ärzte gaben in diesen Fällen häufig unwirksame Kombinationspräparate. Und nur in 11 von den gesamten 100 Fällen mußte das Medikament aus Gründen einer Toxicität vom Arzt abgesetzt werden.

Diese Erfahrungen müssen bei der Besprechung der ambulanten Nachbehandlung berücksichtigt werden. Wenn wir jetzt neue Medikamente haben, die weniger toxisch sind, so werden wir in Zukunft vielleicht diese 11% weiterbehandeln können, bei denen die bisherige Behandlung aus toxischen Gründen abgesetzt werden mußte. — Wir werden vielleicht einige Prozent ersparen bei der Gruppe jener Patienten, die wegen subjektiven Unverträglichkeitserscheinungen die Therapie selbst korrigiert hatten. Aber wir werden uns nicht ersparen können, daß der praktizierende Arzt die vorgeschlagene Therapie manipuliert. Und damit kommen wir zu einem Punkt, der mir wichtig erscheint: Der praktische Arzt hat bei uns keine Pflichtausbildung in Tuberkulose und Lungenkrankheiten, er hat demnach wenig Ahnung und wenig Verständnis für eine fortgesetzte Chemotherapie. — So ist es vorgekommen, daß als Weiterbehandlung nur 1 Tablette Rimifon gegeben wurde, damit nur ja keine Nebenerscheinungen auftreten. Die Aufklärung der nachbehandelnden Ärzte scheint mir also ein besonders wichtiges Problem.

Ein zweites Problem wäre, wieweit man diese Ärzte dafür interessieren könnte, daß sie die vorgesehene Therapie in einem persönlichen Einsatz auch wirklich überwachen. Lukas hat in Hessen ein System mit Prämien für eine ordnungsgemäße kontrollierte Nachbehandlung vorgeschlagen, und das erschiene mir gar nicht so unvernünftig. Über irgend so einen gangbaren Weg der praktischen Durchführung der ambulanten Nachbehandlung sollte man diskutieren.

Schließlich zur Auswahl der Medikamente. Ich bin mir darüber klar, daß wir in Zukunft nicht mehr mit Ethionamid und PAS nachbehandeln werden. Wir werden die neuen Mittel Ethambutol und Rifampicin nehmen, von denen auch wir gesehen haben, daß sie von vielen Patienten durch 6 Monate ohne Störungen eingenommen wurden.

Schließlich ist es ein wichtiges Problem, wie lange nachbehandelt werden soll: ein halbes, ein Jahr oder zwei Jahre. Mit den alten Mitteln haben wir im allgemeinen 2 Jahre behandelt, 1 Jahr kontinuierlich und dann — zumindest ich — intermittierend.

Schließlich wäre es eine wichtige Frage, ob die stationäre Behandlung durch diese erweiterte Möglichkeit der Nachbehandlung verkürzt werden kann.

Schließlich eine Bemerkung zur Frage der Sputumkonversion: Wir haben vor kurzem die bakteriellen Befunde im traditionellen Morgensputum mit dem Tagessammelsputum verglichen. In 48% fanden wir im Tagessammelsputum kulturell noch Bakterien bei Patienten, deren Morgensputum bereits negativ war. Noch nach 5 Monaten einer Therapie wurde in 8% auf diese Art eine positive Kultur erhoben. — Wir müssen uns also im klaren sein, daß wir heute mehr offene Fälle entlassen, als wir nach der alten Betrachtungsweise mit der Beurteilung des Morgensputums glaubten. Um so korrekter muß die Nachbehandlung durchgeführt werden. Die Frage der Beurteilung des Zeitpunktes der Sputumkonversion ist deshalb so wichtig, weil wir ja in der Regel auf den Kavernenschwund als Kriterium für eine Entlassung verzichten. Es ist deshalb die Frage, ob wir so lange stationär behandeln sollen, bis der Patient nach allen Gesichtspunkten tatsächlich „konvertiert" ist.

Mlczoch: Herr Dissmann hat mit der Nachuntersuchung seiner 100 Fälle ein außerordentlich wichtiges Problem angeschnitten. Trotzdem bitte ich, auf die dabei sich erhebenden Fragen in der Diskussion nicht einzugehen, da wir ja die Frage nach einer optimalen ambulanten Therapie grundsätzlich nicht von den örtlichen Gegebenheiten abhängig machen wollen. Man sollte daher zuerst die Frage nach dem Zeitpunkt der Spitalsentlassung diskutieren. Wann soll bzw. kann man einen Patienten, von dem man annimmt, daß er die Medikamente vernünftig einnehmen wird, aus dem Spital entlassen?

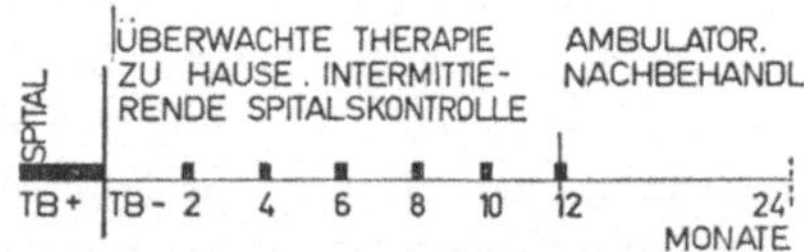

Abb. 4. Schematische Darstellung der ambulatorischen Behandlung der Spitalüberwachung

Riska: Wir haben in Finnland die stationäre und die ambulante Nachbehandlung schematisiert und alle unsere Patienten einem System unterworfen, das wir *Hospital-Based Ambulatory Treatment* nennen (Abb. 4). — Die Patienten sind nur 4 Wochen im Krankenhaus. In der Regel sind sie nach 4 Wochen im Ausstrich negativ. Dann gehen sie unmittelbar vom Spital in die Arbeit zurück, erhalten während 4 Wochen die Medikamente von der lokalen Krankenschwester: 3 Mittel, entweder Rifampicin, Ethambutol und Capreomycin oder INH, Ethambutol und Rifampicin. Nach 4 Wochen kommen die Patienten ins Spital, entweder Sonntag abends bis Mittwoch oder Mittwoch abends bis Freitag. Während dieser 2 oder 3 Tage machen wir alle Untersuchungen und versuchen auch, die Patienten mental zu beeinflussen und ihnen klarzumachen, wie notwendig die Behandlung ist. — Wir haben mit dieser Form der Therapie keine Schwierigkeiten gehabt: Die Patienten wollen ja nicht lange im Spital bleiben, können dann wieder in die Arbeit gehen und akzeptieren diese Methode deshalb. Das nächste Mal kommen sie nach 2 Monaten zu einer derartigen Kurzkontrolle zurück und so wird dies während des ganzen ersten Jahres gehalten. — Im zweiten Jahr stehen die Patienten unter Kontrolle der Fürsorge.

Die Hauptsache scheint mir, daß die Patienten während der ganzen Zeit in einer Hand sind, während des ersten Jahres im Spital, während des zweiten Jahres in der lokalen Fürsorgestelle. Die Nachbehandlung ist während des zweiten Jahres nicht so streng, sie ist auch nicht so wichtig. Ich bin sicher, daß die Patienten, die gut behandelt werden, nach 12 Monaten schon so gesund sind, daß man im zweiten Jahr nicht mehr streng sein muß. Aber während der ersten Monate muß man sehr streng sein.

Vor einigen Jahren hatten wir noch 40 chronisch offene Patienten, jetzt haben wir keinen mehr.

Mlczoch: Das ist ein bemerkenswertes Schema, das wir uns vor einigen Jahren wohl kaum hätten vorstellen können. Zwei Punkte erscheinen mir besonders wichtig:

1. Daß ein Patient mit einer offenen Tuberkulose nach 4 Wochen stationärer Behandlung wieder zur Arbeit gehen kann — bei uns ist das unvorstellbar —, und

2. der Gedankengang der intermittierenden Spitalsaufnahme zur Kontrolle und mit Recht auch zur psychischen Auffrischung. — Auch wenn eine Spitalsüberwachung durch ein ganzes Jahr in dieser Form bei uns nicht möglich ist, das Grundkonzept erscheint mir außerordentlich bemerkenswert.

Geyer: Wir sehen, daß sich die stationären Aufenthalte immer mehr verkürzen, auf der anderen Seite haben wir in der Praxis Schwierigkeiten, auch bei intelligenten und einsichtigen Patienten eine Zweier- oder Dreierkombination auf längere Zeit durchzuhalten. Nun bietet sich da in der Heilstättenbehandlung folgende Möglichkeit an: Wir wollen ja nicht nur, daß der Patient abacillär wird, sondern wir wollen, daß er arbeitsfähig entlassen wird und möglichst nahtlos nach der Heilstättenentlassung wieder in das Berufsleben eintreten kann. In der Heilstätte wird die kontrollierte Medikamenteneinnahme garantiert, gleichzeitig wird der Patient mit zunehmender Besserung des Befundes einer zunehmenden Arbeitsbelastung bzw. einem Arbeitstraining unterzogen, so daß er schließlich nach entsprechender Behandlung arbeitsfähig entlassen werden kann und der Übergang in das Berufsleben unverzüglich folgt. Und ab diesem Zeitpunkt wird man meistens auch mit einer Monotherapie auskommen, deren Einnahme gewöhnlich keine Schwierigkeiten bietet. Dieser Vorschlag gilt natürlich nur für einen Teil der Patienten, für ältere Leute, etwa über Sechzig, wird er nicht in Frage kommen.

Mlczoch: Eine Frage dazu: Gehen Sie bei dieser prolongierten Heilstättentherapie nicht das Risiko ein, daß der Patient während dieser Zeit der Arbeit entwöhnt wird, daß er berentet wird und später alles versucht, in der Rente zu bleiben?

Geyer: Wir bewerten die körperliche Arbeit als einen positiven Faktor in der Tuberkulosebehandlung. Selbst wenn wir den Patienten in der Heilstätte einem Arbeitstraining unterziehen und damit den Heilstättenaufenthalt etwas verlängern, ist eine Pensionierung meist nicht erforderlich, denn wir kommen auch bei schweren Fällen mit der Zeit des Krankenstandes aus, denn eine Pensionierung muß erst nach eineinhalb Jahren erfolgen.

Seidel: Ich glaube, daß ein Prolongieren der Heilstättenbehandlung mit dem Ziel einer „Übung" in der Heilstätte zu propagieren heute sehr gefährlich und überflüssig ist. Wir sind bei uns dazu übergegangen, die Heilstättenkuren möglichst abzukürzen und zum frühestmöglichen Zeitpunkt die Patienten arbeitsfähig zu entlassen, wobei wir allerdings bei der arbeitsfähigen Entlassung immer mikroskopische und kulturelle Sputumkonversion fordern, daher nach 4 Wochen nicht so weit sind. Man kann eben negative Kulturen erst nach längerer Zeit feststellen, frühestens — falls die Konversion nach 4 Wochen eingetreten ist — nach 3 Monaten ab Beginn der Kur gerechnet.

Dann darf ich vielleicht noch etwas zur ambulanten Behandlung sagen: Ich übersehe ein Kollektiv von Patienten, die bei uns alle freiwillig in ambulanter Behandlung geblieben sind. Alles nur Patienten, die nicht schon irgendwo anders in Behandlung waren. Bei ihnen haben wir die gleichen günstigen Resultate wie Herr Riska vorhin demonstriert hat. Es gibt kaum Rückfälle, wenn die Patienten bei der Stange bleiben und praktisch unter den gleichen Voraussetzungen, wie wir die stationäre Behandlung machen, auch während der ambulanten Weiterführung behandelt werden. Hier konnten wir mit allen, auch den früher weniger wirksamen und mit mehr Nebenwirkungen behafteten Mitteln in der Ambulanz weiterbehandeln. Wichtig ist aber, daß man die Patienten zur Kooperation bringt. Wenn man eine so ausgewählte Gruppe, die sich durch Freiwilligkeit gebildet hat, übersieht, ist das gute Resultat auch mit den früheren Zweitrangmitteln kein Problem gewesen, es wird jetzt um so besser werden.

Mlczoch: Wir müssen also seufzend feststellen, daß der Erfolg einer Behandlung offensichtlich mehr von der Bereitschaft des Patienten zur Mitarbeit abhängt, als von der Auswahl der Medikamente. — Das ist vom ärztlichen Standpunkt her nicht sehr erfreulich, aber es ist sehr wichtig, dies auch einmal festzustellen.

Buchner: Ein Wort zur Behandlung der extrapulmonalen Tuberkulose: Ich stimme mit dem Vorschlag von Herrn Riska vollkommen überein. Wir haben bei der Behandlung der extrapulmonalen Tuberkulose die besten Erfahrungen gemacht mit einer kurzen massiven stationären Behandlung, möglichst frühzeitiger Entlassung und immer wieder kurzdauernder Aufnahme und Kontrolle bis zum Ende der Sicherheitsperiode.

Mlczoch: Das ist eine bemerkenswerte Feststellung, weil ich dieses Schema bei uns in Österreich noch nicht angewandt gesehen habe.

Buchner: Wir machen das seit Jahren. Es hat lange gebraucht, bis die Kostenträger die Vorteile eingesehen haben. Jetzt aber hat man den Eindruck, daß es geht, und ich würde empfehlen, daß die anderen Herren dieses Schema auch bei der Lungentuberkulose nachmachen.

Blaha: Bezieht sich dieser Vorschlag auch auf die tuberkulösen Knochenerkrankungen? Ist die Caries nicht ein chronischer Prozeß mit Sequestern, der außerordentlich lange Zeit zu seiner Stabilisierung braucht? Verstehe ich richtig, daß Sie beispielsweise den Herd eröffnen, die Sequester ausräumen, die Stabilisierung vornehmen und dann nach einiger Zeit von etwa 6 Monaten den Patienten entlassen?

Buchner: Bei allen Fällen extrapulmonaler Tuberkulose mit Manifestationen in der Wirbelsäule oder in anderen Skeletabschnitten sind wir bestrebt, nach dem erwähnten Schema vorzugehen. Wir behandeln massiv tuberkulostatisch, am besten mit 3 Mitteln, und operieren sobald als möglich, wenn wir sehen, daß entweder Progredienzerscheinungen vorhanden sind oder keine Besserung eintritt bzw. es sich um sequestrierende und hochgradig destruierende Veränderungen handelt, die bereits längere Zeit bestanden haben. In der Regel gelingt es uns dann, meistens zwischen 3 und 6 Monaten eine primäre, weitgehende Stabilisierung des Leidens herbeizuführen. Sicher wird es aber immer wieder Fälle geben, die eine längere stationäre Behandlung aus irgendwelchen anderen Gründen brauchen. Wichtig erscheint uns aber, darauf hinzuweisen, daß wir vor ungefähr 10 Jahren eine durchschnittliche Aufenthaltsdauer von über 7 Monaten hatten, während derzeit die durchschnittliche Aufenthaltsdauer nur mehr 3¹/₂ Monate beträgt. Besonders wichtig sind aber die immer wieder regelmäßig durchgeführten ambulanten Kontrollen bzw. die kurzen Nach- und Sicherungskuren in den ersten Jahren nach der stationären Behandlung.

Blaha: Das „Kurz" bei der Lungentuberkulose ist offensichtlich wesentlich kürzer als das „Kurz" bei der extrapulmonalen Tuberkulose?

Buchner: Jawohl.

Mlczoch: Jetzt, bitte, wieder zurück zum Thema der optimalen medizinischen Voraussetzungen für eine ambulante Behandlung. Können wir uns darauf einigen, daß wir nicht einen fixen Zeitpunkt für die Entlassung eines frischen Falles festlegen, also z. B. die 4 Wochen von Herrn Riska, sondern daß wir für die Lungentuberkulose etwa folgende Richtlinien geben: Eine Entlassung aus dem Krankenhaus ist unter sonst günstigen Verhältnissen möglich, wenn ein Patient negativ geworden ist.

Dissmann: Kultur-negativ oder Smear-negativ?

Mlczoch: Wenn man negative Kulturen verlangt, so verlängert sich der Spitalaufenthalt um 6—8 Wochen. Ich glaube aber, daß unsere Laborantinnen gut genug sind, daß man mit einigen Smear- bzw. Antiformin-negativen Sputa in der Regel, das heißt in der Regel für den günstigen Fall, zufrieden sein kann.

Zierski: Unter optimalen Verhältnissen ist eine Entlassung zum Zeitpunkt Smear-negativ möglich. Wir haben zum Beispiel in der Gruppe, wo wir intermittierend behandelt haben, keinen Fall einer frischen Tuberkulose in der Familie oder am Arbeitsplatz gehabt, obwohl wir die Leute auch mit positivem Sputum aus der Anstalt entlassen haben. Mit einer überwachten Chemotherapie ist das Risiko der Entlassung solcher Fälle aus der Anstalt vom klinischen und epidemiologischen Standpunkt aus praktisch Null. Wir haben damit schon etwas Erfahrung und viele Vorstellungen, die zur Zeit noch auf einer konservativen Auffassung aufgebaut sind, haben heute bei der modernen Chemotherapie keine Gültigkeit mehr.

Mlczoch: Ich glaube nicht, daß wir erwägen sollen, positive Patienten freiwillig zu entlassen. Die Bemerkung war nur wichtig wegen der allzu großen Angst, daß man einen entlassen könnte, der beim Sammelsputum in der Kultur doch noch einzelne Kolonien positiv haben könnte. Ich glaube, wir könnten uns also einigen: Entlassung in ambulante Behandlung ist möglich bei zumindest Smear-negativen Befunden. Ob ich dann im Einzelfall eine Kultur verlange, könnte man von den häuslichen Verhältnissen abhängen lassen.

Zwischenruf: Das ist diktatorisch vom Präsidium gesagt...

Mlczoch: Das ist nicht diktatorisch gemeint, sondern wir suchen nach medizinischen Richtlinien. Es gibt Patienten — ich weiß nicht, ob Sie andere haben —, wo Verhältnisse herrschen, daß man genau weiß, daß ein längerdauernder Spitalsaufenthalt dem Patienten viel mehr Schaden bringt als Vorteile, und für diese wollen wir diese neuen Möglichkeiten erörtern. Und nicht sagen, es muß jeder frische Fall 6 Monate im Spital bleiben oder er muß im Spital bleiben, bis 3 Kulturen negativ sind. Das war doch noch vor 1 Jahr der Fall. Die heutigen Vorschläge wollen Erleichterung bringen, das heißt aber nicht, daß man jeden sofort entlassen muß, wenn das Sputum negativ ist. Bitte, keine Mißverständnisse! Die heute aufgezeigten Wege sind kein Diktat, sondern zeigen nur eine Möglichkeit auf, damit man nicht immer sagt, das Gesundheitsamt erlaubt es nicht, usw., und dann laufen uns die Patienten davon und niemand mehr kann etwas tun, um diese zur Räson zu bringen.

Goldman: Wir sprachen heute fast ausschließlich von den medizinischen und klinischen Gesichtspunkten, aber bei der ambulanten Therapie ziehen wir nur die Konversion des Sputums in Betracht, wenn wir über die Dauer der stationären Behandlung sprechen. Dabei lassen wir außer Acht den röntgenologischen Charakter und die Ausdehnung des Einzelfalles und noch verschiedene andere Umstände. Die röntgenologische Ausbreitung kann minimal, mittel oder stark sein. Ein Kranker mit mittel und stark ausgebreiteter Tuberkulose kann nicht in 4 Wochen entlassen werden, wenn er auch negativisiert wird. Wir sprechen über den frischen Fall; bei den Chronikern ist die Situation noch viel komplizierter.

Mlczoch: Es war richtig, das zu erwähnen. Ich glaube aber, daß wir uns einigen könnten, daß die neuen Mittel uns die Möglichkeit geben, den Spitalaufenthalt zu verkürzen. Und wenn wir das anerkennen, sollten wir Definitionen suchen, unter welchen Bedingungen der Spitalaufenthalt verkürzt werden kann. Das wird dann schwierig. Denn dann heißt es immer wieder, unter den und den Bedingungen gehe es nicht; Gesichtspunkte werden gebracht, denen wir für den Einzelfall voll zustimmen: also zum Beispiel eine Entlassung sei nur möglich bei entsprechender Besserung des klinischen und röntgenologischen Befundes, wenn der Patient die Medikamente bekommen könne, wenn Aussicht bestehe, daß er die Mittel nimmt ... alles einverstanden. — Könnten wir uns vielleicht einigen auf den Satz: Der frühestmögliche Zeitpunkt, zu dem im Regelfall eine Entlassung ärztlich verantwortet werden kann, ist jener, wo der Patient in mehreren Ausstrichen negativ geworden ist und wo alle Voraussetzungen für eine erfolgreiche Nachbehandlung bestehen?

Böszörményi: Ich möchte nur sagen, wir haben bisher immer von der optimalen Therapie gesprochen. Ich glaube, auch bei diesem Punkt müßten wir bei der optimalen Therapie bleiben. Die optimale Dauer der Hospitalisation ist nach meiner Meinung durch den Zeitpunkt des Kavernenschlusses bestimmt. Natürlich ermöglichen die neuen Mittel und eine gute Zusammenarbeit zwischen Krankenhaus und Fürsorge, daß viele Patienten schon früher, nach Erreichung einer kulturellen Negativierung auch schon vor dem Kavernenschwund nach Hause gelassen werden können. Dieses Verfahren möchte ich aber keineswegs als optimal betrachten. Die stationäre Behandlung bis zur Erreichung eines Kavernenschwundes hat auch den Vorteil, daß ein Patient nach unserer Auffassung erst mit einer geschlossenen Karverne arbeitsfähig ist und nach einer paarwöchigen Adaptation auch auf den Arbeitsplatz gelassen werden kann.

Blaha: Sollten wir nicht ein anderes Mal darüber reden, ob der Kavernenschluß überhaupt noch ein reales Behandlungsziel ist?

Mlczoch: Ich glaube auch, daß der Kavernenschluß als Kriterium für die Entlassung gegenüber früher an Wichtigkeit verloren hat.

Riska: Wir haben die Resultate von Behandlungen von 33 chronischen Patienten, die alle resistent waren, die meisten davon schon mehr als 10 Jahre krank. Während der ersten Monate waren 10 schon negativiert, einige erst während des zweiten Jahres. Alle diese Patienten hätte man einige Jahre früher als unheilbar angesehen. Ich finde, daß es möglich ist, auch Patienten mit großen kavernösen Veränderungen in 4—6 Wochen durch die neuen Medikamente zu konvertieren.

Sighart: Ich habe mich mit Herrn Zierski schon einmal über das Open-Negativ-Syndrom unterhalten, ob das nur ein röntgenologischer Schönheitsfehler ist oder mehr. Nun, ich bin mit meinem Freund Blaha einer Meinung, daß es heute doch sehr viele Fälle gibt, wo die Röntgenologie nicht sehr viel aussagt über das tatsächliche Schicksal des Patienten. — Aber wir müssen trotzdem versuchen, zur Kenntnis zu nehmen: Wenn ein Lehrer oder eine Krankenschwester mit einer kavernösen Tuberkulose negativ wird, aber noch immer ein Loch hat, so ist es, glaube ich, jedenfalls bei uns nicht möglich, daß diese im dritten Monat wieder auf die Kinder oder auf die Patienten losgelassen werden, auch wenn sie nach 2 Monaten im Ausstrich negativ waren. Dasselbe gilt auch für die Arbeiter in Lebensmittelbetrieben, dasselbe gilt für sehr viele Möglichkeiten des Lebens. Ich möchte also klar zum Ausdruck bringen: Ich bin absolut für eine Verkürzung der stationären Behandlung, aber die Zeiten, die heute hier genannt wurden, sind Idealzeiten. Bleiben wir aber auf dem Boden der mitteleuropäischen Realität, so kann ich mir vorstellen, daß die von mir seit Jahren postulierte Durchschnittzeit von 6 Monaten stationärer Behandlung bei offener Lungentuberkulose etwas verkürzt werden kann. Allerdings verstehe ich diese 6 Monate Durchschnittzeit stationärer Behandlung so, daß in dieser Zeit der Patient nicht nur bezüglich seiner Tuberkulose saniert wird, sondern daß er auch arbeitsfähig wird. Daß man aber als Durchschnitt jetzt auf einmal nicht mehr von 6 Monaten, sondern von 8—12 Wochen spricht, halte ich zumindest für unsere Gesellschaftsform noch für verfrüht, abgesehen von Einzelfällen, die besonders kooperativ sind oder die besonders günstig verlaufen.

Mlczoch: Damit sind wir schon auf dem Wege zu einer Einigung: Wenn wir nur von der Routine „Für jeden Patienten mit einer frischen Tbc 6 Monate Spitalbehandlung" wegkommen, ist für unsere Gegend schon etwas erreicht. Die Ausnahmen für Lehrer, Lebensmittelberufe, Asoziale etc. bleiben natürlich bestehen. Aber die Regel sollte doch sein, daß mit der neuen Therapie der Spitalaufenthalt verkürzt wird.

Virchow: Meines Erachtens weiß man in mancher Beziehung noch zu wenig über die neuen Medikamente. Ich habe mehrfach Leukopenien beobachten müssen, die ich auf Inkompatibilitäten der Medikamentenkombination zurückgeführt habe. Wenn man hört, daß bei Chloramphenicol-Verabreichung in einem Verhältnis von 1 : 256 000 schwere Agranulocytosen oder Panmyelophtisen beobachtet werden, sollten auch wir gerade der hämatologischen Seite der Schädigungsmöglichkeit besondere Aufmerksamkeit schenken. Leukopenien unter 3000 mm³ sah ich zweimal bei Kombinationen von INH, Rifampicin und Ethambutol; einmal war es eine Kombination mit Ethambutol und Rifampicin und das dritte Mal handelte es sich um eine kombinierte Therapie mit INH, Ethambutol, Isoxyl und vorübergehend Streptomycin. Diese gehäuften Leukopenien haben wir früher — wir behandelten bei uns vorwiegend chronisch-offene Tbc-Fälle — bei Zweitrang-Mittel-Kombinationen anderer Art nicht gesehen. Mich würde interessieren, ob auch einer der anderen Herren Leukopenien beobachtet hat.

Zwischenruf: In allen diesen Kombinationen war jedesmal das Ethambutol enthalten ...

Freerksen: Wir haben diese Frage sowohl beim Versuchstier wie beim Menschen geprüft und haben diese Beobachtung nicht gemacht. Wir haben darüber hinaus versucht, speziell mit dem Ethambutol beim Versuchstier durch Überdosierung solche Effekte artifiziell zu erzeugen. Es ist uns innerhalb der verträglichen Dosen nicht gelungen. Deshalb weiß ich nicht, welche Faktoren bei Ihren Fällen zur Leukopenie geführt hatten; ich halte es aber für unwahrscheinlich, daß es die Kombination war.

Virchow: Darf ich daran erinnern, daß wir heute morgen schon eine interessante Inkompatibilität erfahren haben, daß man nämlich das Rifampicin nicht mit der PAS kombinieren soll, wie Herr Hanngren berichtet hat. Eine andere Mitteilung hörte ich von Professor Favez, der sagte, daß die Nebenwirkungen von Ethambutol ausgeprägter waren, als zusätzlich Antirheumatica gegeben wurden; trotz einer Dosierung von nur 15 mg/kg Körpergewicht beobachtete man eine lang anhaltende Opticus-Schädigung. All diese Dinge veranlassen mich, zu glauben, daß wir über die neuen Tuberkulostatica noch nicht genug wissen, um allgemein verbindliche Empfehlungen geben und neue Standard-Therapien postulieren zu können.

Freerksen: Es wurde irgendwann im Laufe des Tages schon erwähnt, daß wir auf der toxikologischen Seite in einer sonderbaren Situation sind. Wir stellen extrem hohe Forderungen bei den neuen Stoffen, verwenden aber die alten beinahe bedenkenlos. — Aber wenn ich das Mikrophon nun schon habe, darf ich eine Frage an Herrn Dissmann stellen. Sie erwähnten, daß einige ihrer entlassenen Fälle alle Medikamente weggelassen haben. Wissen Sie etwas über ihr weiteres Schicksal?

Dissmann: Genaue Daten über diese Fälle habe ich nicht, aber ich kann sie erermitteln.

Freerksen: Das wäre außerordentlich wichtig, denn ich habe manchmal den Eindruck, daß wir uns von der Wirkung der ambulanten Behandlung nach wirklich erfolgreicher Erstbehandlung im Hospital vielleicht etwas übertriebene Vorstellungen machen. Vielleicht täusche ich mich, aber ich wollte doch gefragt haben.

Dissmann: Ich kann nur sagen, zum Zeitpunkt der Entlassung waren die Fälle geschlossen und — soweit ich gesehen habe — ist ihnen in kurzer Frist zwischen 1 und 3 Monaten, in der ich sie wieder gesehen habe, nicht viel passiert. Trotz fehlender tuberkulostatischer Behandlung. Aber man weiß nicht, was in der Zukunft passiert ...

Mlczoch: Wir müssen zu Ende kommen. — Herr Zierski wollte eine Art Zusammenfassung geben.

Zierski: Ich möchte versuchen, die neuen Perspektiven der Chemotherapie in einer Tabelle zusammenzufassen:

Tabelle 5. *Perspektiven der Chemotherapie*

1. Neue Kombinationen	
INH EMB RMP	
INH RMP	Erstbehandlung
INH EMB	
RMP EMB CM	
RMP EMB	Wiederbehandlung
RMP EMB (ETA)	der resistenten Fälle

2. Genauere Dosierung (pro kg Körpergewicht)
3. Verkürzung der Behandlungsdauer
4. Verkürzte Hospitalisierung
5. Überwiegend ambulatorisch
6. Steigerung der intermittierenden Chemotherapie
7. Individualisation der Chemotherapie

Verschiedene Kombinationen für die Erstbehandlung, je nach der Lage des Falles. Entsprechende Kombinationen bei der Wiederbehandlung.

Einige zusätzliche Gesichtspunkte:

Die Dosis soll mehr als bisher dem Körpergewicht angepaßt werden,

die Dosis soll aber auch individualisiert werden. Zum Beispiel beim Ethambutol anfangs 25 mg und später 15 mg/kg Körpergewicht.

Über die Verkürzung der Behandlungsdauer wurde genug diskutiert. Vor allem sollte man mehr darüber nachdenken, ob das zweite Jahr der Nachbehandlung nach guter Anfangsbehandlung wirklich für alle Fälle notwendig ist. Ich glaube, man könnte nach einem Jahr Schluß machen, wenn der erwünschte Erfolg erzielt ist.

In der Frage stationäre und ambulante Behandlung werden wir uns umstellen müssen. Die Behandlung der Tuberkulose wird zunehmend ambulant erfolgen, eine überwachte intermittierende Therapie wird in der Zukunft häufig sein, wirft aber neue organisatorische Probleme auf.

Wir wollen Richtlinien für eine Standardtherapie, aber wir wollen sie für jeden speziellen Fall individualisieren. — Das sind meines Erachtens die Perspektiven der Chemotherapie der Zukunft. (Beifall)

Mlczoch: Danke schön. Wir haben noch 2 Minuten Zeit. Ich habe irgendwann einmal dem Kollegen Langer das Wort nicht erteilt zu einer Bemerkung, die wichtig ist, und die er — bitte — jetzt noch bringt, damit es nicht vergessen wird.

Langer: Es ist auffallend, daß bisher über eine primäre Resistenz beim Rifampicin nicht gesprochen wurde. Ich habe diesbezüglich mit Mailand Spannungen gehabt, weil bei uns öfter eine primäre Resistenz zu beobachten war. Ich muß dazu folgendes sagen: Diese primären Resistenzen sind sicher auf eine Kreuzresistenz nach vorangegangener Rifocinbehandlung zurückzuführen. Wir haben vor der Existenz des Rifampicins die Tuberkulose auch mit Rifocin behandelt und wenden dieses Mittel auch heute noch mit gutem Erfolg zur Lokalbehandlung an. Aber auch von den Internisten wird Rifocin, wie Rifampicin, für die Behandlung unspezifischer Erkrankungen verwendet. Auf diese Tatsache glaube ich aufmerksam machen zu müssen. Vielleicht kann man darin eine Erklärung für eventuell zu beobachtende primäre Resistenzen finden. Um dieses so hochwirksame Mittel gerade bei der Behandlung der tuberkulösen Chroniker nicht in Mißkredit zu bringen, kann nicht genug auf die Erhebung einer genauen Chemotherapie-Anamnese, auch bei der Therapie von unspezifischen Erkrankungen, hingewiesen werden.

Zur Frage der Weiterverwendung von Rifampicin bei festgestellter Resistenz muß ich Herrn Trnka recht geben. Ursprünglich habe ich beim Vorliegen einer primären Resistenz gegen Rifampicin dieses Mittel nicht verabreichen lassen. Als ich dann über mehr Versuchsmaterial verfügte, habe ich es doch gegeben und ich konnte dabei feststellen, daß trotz der in vitro festgestellten primären Rifampicinresistenz eine klinische Wirkung zu beobachten war.

Mlczoch: Das war ein wichtiger Hinweis. —

Meine Damen und Herren, ich danke für Ihre Aufmerksamkeit. Wir müssen Schluß machen, obwohl die Diskussion nicht zu Ende ist. Wir hatten alle nicht erwartet, daß wir uns heute in allen Punkten einigen. Aber es war gut, verschiedene Meinungen zu hören und verschiedene Tendenzen zu spüren. So wird — hoffe ich — keiner ohne Anregungen und wohl auch niemand ohne Widerspruch von hier weggehen. Die Anregungen wollen wir behalten, den Widerspruch wollen wir beim Heurigen [4] ausgleichen.

---

4 Für alle, die es nicht wissen: Der Heurige bedeutet in Wien eine „Buschenschenke" und wird von Ausländern und Wienern gern zur Stätte der Begegnung und des Ausgleiches gewählt.

Pneumonologie – Pneumonology

Founded 1903 under the name "Beiträge zur Klinik der Tuberkulose", edited by *L. Brauer* from Vol. 7 (1907) "Beiträge zur Klinik der Tuberkulose und spezifischen Tuberkulose-Forschung"; Vols. 130—141 (1965—1970) "Beiträge zur Klinik und Erforschung der Tuberkulose und der Lungenkrankheiten". From Vol. 107 edited by *E. Gaubatz, H. W. Knipping, F. Redeker* and *H. Wurm;* from Vol. 126, no. 4, edited by *E. Gaubatz, E. Haefliger, H. W. Knipping, E. Uehlinger,* and *H. Wurm;* from Vol. 133, as above, with *W. T. Ulmer.* — *Publisher:* Vols. 1—6 (1906) Würzburg, A. Stuber. Vols. 7—44 (1907—1920) Würzburg, Curt Kabitzsch. From Vol. 45 (1920) Berlin, Springer.

Official Organ of the Deutsche Gesellschaft für Tuberkulose und Lungenkrankheiten and the Gesellschaft für Lungen- und Atmungsforschung.

Pneumonologie — Pneumonology publishes original papers on all aspects of diseases of the bronchi and lungs and cognate subjects. Such work should be concerned mainly with clinical, physiopathological and epidemiological studies, although case reports can be accepted if they are of particular interest. Review articles are solicited by the editors.

For speedy publication, the journal appears in single issues, 4 of which normally constitute one volume. Price per volume is DM 108,—.

40 reprints of each paper are supplied free of charge; additional copies may be ordered at cost price.

It is a fundamental condition that manuscripts submitted should not have been published elsewhere, in this or any other country. The author must undertake not to publish elsewhere at a later date. With the acceptance of a manuscript for publication, the publishers acquire the sole copyright for all languages and countries, including all rights of photocopying or reproduction by any other method.

The use in this journal of registered or trade names, trademarks, etc. without special acknowledgement does not imply that such names, as defined by the relevant protection laws, may be regarded as unprotected and thus free for general use.

Manuscripts may be submitted to any of the following:

Professor Dr. E. Gaubatz
Thorax-Chirurgische Spezialklinik
Krankenhaus Rohrbach
D-6900 Heidelberg-Rohrbach

Marvin Kuschner, M. D.
Professor and Chairman
Department of Pathology
State University of New York
at Stony Brook
Stony Brook, N.Y. 11790, USA

Professor Dr. F. Trendelenburg
Pneumonologie
(Robert Koch-Klinik)
Universitätskliniken
D-6650 Homburg (Saar)

Professor Dr. W. T. Ulmer
Medizinische Abteilung des Silikose-
Forschungsinstitutes der Bergbau-
Berufsgenossenschaft
D-4630 Bochum, Hunscheidtstraße 12

Springer-Verlag

D-6900 Heidelberg 1
Postfach 1780
Telephone (06221) 49101
Telex 04—61 723

D-1000 Berlin 33
Heidelberger Platz 3
Telephone (0311) 822001
Telex 01—83 319

Springer-Verlag
New York Inc.
175 Fifth Avenue
New York, N.Y. 10010

For business matters please contact:
Springer-Verlag, D-6909 Heidelberg 1, Postfach 1780, Telephone (06221) 49101,
Telex 04—61723

Responsible for advertisements: Edgar Seidler, D-1000 Berlin 15, Kurfürstendamm 237,
Telephone: (0311) 883755, Telex: 01—82811